シリーズ ケアをひらく

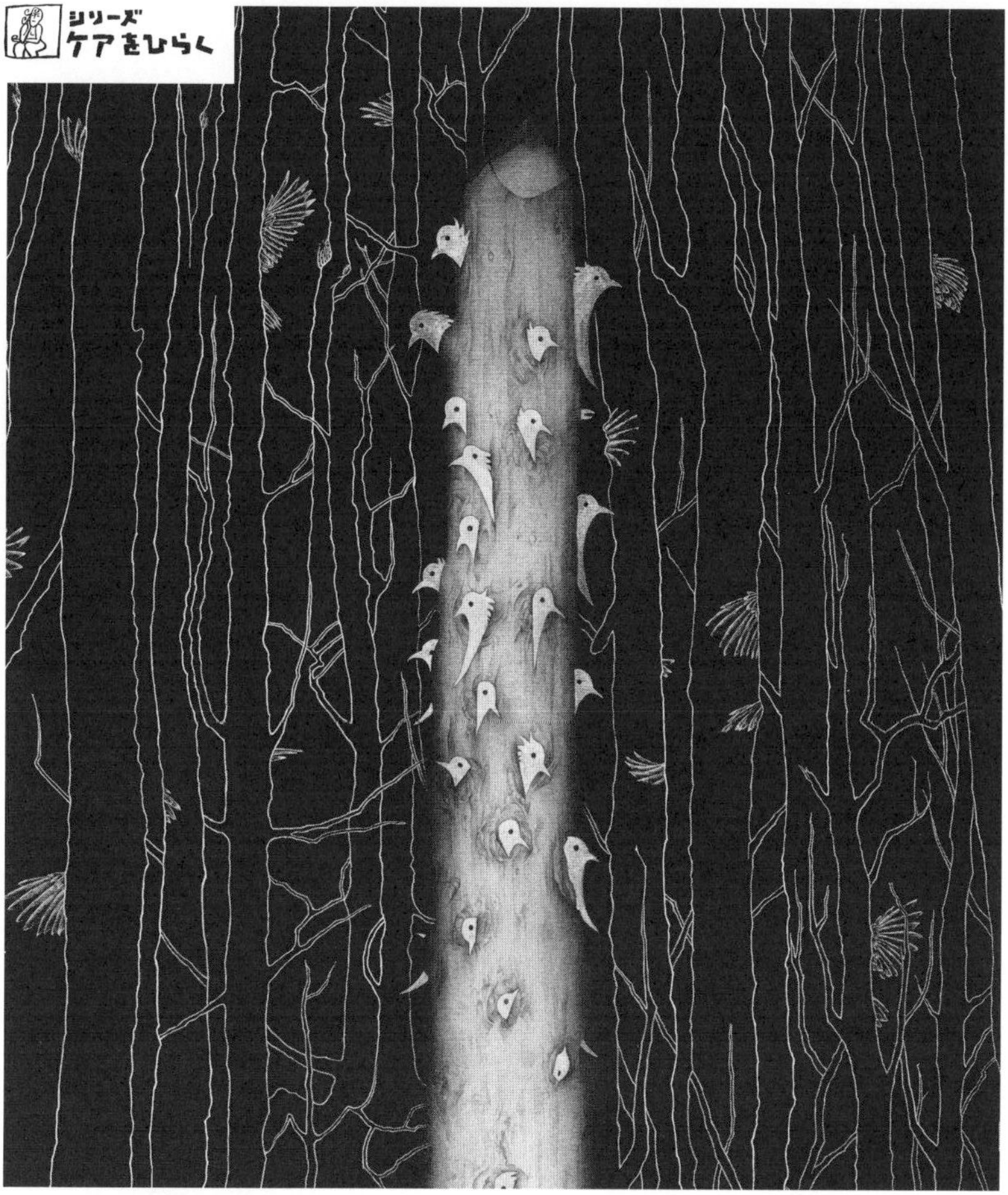

やってくる

郡司ペギオ幸夫

医学書院

やってくる　目次

第1章

ビワの生い茂る奥の病院

1-1 もはや学生寮ですらないかつての病棟 010
1-2 タクシードライバーといましろたかし 014
1-3 干しぶどうをこぼしたのは誰だ 020
1-4 神様が来てたんです 022
1-5 ムールラー 027
1-6 人工知能と天然知能 033
1-7 天然知能だった私 039

第2章

同じなのに違う、違うのに同じ

2-1 顔を知らないのに人を知っている 046
2-2 「よう、元気」であり「誰?」である 050
2-3 やってくる「友人」 056
2-4 どこまでいっても同じ 059
2-5 これは何者かの陰謀か 064

2-6 ミスマッチを超えたリアリティ……068
2-7 猫でない、というよりはむしろ、猫である……077

第3章 デジャブから出発しないとわからない

3-1 おまえ、牛丼食ってから来いや……087
3-2 カートを見続けた私のデジャブ体験……093
3-3 宙吊りにされた完了形……097
3-4 押し寄せる純粋な懐かしさ——夢の中へ……103
3-5 唐揚げを見ていて現れたデジャブ……109
3-6 お茶を忘れたから、おにぎりがホカホカだった……115

第4章 「いま・ここ」が凍りつく

4-1 凍てつく窓の向こう側……124
4-2 終わらないことを終わらせようとする恐怖……129
4-3 肉体・モノに集中して外部へ……135

4-4 運動を知覚する緩い同一性 142
4-5 「いま・ここ」のリアリティ 147
4-6 押し寄せる背景 153

第5章 ポップ・ファンキー・天然知能

5-1 ダサカッコワルイからこそのアメイジング 161
5-2 プリンスの衝撃 165
5-3 ボーイズ・タウン・ギャングからの「アップタウン・ファンク」 171
5-4 クエイ兄弟の脱創造 177
5-5 秋山祐徳太子のファンクでポップなダリコ 184
5-6 中村―鯖ガエル―恭子 190

第6章 カヌーを漕ぎ出すことで生きる

6-1 俺、明日からラーメン屋やります 198
6-2 因果関係反転の意味 205
6-3 これって権威？――生の尊厳としての権威 210

6-4 では、〝いわゆる権威〟とは何なのか……219
6-5 カヌーを漕ぎ出す……225
6-6 知覚できないものに同時に備える……230

第7章 死とわたし

7-1 死を感じる VS 死を哲学する……242
7-2 頭の中と外の接続……250
7-3 「前縁の神」としての死……257
7-4 「境界の神」としての死……264
7-5 間を開くもの＝ワイルドマン……269
7-6 対話におけるワイルドマン＝カブトムシ……274
7-7 前縁と境界の間、そして同一性とは……278

参考文献その他……293
あとがき……295

装画　中村恭子
本文イラスト　郡司ペギオ幸夫
ブックデザイン　加藤愛子（オフィスキントン）

第1章 ビワの生い茂る奥の病院

1-1
もはや学生寮ですらない かつての病棟

私の学生時代の奇妙な体験からお話ししましょう。

それはなにやら心霊体験のようなものなのですが、今にして思えば、何も問題のない自分に無関係に突然やってきた災難というよりもむしろ、私のほうがそれを呼び込む準備をし続けていた。そんなふうに思われる体験なのです。

その体験は人によっては恐ろしく、デンジャラスで、御免こうむりたいものだと思うかもしれません。しかしそのようなデンジャラスな体験を通して、自分では当たり前だと思っている「現実」や、「いま・ここ」や、「わたし」が、懸命な運動を通してたえず実現されていること、そしてこのような恐ろしいデンジャラスな世界に、自分が皮一枚で接し続けていることに気づかされたのです。

ですからみなさんには、ぜひこのことから話を始めるのがいいかと思うのです。ただしその前に、「呼び込む準備」という当時の私の日常に触れておきたいと思います。

すべて空き部屋……

大学二年のとき、私は大学の掲示板でとびきり安いアパートの案内を見つけました。当時の相場の三分の一ほどです。住む場所に頓着のない私は、とにかく安ければいいという理由だけから、指定された場所に行ってみました。

その場所は大きな神社の門前町に面しており、敷地内には古い病院が立っていました。診察室があると思われる小さな洋館のような建物の横には鬱蒼《うっそう》とした樹木が配され、前面には古い個人病院にありがちな診療科目を掲げた看板が立っていました。脳神経科、精神科などの文言が並んだその看板の奥へと進むと、樹木の間を小道が走っています。さらに進むと、小庭のような場所へたどり着きました。院長の家族が住んでいると思われる建物と、アパートと思われる建物とが渡り廊下で結ばれています。

「ごめんください」と声をかけると、誰なのかという声がガラス戸の向こうから聞こえます。部屋を借りたいと言うと、勢いよくガラス戸が開きました。茶色のスカートに茶色のシャツ、こげ茶のカーディガンを羽織って茶色のエプロンをつけた、堂々たる体躯の大家さんが現れました。

初対面での大家さんはいぶかしげに私を見ながらも、部屋を借りたいという私に、部屋の様子を説明してくれました。実際に住むようになってから私はなぜか大家さんに気に入られ、よく朝食をご馳走になったりもしたのですが、大家さんも私同様、人づきあいのうまい人間ではなさそうでした。

大家さんの説明によれば、貸している部屋は四部屋ありました。もともと入院患者を入れていた病棟だったものが、院長先生の高齢を理由に入院患者を看られなくなり、学生に部屋を貸すようになったということでした。ただしほとんどの学生はすぐに出て行ってしまい、現在部屋はすべて空いている、トイレは共同で風呂はなく近くの銭湯を利用すべしとのことでした。

　病院の敷地を歩いてみると、かなり広くて、さまざまな樹木が植えられています。そのせいで敷地内は薄暗く、地面はむしろジメジメしていました。

　学生に貸しているという「病棟」の横には、大きなビワの木が黒々と茂っています。奥に進むと一軒の日本家屋があって、これも渡り廊下でつながっていました。なぜか言葉を濁していましたが、そこには大家さんの親族の方が住んでいるようでした。結局、この方たちとトイレが共同だったのです。

柵と扉と、なぜか鍵

　私は、病棟の二階の一室に住むことになりました。

　建物中央にある玄関口は吹き抜けになっていて、まっすぐ木造の階段が伸びていました。それをのぼって二階に上がると、階段の右手に二つの部屋があり、左手にはトイレとして使われた空間と、マットレスの積まれた流

図1

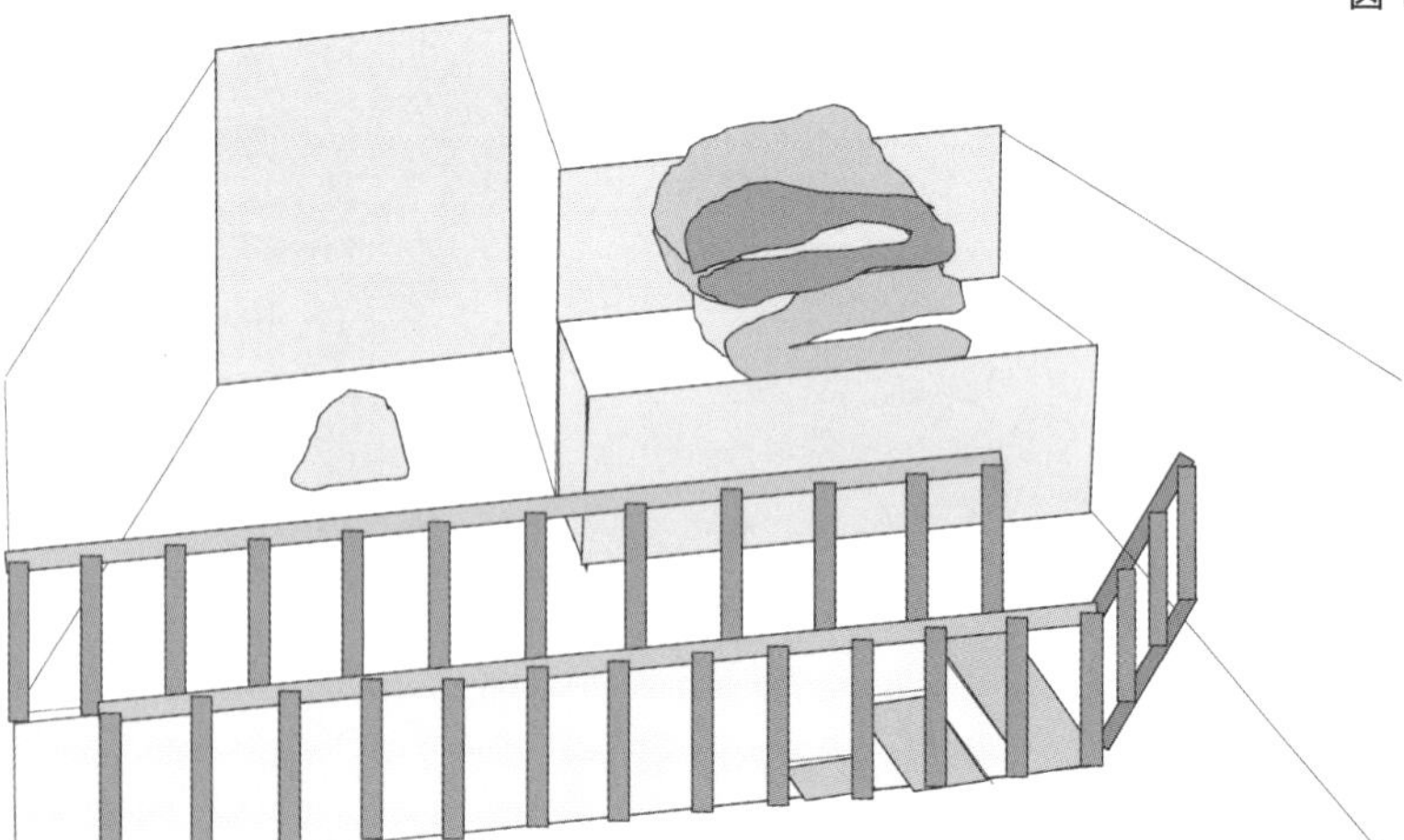

し台があります（図1）。

流し台の蛇口など水回りはすでに外され、マットレスはいつ使われたのかもわからない古いものでした。その横のトイレはというと、便器は外され、穴だった部分は隙間も段差もなく板で塞がれ、扉まで外されていました。

廊下から、そのトイレとして使われていた空間までは滑らかにつながっていて、なにやら小さな部屋の趣さえありました。二階の廊下は階段に落ちないように柵があって、階段口には扉さえありました。そこには鍵もついていて、私が住んでいるときには使われなかったものの、かつては降りられないように施錠できたのです。

吹き抜けの玄関から階段、そして旧トイレや流し台、廊下の全体を含む空間を照らすのは、三つ又ソケットからぶら下がった二〇ワットの裸電球だけでした。

話は前後しますが、私が住んで一年後ぐらいには、この旧トイレに人が住んでいました。なんと廊下と旧トイレをつないだ小さな空間がカーテンで仕切られ、半分開いたカーテンの隙間から寝袋や電熱器、鍋が置いてある

図2

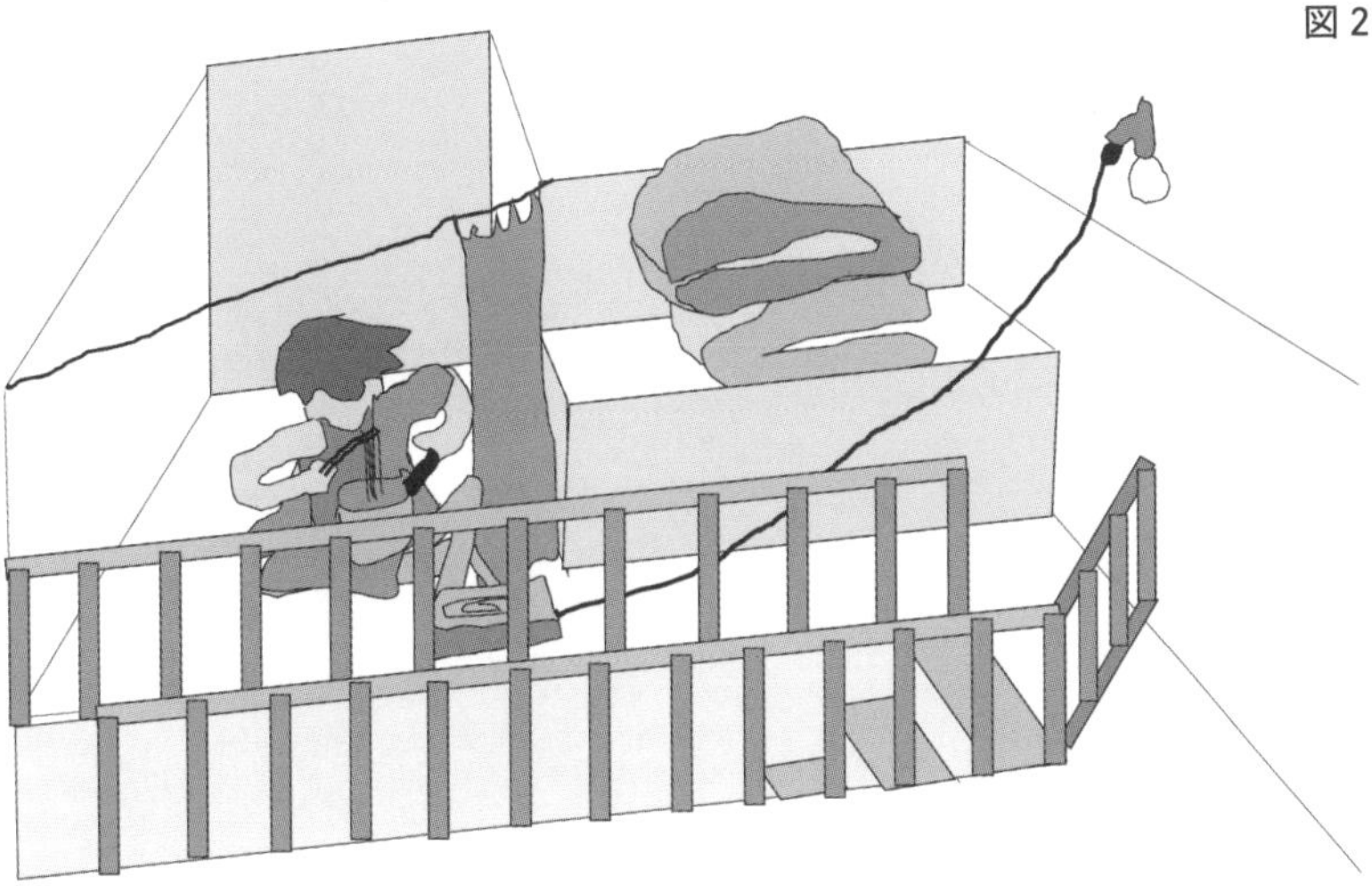

のが見えました。裸電球の三つ又ソケットから延長コードが伸ばされて電熱器に接続され、夜中によくインスタントラーメンをすすっている音が聞こえたものです（図2）。

こうして私は、階段をのぼって右に曲がり、階段口から遠いほうにある四畳半の部屋を借りて住むことになりました。部屋には南向きの小さな窓があり、壁や天井は白い漆喰で覆われていました。壁の下部一メートルほどは板敷だったと思いますが、そこの記憶は定かでありません。私の荷物は机と椅子、ダンボールに入った書籍だけでした。

ヒキガエルがうろつく湿った庭の病棟に、こうして私は一人で住むことになったのです。

1-2 タクシードライバーといましろたかし

吉行淳之介の乾いた情感

大学に入ったばかりのころ、テレビもラジオもなく、何もすることのなかった私は、講義のない夕方以降、ただ時間の中で呆然としていました。それでも日中天気がいいと講義をサボって自転車で海に向かいました。砂浜に平行に、江戸時代に米を運搬するために造られたという運河が走り、干潟のような湿地、水田が広がっています。

その湿地には、ベンケイガニのような、赤ん坊のこぶしほどのカニがうじゃうじゃいました。それを採ってはバケツに集め、帰りに逃がして帰宅しました。それが何よりの愉しみでした。

大学一年では小説ばかり読みました。

そのころの大学生といえば、大江健三郎、安部公房、高橋和巳あたりが定番でした。それらも読みましたが、私がハマったのは吉行淳之介でした。女性にもてた経験の私小説というのが大方の評価で、少ない友人の中には、読んでもいないのにサラリーマンの読む小説だろうと言う者もいました。仕事に疲れた合間に読む娯楽小説ぐらいの意味なのでしょうが、思わず苦笑しました。

私が吉行を好きだった理由は、小説の内容というより、無機的でありながら誠実な、乾いた情感でした。

たとえば雨の描写も、濡れた感じや、鬱陶しさ、驟雨《しゅうう》の激しさ、暗さなどを押し出さない。たとえて言うなら広重が東海道五十三次の中で描いた雨、ただ斜めに走るおびただしい直線で描かれた雨のような、そういう描写でした。いや、少なくともゴッホなどの印象派の作家が初めて広重の雨を見たとき、こういう表現があるんだと驚き、興奮しただろうなという感じ。それを私も感じていたということです。

吉行の小説、エッセイから始まって、彼がいいというラディゲやラクロに至り、芋づる式にジャリやレーモン・ルーセルなどへと読み進んでいきました。この一年はつねに三～四冊の本をポケットやズボンに挟み、読み終わると次の本という調子で読みあさりました。

ジャームッシュの〝マ〟

同時に、急激に映画にもハマりました。

「スターウォーズ」の公開に合わせてキューブリックの「2001年宇宙の旅」がリバイバルされ、ベトナム戦争にまつわるコッポラの「地獄の黙示録」、マイケル・チミノの「ディア・ハンター」、マーティン・スコセッシの「タクシードライバー」が相次いで公開されました。さらにはゴダールやトリュフォーなどヌーベルバーグ映画がリバイバル公開され、晩年のイタリア映画の巨匠、ヴィスコンティの作品が新作に合わせて次々と公開されました。アンゲロプロスの「旅芸人の記録」もこのころ公開されました。

当時は入れ替えなし、朝入場すれば何回でも繰り返し観ることができます。名画座や、封切りよりやや古い映画を観る二番館もたくさんありました。そこで気に入った映画は朝から最終回まで観ます。「時計仕掛けのオレンジ」は映画館で二〇〜三〇回は観ました。ヴィスコンティの「熊座の淡き星影」はわざわざ東京まで観にいきました。

そうこうするうちに、ジム・ジャームッシュ監督のモノクロ映画「ストレンジャー・ザン・パラダイス」が公開され、衝撃を受けました。ここでも吉行淳之介に対する感覚のように、物語ではない、映画の形式のようなものに撃たれたのです。

それはどういうものか。

当時テレビの英会話番組で行われた会話練習のためのスキットは、どう考えても役者とは思えない人たちが演じていました。そのためセリフとセリフの間の〝マ〟が、どうしても間延びしたり圧縮されたりと、とてもぎごちないものでした。「ストレンジャー・ザン・パラダイス」はそういうぎこちなさがないにもかかわらず、マに関する違和感のようなものが、テレビを見続ける役者の表情のショットや、もったりと歩くシーンなどにあふれていたのです。

しゃべりたいのにうまく言葉が出てこないときの口をすぼめて尖らせるもどかしさ、言おうと思う言葉を飲み込んで帽子をいじる所在なさ、そういったタイミングや文脈のずれに関する違和感が、しかし逆に心地よさにまで転回されていく。そういう体験がこの映画にはあったのです。

子供のころ小学校の先生などはガムとスルメを比較して、噛んですぐ味のなくなるガムに対して、噛めば噛むほど味の出るスルメは偉いと言ったものです。苦労して噛み続けることによって初めて報酬があるといった訓話にふさわしい素材がスルメだった。

通常は、その意味でガムよりスルメが偉いと思ってしまう。しかし、口に入れたものはすべて食物だというのは古い常識ではないかと考えることもできます。顎の運動、スポーツ器具だと思えば、いずれなくなるスルメより、ずっとなくならないガムのほうがよっぽど偉い。そうか、ガムは食べ物ではなくて運動器具だったんだ。となれば、これはガムが何やらすごい発明だということになります。

「ストレンジャー・ザン・パラダイス」は、映画は物語（味）なのではなく、形式（運動）なのだということをまさに教えてくれ、ガムの偉大さを教えてくれたわけです。

下着のトラヴィス

言葉を発すること、歩くこと、生きることの違和感。それが転じて生じる奇妙な高揚感。それらが「ストレンジャー・ザン・パラダイス」の公開において現れるのはまだ少し先のことです。

このころの私は、この違和感を転じることのないまま内に秘め、体内の熱に変えてしまう映画「タクシードライバー」の主人公トラヴィスに共感していました。

ベトナム帰還兵という設定のトラヴィスは、私の周囲の友人ほとんどに当てはまるような人間でした。何をしていいかわからず、したいことも見つからず、とりあえず体を鍛え、上着の袖から飛び出す銃の仕掛けをつくっては鏡の前で銃を構える練習をする。

「俺か？　俺に話しかけてんのか？」と言ってあたりを見回したあと、銃をスライドさせ構える練習を繰り返すトラヴィスに、やり場のない焦燥感を抱える自分自身を見たものです。

図 3

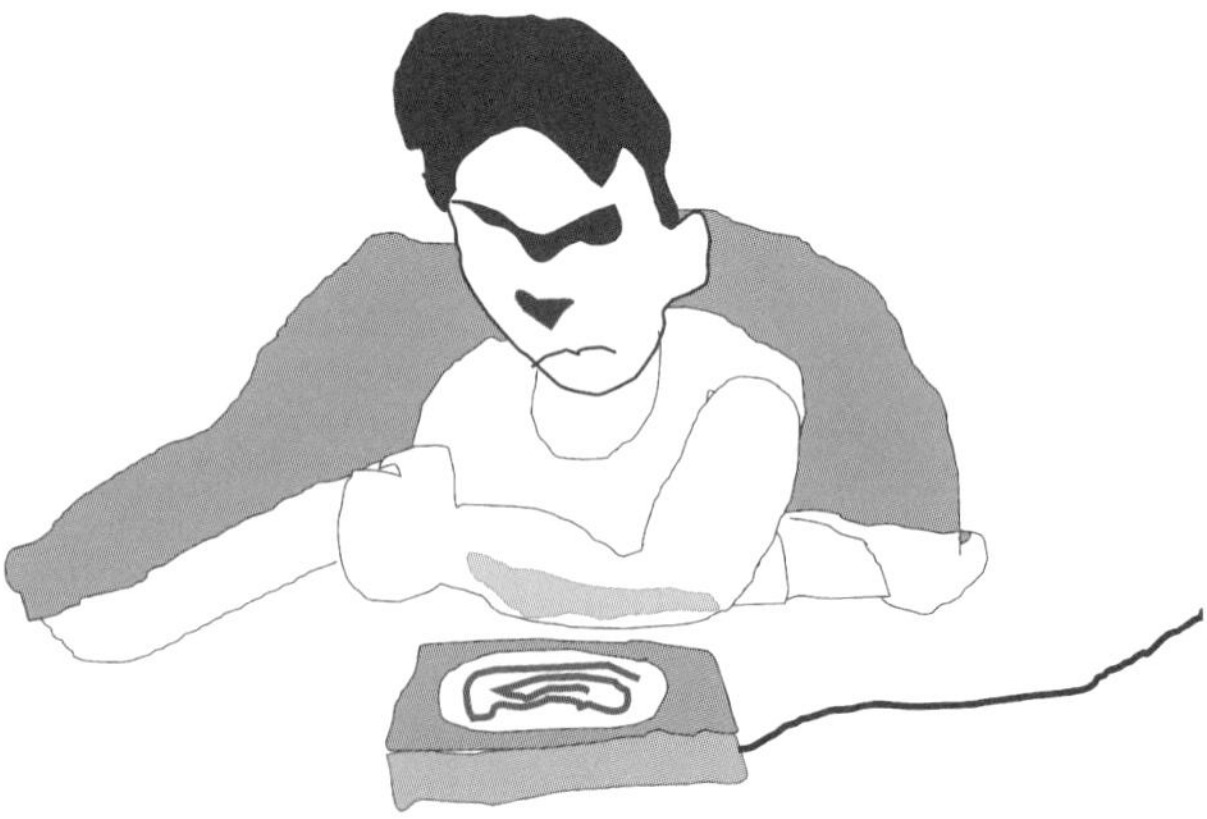

私はといえば、せいぜいコンロの火で腕の体毛を燃やすトラヴィスを真似て、部屋で唯一煮炊きの手段だった電熱器で腕を炙《あぶ》り我慢するのでした（**図3**）。

共感とはいっても、ニューヨークのトラヴィス（**図4左**）と昭和の私の差はいかんともしがたく、Tシャツとは下着のことだと思って、下着につっかけで街を歩いていた私は（**図4中央**）、いま思い出しても異様な姿でした。

これもずっとあとで知ることになる漫画家いましろたかしの描いた「ハーツ＆マインド」や「ザ☆ライトスタッフ」の主人公（**図4右**）は、トラヴィスを日本でやればこうなってしまうという体《てい》の典型でしたが、あとから思うに自分はトラヴィスではなく、こっちだったのです。

図4

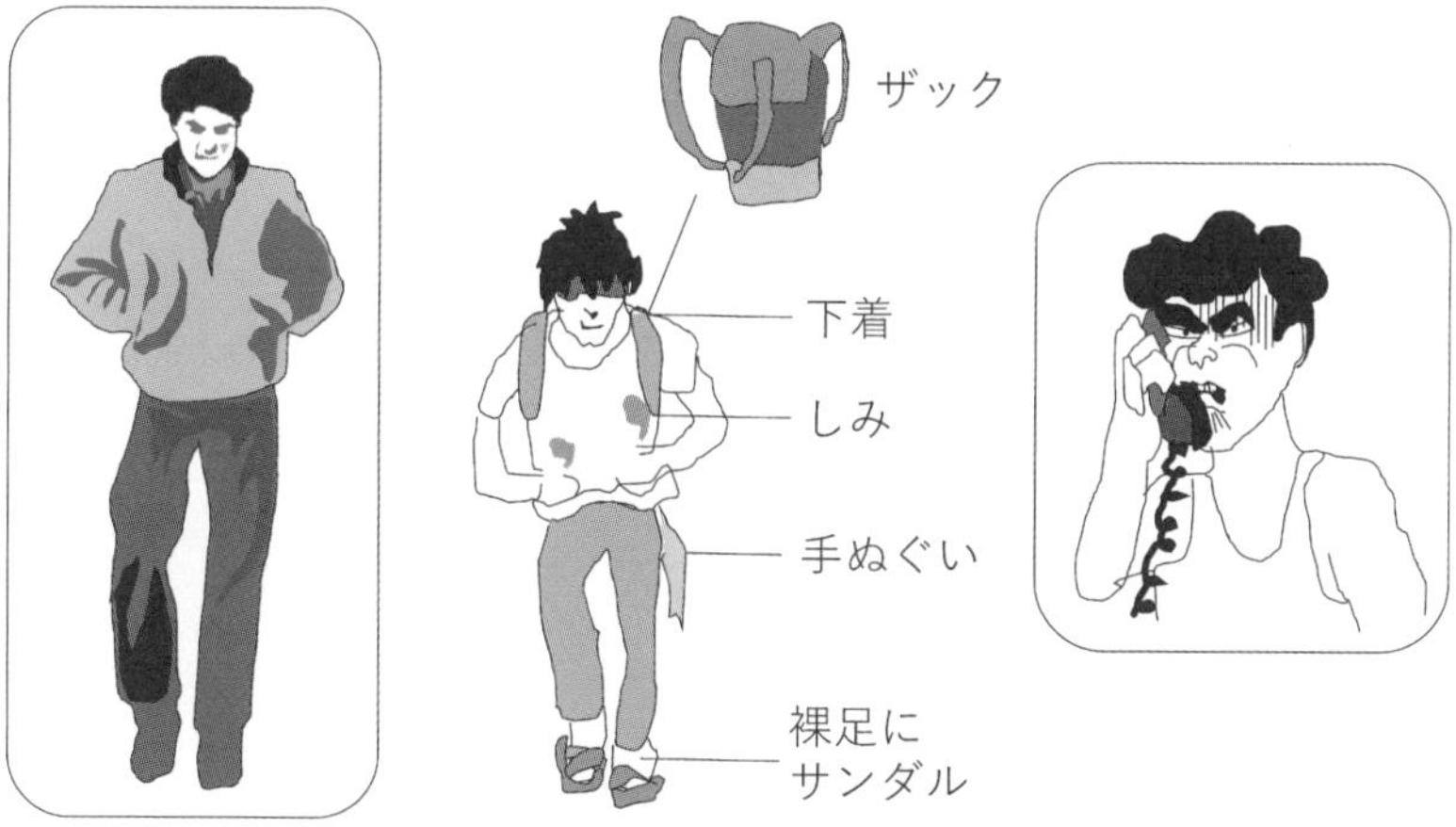

1-3

干しぶどうをこぼしたのは誰だ

電線のフルーツフライ

「タクシードライバー」を気取っていたわけではないにしろ、結果的にいましろたかし化していた私は、いわゆる万年床の薄汚れて湿った布団で毎日寝ていました。電熱器でしていた煮炊きもそのうち、「せずにすめばいいのですが」と言わんばかりにしなくなり、鍋の中には何か月か前に煮たイワシと梅干しが、羽毛のように繁茂したカビに覆われるようになりました。

部屋には室内で洗濯物を干すようにタコ糸が張り渡されていました。それがあるとき目の錯覚のように太くなっている。空間を切り裂くようにシャープだった線が、黒々と太い線に変わっている。

近づいてよく見ると、それはフルーツフライと呼ばれ

図5

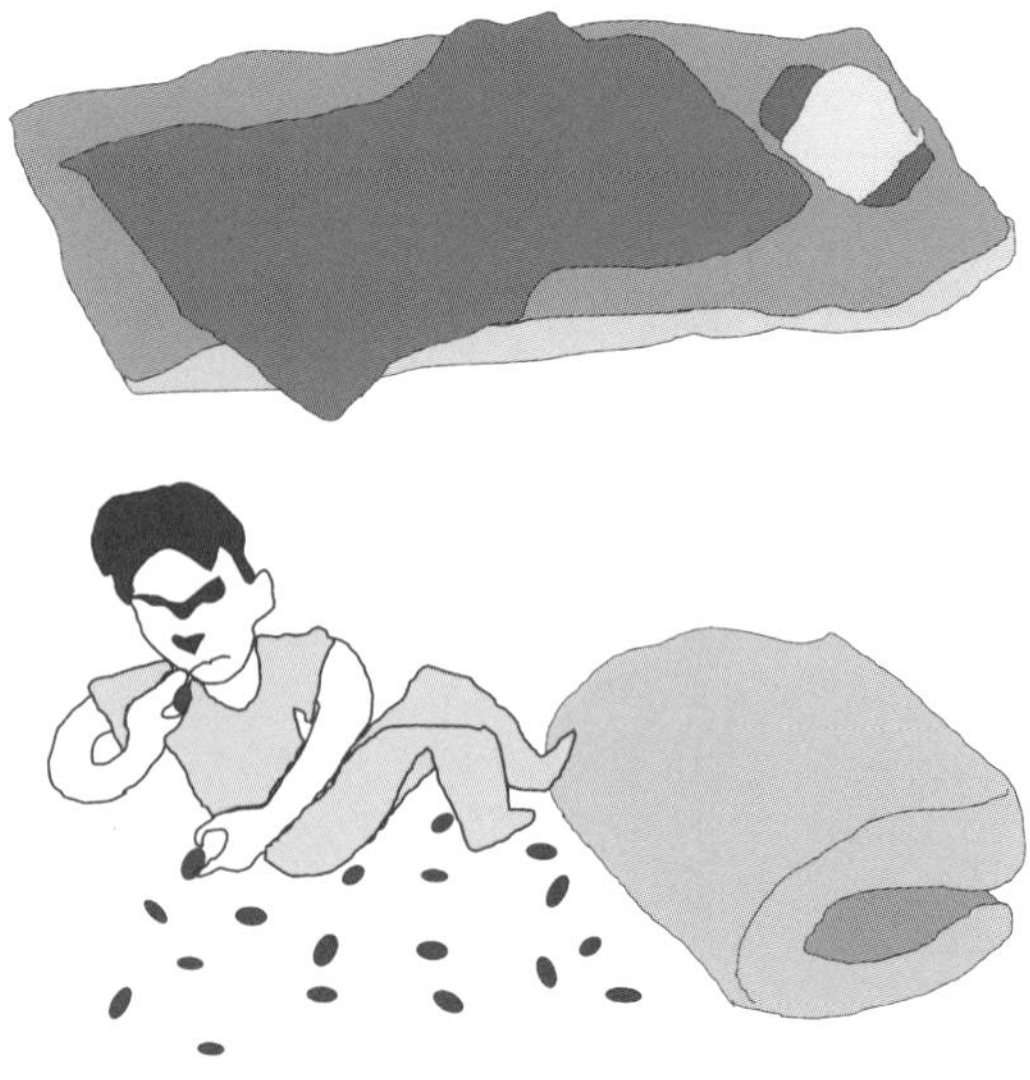

るショウジョウバエの群れでした。雀が電線に並ぶように、ショウジョウバエが糸に一列に並んでいたのです。糸を指で弾くと彼らは一斉に飛び立ちましたが、しばらくするとまた並ぶ。どうやら溜め込まれて腐った果物クズなどから発生したようでした。

カリッとした口当たり

ある日ふと布団を干したほうがいいのではないかと思い立ち、布団を折り畳んでみました。するとそこには無数の干しぶどうが落ちている。こぼしたのだろうかと思いながら、もったいないので口に運びました。

食べながら、自分は干しぶどうなど元来さほど好きではなく、わざわざ買うことなどない。出入りする友人にも干しぶどうを持ってくるような手合いはいない。しかもこの干しぶどうは中にタネのようなものがあって、カリッと口に残る。そこがなにやら高級志向を思わせ、ますます自分の部屋にあるはずのないものだ、という感じを持ちました（**図5**）。

図6

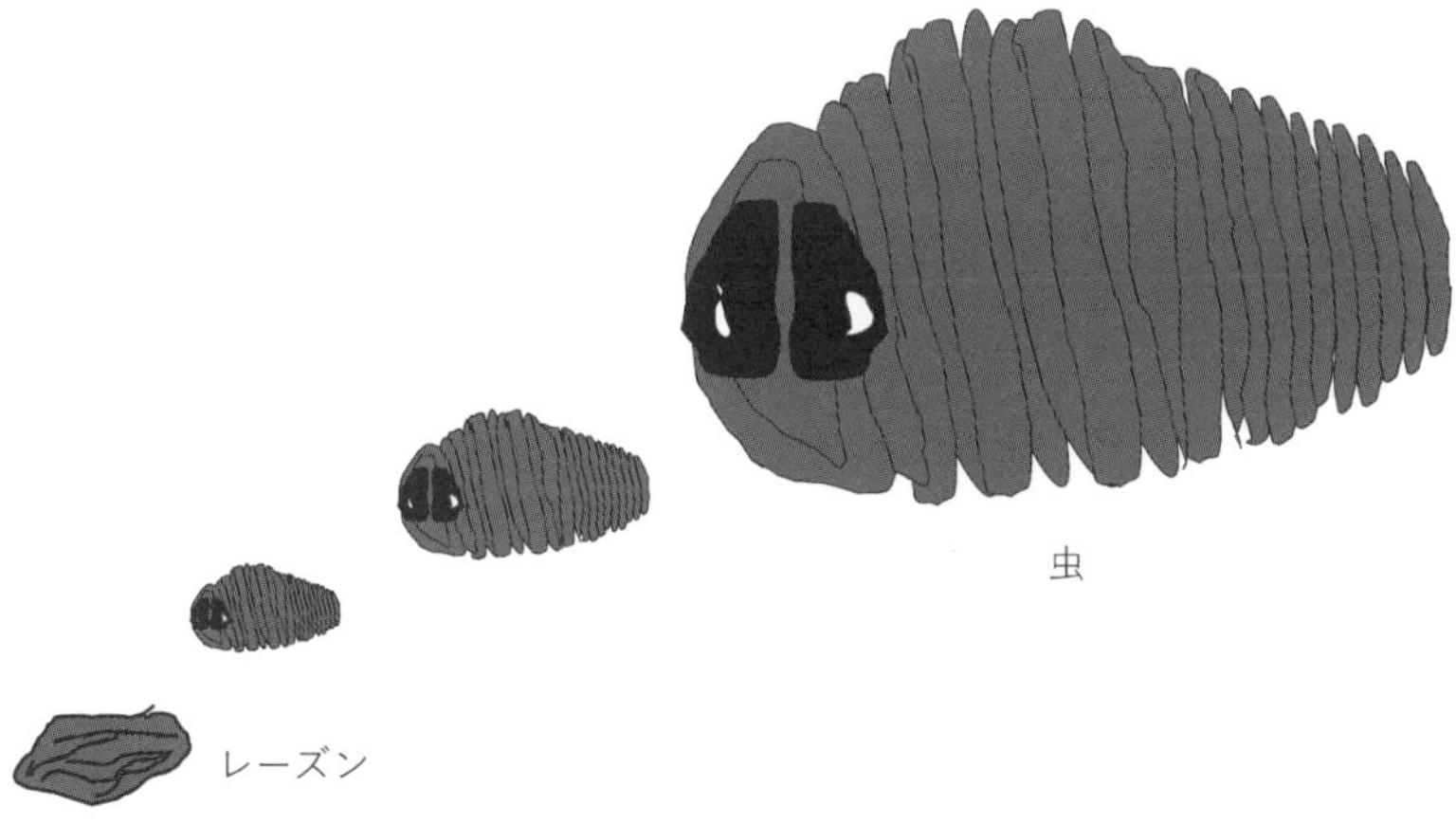

干しぶどうだと思っていたものをよくよく眺めると、それはぺちゃんこになって乾燥し、黒く変色したウジでした。ハエなのかハチなのか、それともコガネムシの幼虫なのか、まるでわからない。しかしその黒い塊は、紛れもなく昆虫の幼虫だったのです。高級干しぶどうの証とさえ思っていたタネは、頭の部分のようでした(図6)。

よく見ればすぐわかるはずだし、食感でもわかりそうなものですが、気づかなかった。そのぐらいぼーっと生きていたということでしょうか。

1-4 神様が来てたんです

育ちのよい医学生

そういう生活を送っているとき、隣室に新たな学生がやってきました。医学部の学生でたいへん品のある、育ちのよさが仕草や表情に現れた人物でした。

毎朝規則正しく起きていたらしい彼に、私は頻繁に会うことはありませんでした。初めて会ったとき、少し話をすると彼は頭を抱え、「すみません。僕は人と長く話をすると頭が痛くなるんです」と言いました。

それでたまに会っても挨拶をする程度になりました。「こんにちは」と言うと、いつも目を輝かせて「こんにちは」と返してきました（図7）。

いつも白いワイシャツで、当時の学生に多かった黒のショルダーバッグを肩から掛けたその姿は、高度成長期を支えたマスとしての若者の名残りがありました。と同時に、繊細で世界のさまざまなものに敏感に反応するだろう感性が、柔らかい物腰や歩き方から滲み出ていました。

ある日のこと、夜中の二時か三時ぐらいでしょうか。彼の部屋である隣室から、会話をしているような声がします。

思い返せばこの日が初めてということではなく、何かボソボソ声がしていたような気がします。ところがこの日は、やけにはっきりと、誰かと応対している声がするのです。

ちなみにこの当時、携帯電話はおろか、自分の部屋に電話を引いている学生はほぼ皆無でした。少なくとも私の友人には一人もおらず、電話といえば大家さんの家の固定電話を借りるか、公衆電話しかありませんでした。

図7

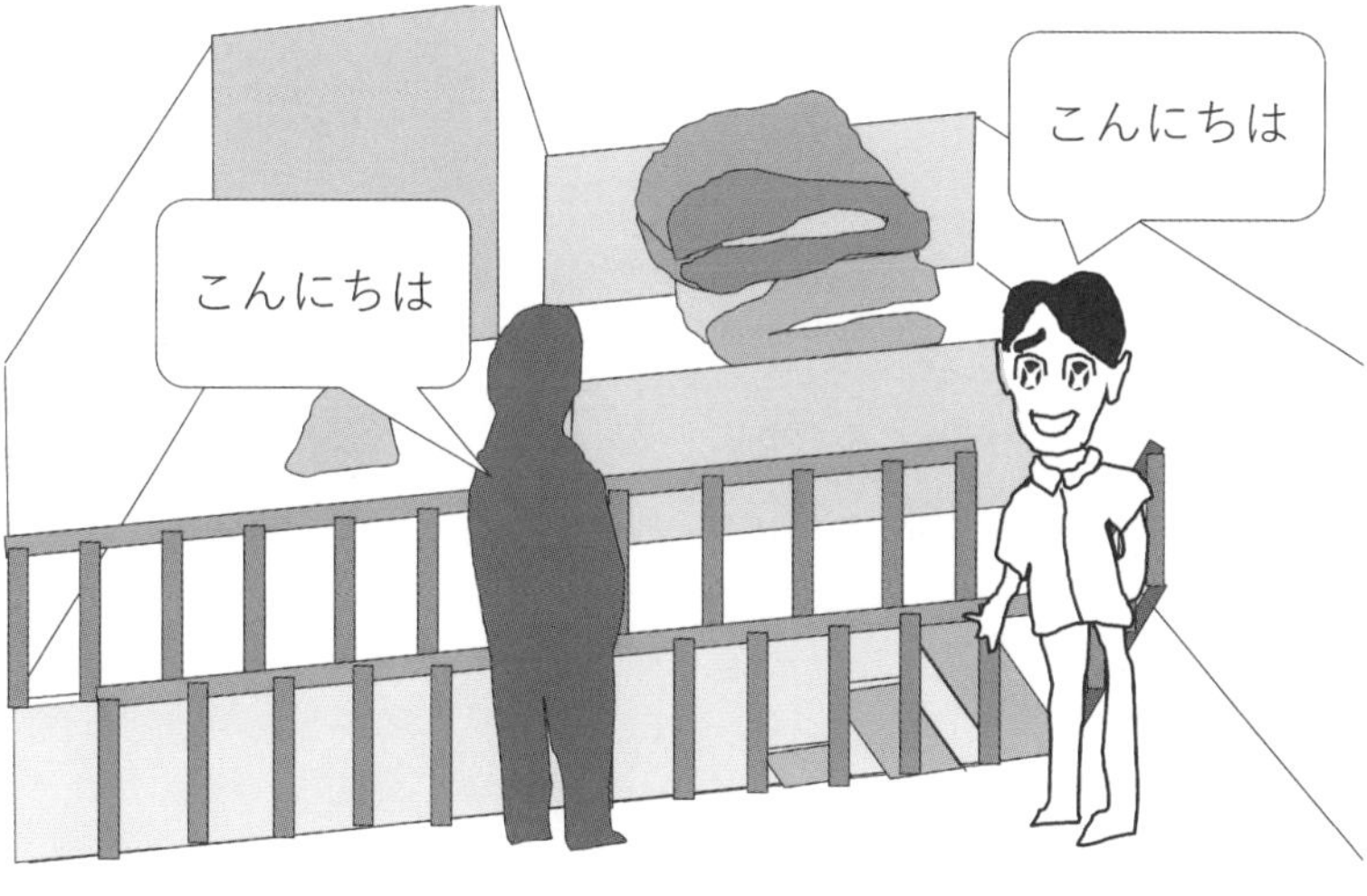

だから隣室からの声が電話の応対でないことは明らかでした。

誰かが来ているところなど一度も見たことがなかったけれど、こんな夜中に来るような親密な友人でもできたのだろうか。そう思ってはみたものの、会話相手の声はまったく聞こえません。聞こえてくるのは、ひたすら「はい、はい、わかりました」といった医学生の声だけです（図8）。私は壁にできるだけ体を寄せ、もう一人の声を聞こうとしたのですが、どうしても聞き取ることはできませんでした。

図8に示したのは当時の私の部屋です。机と椅子は別にして、部屋にあるのは本棚にも入れずに平積みにした書籍と、ダンボールに入った衣類や登山の道具だけでした。前述のように干されることのない布団が敷かれ、枕はつねに定位置にありました。

翌日私は、いったい昨夜は何だったのかと彼に聞いてみました。彼が部屋から出る音を聞きつけて自分も部屋を飛び出し、部屋のすぐ前の廊下で、きのう誰か来たの

図8

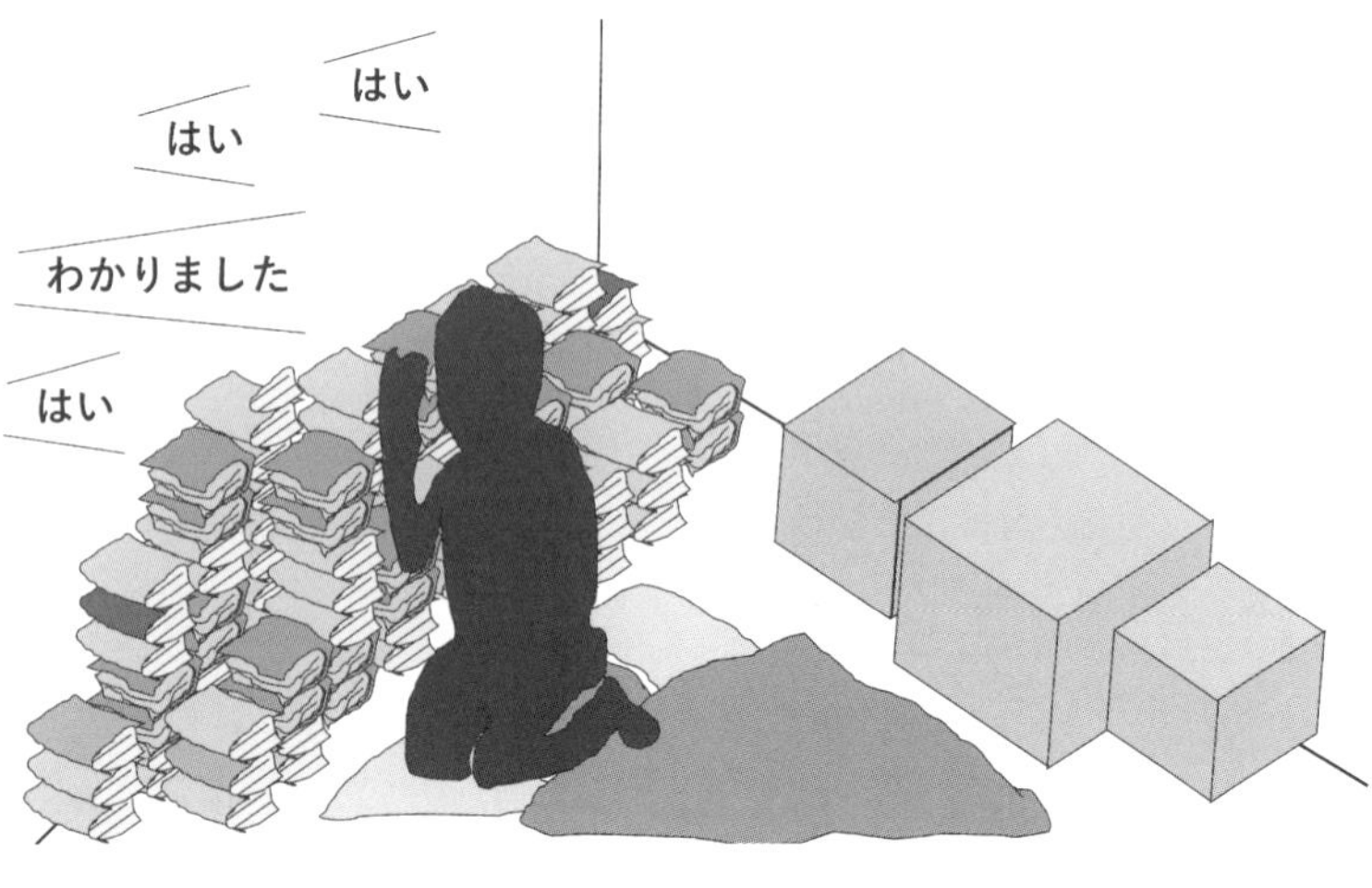

かと聞いてみたのです。彼の答えは、明確で毅然としたものでした。

「神様が来てたんです」

私はすべてがわかった気がして、もうそれ以上聞きませんでした。

彼には、来て、聞こえて、いや見えてもいるのかもしれないな、と思ったわけです。でも私には聞こえさえしなかったのですから、これ以上聞いても仕方がないと思ったのです（図9）。

「ちょうど隣が空いてるの」

ダンボールに登山の道具が入っていることはすでに述べましたが、私は当時、山登りなどで家を何日か開けることがありました。岩登りや沢登り、無人の山小屋を経由する縦走登山などをともにする友人ができていたのです。その日も久しぶりに帰って、部屋のドアを開けました。

出かける前、部屋の様子は図10上のようでした。とこ

図9

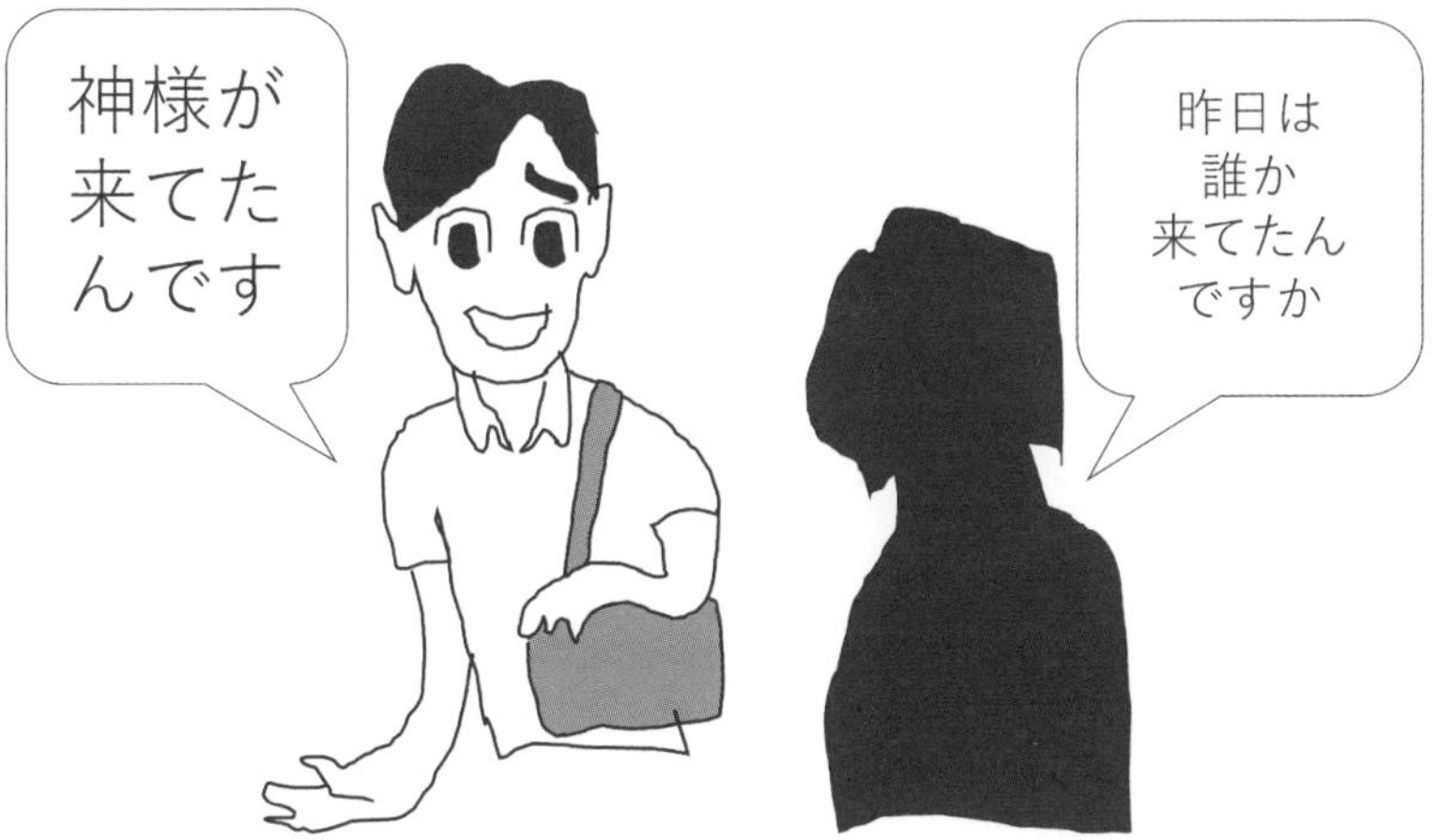
昨日は
誰か
来てたん
ですか
神様が
来てた
んです

ろが帰ってみると、部屋は図10下のようになっていたのです。

ちょうど枕の位置に、瓦礫《がれき》が山をなしている。それは綺麗な、富士山のような山体を呈していました。瓦礫の正体は天井の漆喰でした。かつて病棟だったその部屋は天井も壁も白い漆喰に覆われていることは述べましたが、その天井の一部が崩落し、漆喰の基礎部分とともに万年床を直撃していたのです。

これ、寝ていたら、顔面直撃で、死んでたんじゃないか。

そう思うと一瞬ぞっとしましたが、すぐに思い返し、大家さんに惨状を訴えました。天井が抜けてこのままでは困るので、天井を直してくださいと。天井を直してもらうのに大工さんが入るとなると、部屋も掃除しなくてはならず、それが面倒だな、とぼんやり思っていました。ところが大家さんからは意外な答えが返ってきました。

「ちょうどよかったわ。あの隣にいた××さん、おかしなこと言って出てったのよ。それで隣が空いているから

図10

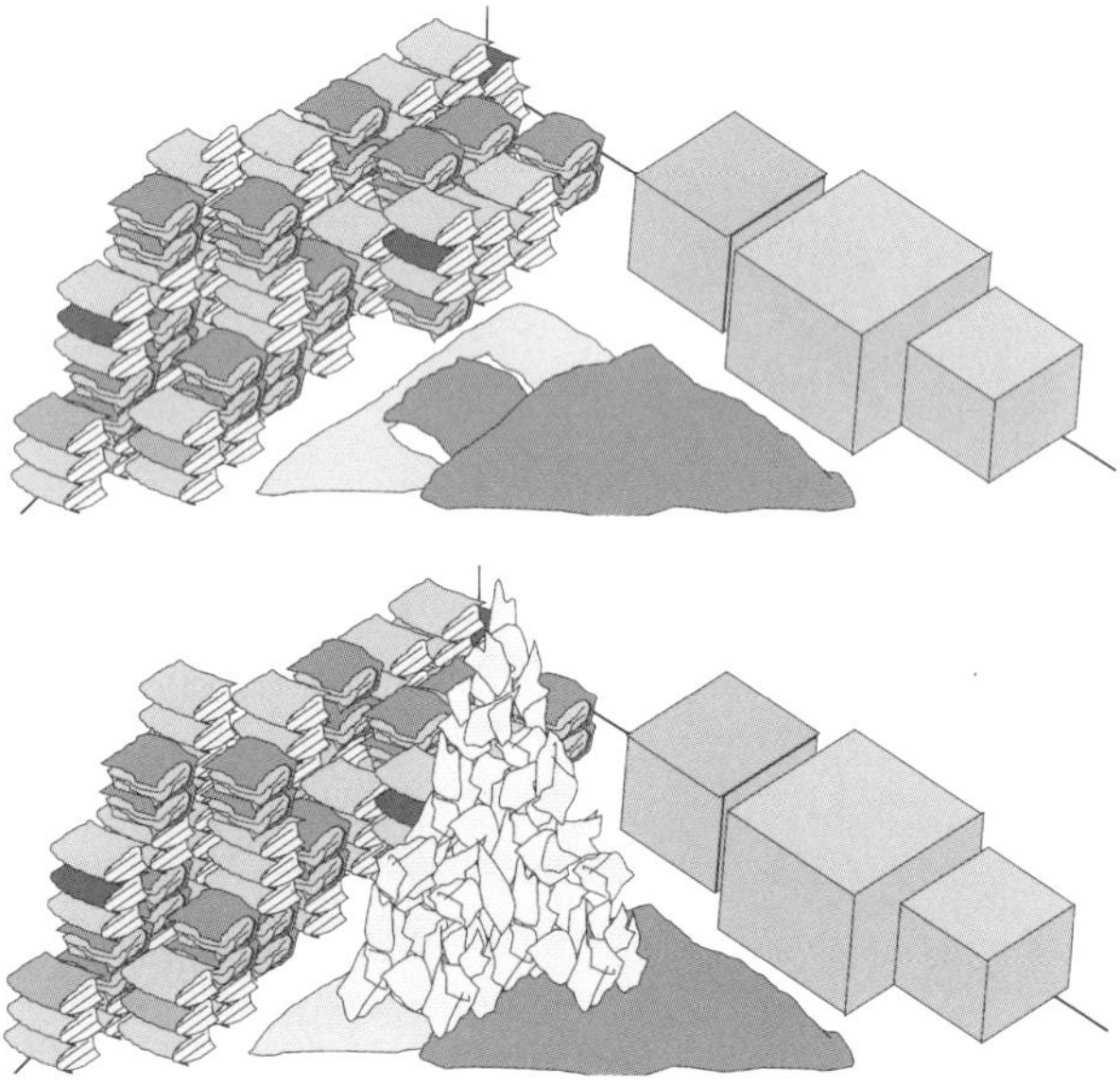

隣に移ってちょうだい。もう何も置いてないから」

なんだかタイミングがよすぎて妙な気もしました。でも、大した掃除もせず荷物だけを移せばいいという大家さんの提案は、渡りに船というものでした。

こうして私は医学生が出ていった部屋、何かを聞いていた部屋、神様が来ると言っていた部屋に住み始めたのです。

1-5 ムールラー

壁一面の矢印

果たして、問題の部屋に足を踏み入れました。

そこはかつての私の部屋より一回り大きく、六畳ぐらいの部屋に、小さな板の間と押入れがついていました。白い壁を見ていると何となく異様な感じがしたのですが、それが気のせいでないことはすぐにわかりました。

図11

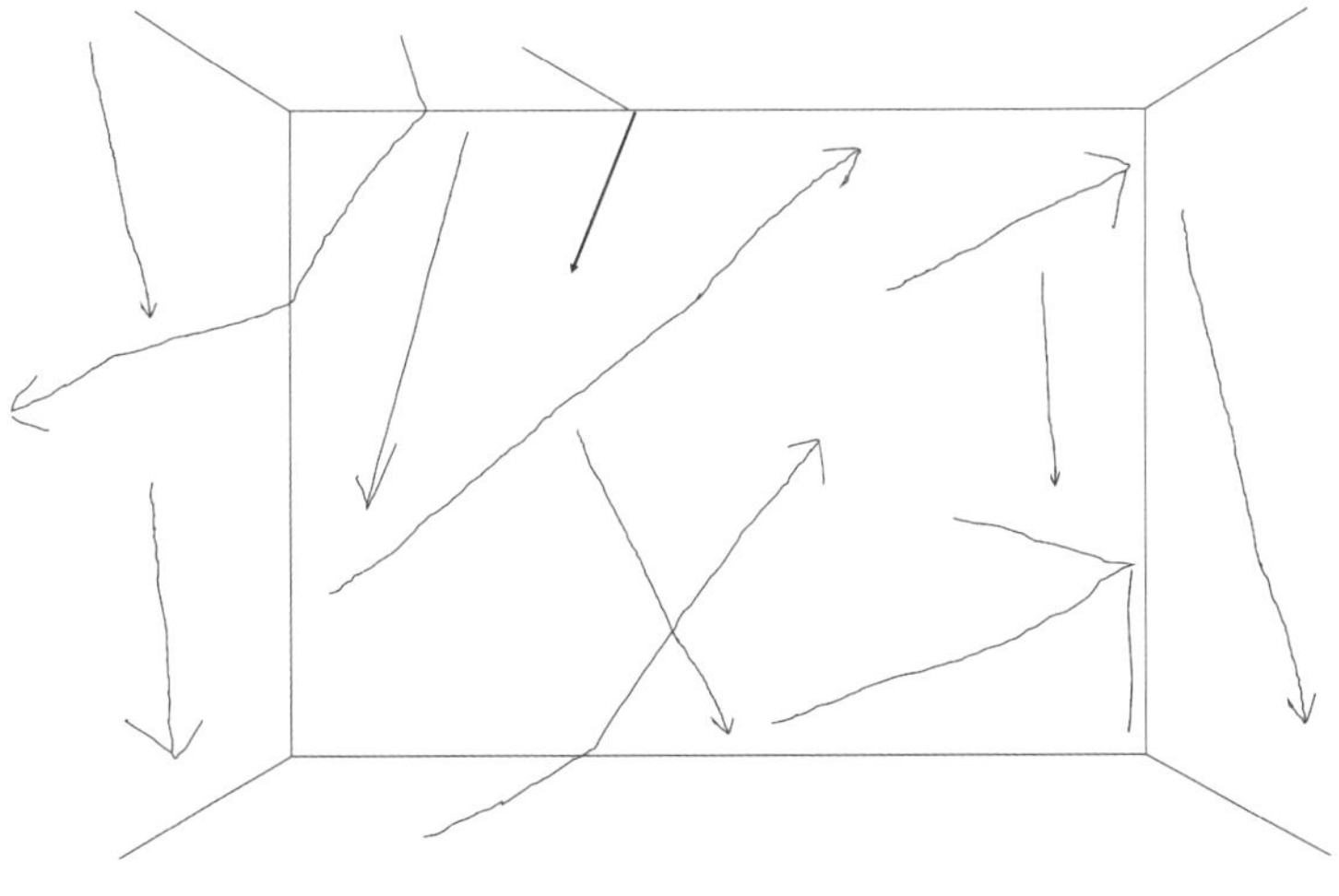

白壁といってもやや仄暗い感じがしており、古いから汚れているのだと思いました。しかしよく見ると、壁一面に細い鉛筆書きで矢印が書かれていたのです（図11）。

まるで壁の亀裂のように大きなものから、壁の隅の小さなものまで、とにかく多くの矢印が部屋中に描かれていました。おそらく病棟として使われていた当時に描かれたのだと思われますが、矢印のデザインと数の異様さには切迫したものを感じるのでした。

隣室から荷物を移動するだけといっても、数日かけてだらだら移動しました。最初の日は布団を運び込んだだけです。布団を畳んだままその上でゴロゴロ横たわっていると、いつの間にやらまどろんでしまいました。

気づいてみると、体が縛られたように動かない。意識もはっきりとしたものではなく、何者かが上から押さえ込んでいる感じです。ぼんやりとした黒い影がたしかに私にのしかかっているのが見えます。

それはいわゆる金縛りというものだったのでしょう。脳科学的知識などなくても、頭は半分以上起きているものの、体は逆に半分以上寝ている。それで自由に動かない体が体験され、そのうえで状況を自ら納得するためにぼんやりとした影を感じているのだろうとは思いました。

それでもかなりリアルな影で、誰かがいた気もします。しだいに意識も覚醒し、立ち上がれるようになった私は、部屋の中をいちおう影の主を求めて探しました。ガランとした六畳ほどの隠れようのない狭い空間で、「おい、どこにいるんだ！」「どこに隠れてるんだ！」と大声をあげる私は、さぞかし異様だったことでしょう。

声を出してみて、なんだか音が反響する気配を感じました。今もって理由がわからないのですが、「おい」というと、洞窟の中のように「おい、おい、おい……」と繰り返される。パンと手を打ってみると、「パン、パン、パン……」と響き渡る。その日以外、そういうことは起こりませんでしたし、特殊な部屋ではなかったのです。

さて、そのあと私はすっかり荷物を運び込み、この部屋の万年床で寝る生活を始めたのです。

深夜のコンサート

ある日の深夜、寝ていると何か歌のようなものが聞こえてきました。立ち上がって明かりをつけてみると、イタリア語のオペラのような歌声、太いバリトンのような男性の声が流れていました。ラジオでも消し忘れているのだろうか。テレビはなく、音の出るものといえばラジカセだけです。スイッチを見るとオフになっています。電源を抜いてみましたが歌声はやみません。どこか遠くから流れてくるのだろうかと思い、また布団に入って寝ることにしました。

ところが今度は前よりも歌声が大きくなっています。声もはっきりしてきて、意味のわからない「ムールラー、ロームラー」のような言葉を低い美声で歌っている。なるほど看過できなくなって、私はもう一度起きて電灯をつけました。

「誰ですか、誰かいるのですか」

問いただしても答えはなく、歌声はより明瞭になっていきます。

図12では歌っているオペラ歌手のようなものを描き入れていますが、こういった映像が見えてい

たわけではありません。体験されたのは声だけです。ただしイメージとしてこんな感じ。こういった目に見えない大きな歌手が、部屋の中で歌っているとしか思えない状況だったのです。

私は屋外に出てみました。玄関から外に出て、少し離れた場所から病棟を見てみると、四つの部屋のうち二階の東側にある自分の部屋だけに明かりがついている。病棟の外にあるビワの木は、ほのかな月明かりの中でぼんやりと佇んでいました（図13）。

外に出てみると歌声はまったく聞こえない。敷地内全体は静まり返っています。

部屋に戻り、ドアを閉めるとまた歌声が始まります。今度はいくぶん大きな歌声になっている。怖いというよりなんだか腹が立ってきた私は、もう無視して布団をかぶって寝ようと思いました。声はするものの、別に実害をこうむるわけでもないですから。

この無視が悪かったのか、布団をかぶると歌声は信じられないくらい大きくなりました。まさに図14のような

図12

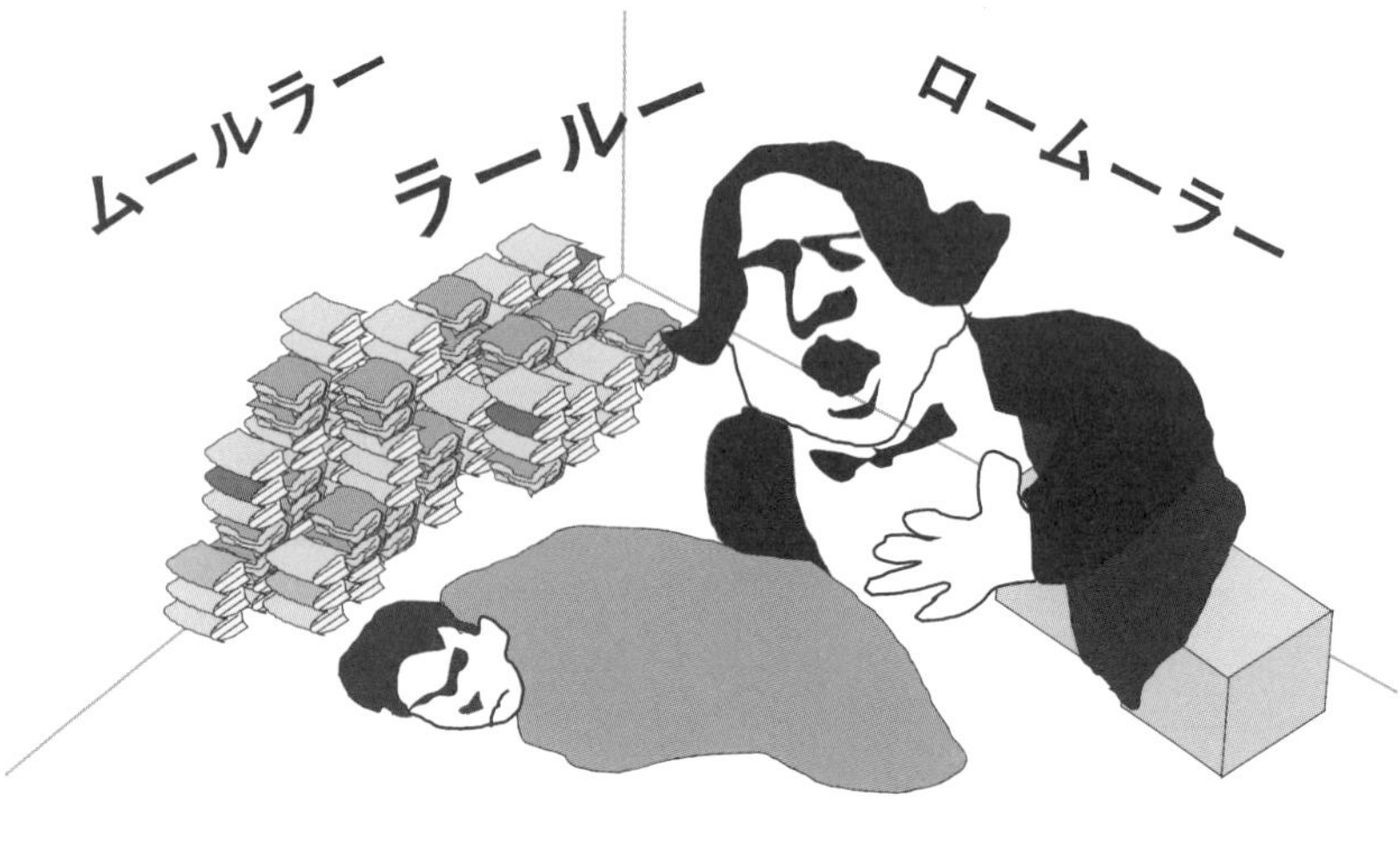

印象です。

私はますます布団を目深にかぶり、目を強くつぶって寝ようとしました。ここで、よく耳にする「取り殺されるんじゃないか」というような感覚に襲われました。背中に冷たいものを押し付けられたようにひんやりとした冷気を感じ、心臓の鼓動が心なしか弱くなっていくのを感じたのです。そうして歌声はますます大きくなる。


あぁ、大変、大変だ。

きっと寝たら終わりなのだ。

寝ないようにしないと。起きていないと。


とんでもない部屋に住んでしまった。ここには何かいるのだ。明日になったらすぐ大家さんに事情を言って出ていこう。そう思いながらも意識が朦朧《もうろう》としてくる。眠らないように、気をしっかり持ってと思いながら、何かと戦っていたわけです。

しだいに窓の外が白んできて、スズメの声が聞こえて

図13

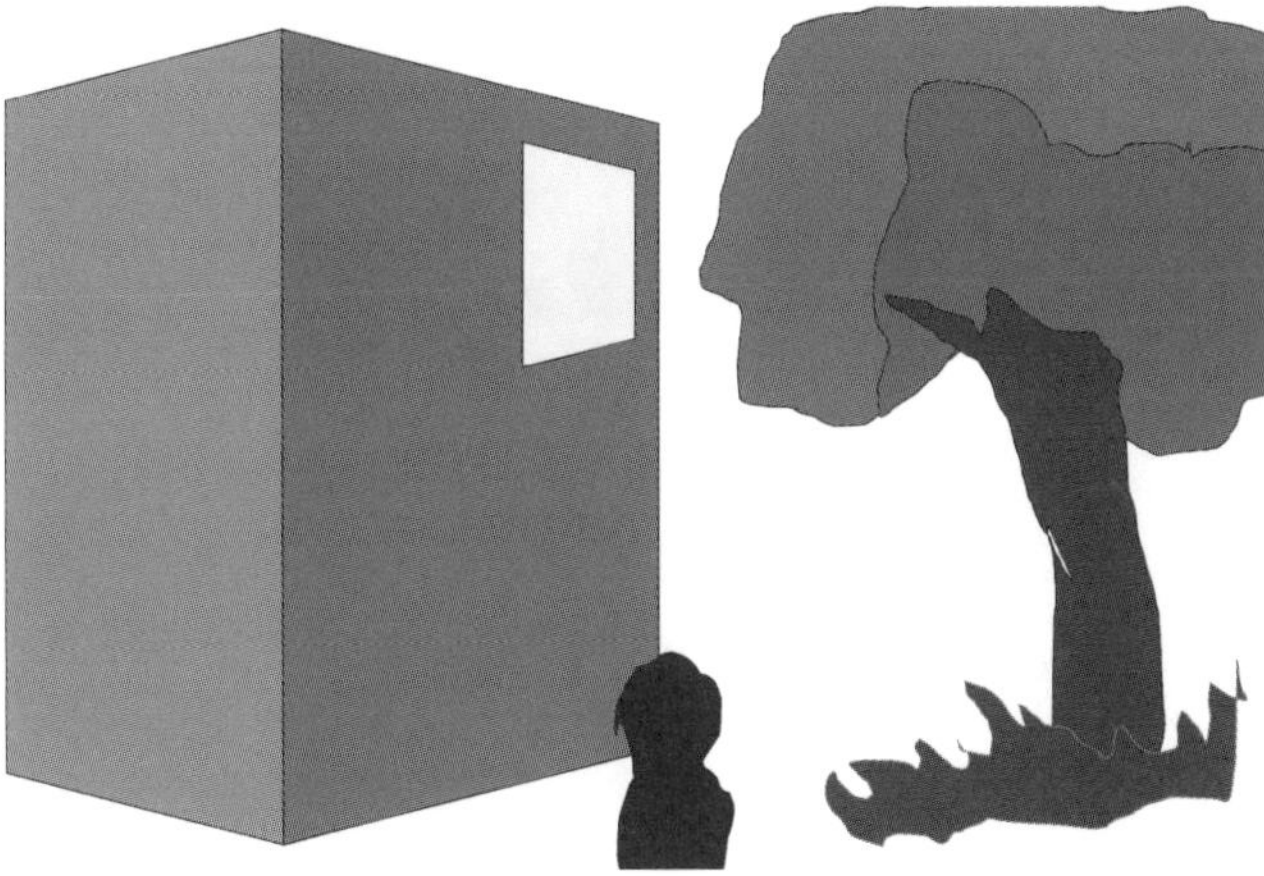

図 14

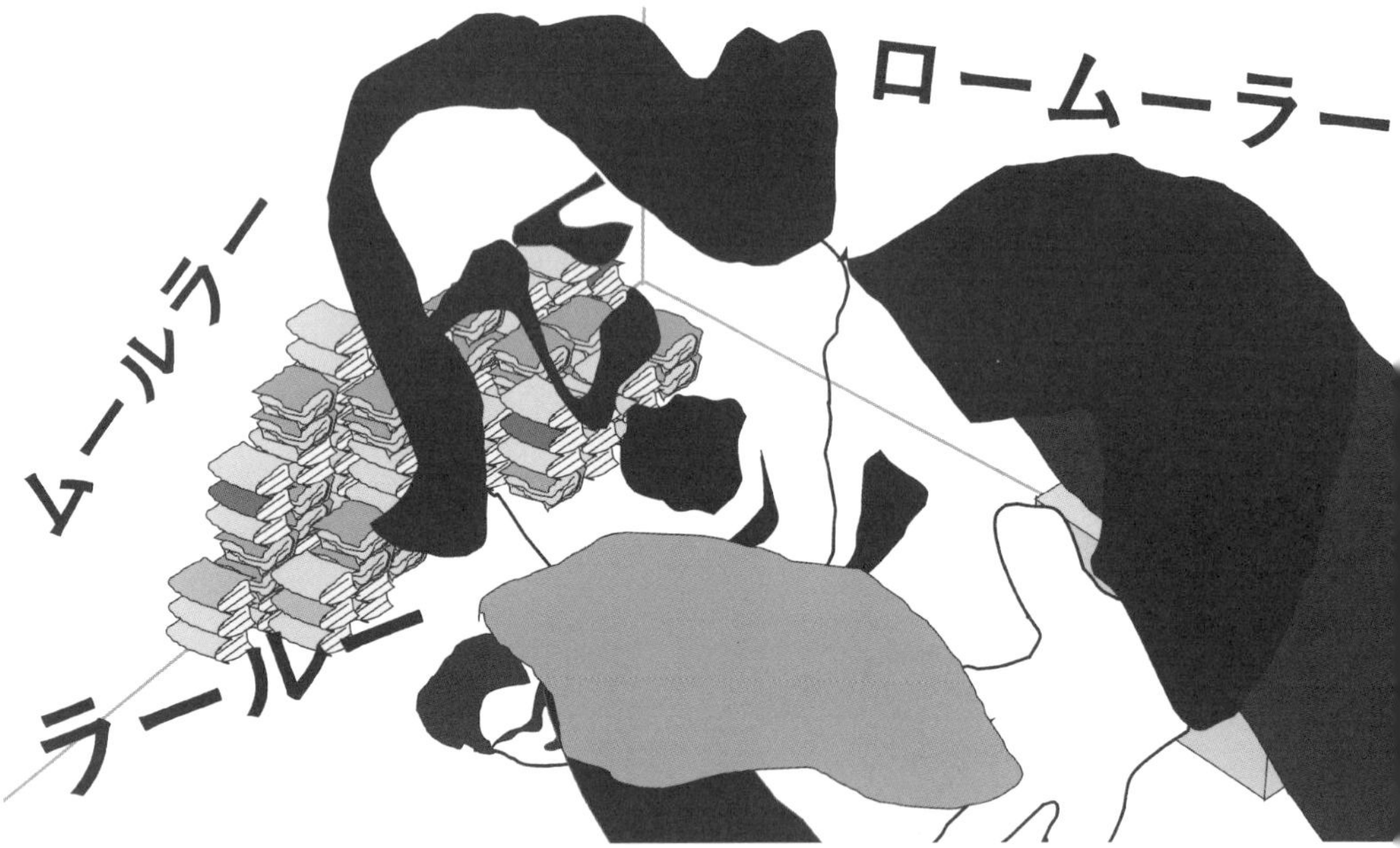

きました。このころになると歌声がしているか否かも曖昧になり、とにかく朝になったので助かったと思いながら、眠りについたのでした。

このときほどスズメの声をありがたく思ったことはありませんでした。いやしかし、スズメや朝や、明るくなることが、歌声の消失に関係あること自体おかしいんですけどね。

翌日、といっても相当寝てしまって、起きたのは昼過ぎでしたが、大家さんに事情を話そうとすると大家さんは不在でした。そのうち私もどうでもよくなって、大家さんには報告せず、結局、病棟には五年ほど住みました。歌声などの怪現象は何回かありましたが、そう多くはありません。

そのうち聞こえなくなり、病棟の一階に友人が住むようになると、怪現象はまったくなくなりました。

1-6 人工知能と天然知能

文脈を固定しているから解答が得られる

さて「ムールラー」は、いったい何だったのでしょうか。それを考えるために、天然知能という知性のあり方について簡単に説明しましょう。

頭で考えるのではなく、なんだかハッと感じてわかる「わかり方」を、私は天然知能と呼んでい

ます。それは人工知能との対比で明らかとなりますが、人工知能というのは機械の知性に限ったものではありません。私は、むしろ現代人の多くが人工知能化しているとさえ思っています。

図15に人工知能的判断の様子を示しました。人工知能は、何か見せられたり聞かされると、〈問題〉が与えられたと考えます。それに対して判断することは、その問題に対して〈解答〉することだと人工知能は考えます。まさに機械的ですが、現代人はけっこうそうしていますね。

「椅子ってなに？」と聞かれると、それは問題になります。これに対して、椅子の写真やイラストを示せば解答となるでしょう。

解答ってなんでしょうか。もうこれ以上問題については考えなくていい、という状態です。椅子の写真を見せられれば「あぁ！」と言って納得し、それで椅子の問題はおしまいになります。

図15では、右上の円にある「椅子ってなに？」と左

図15

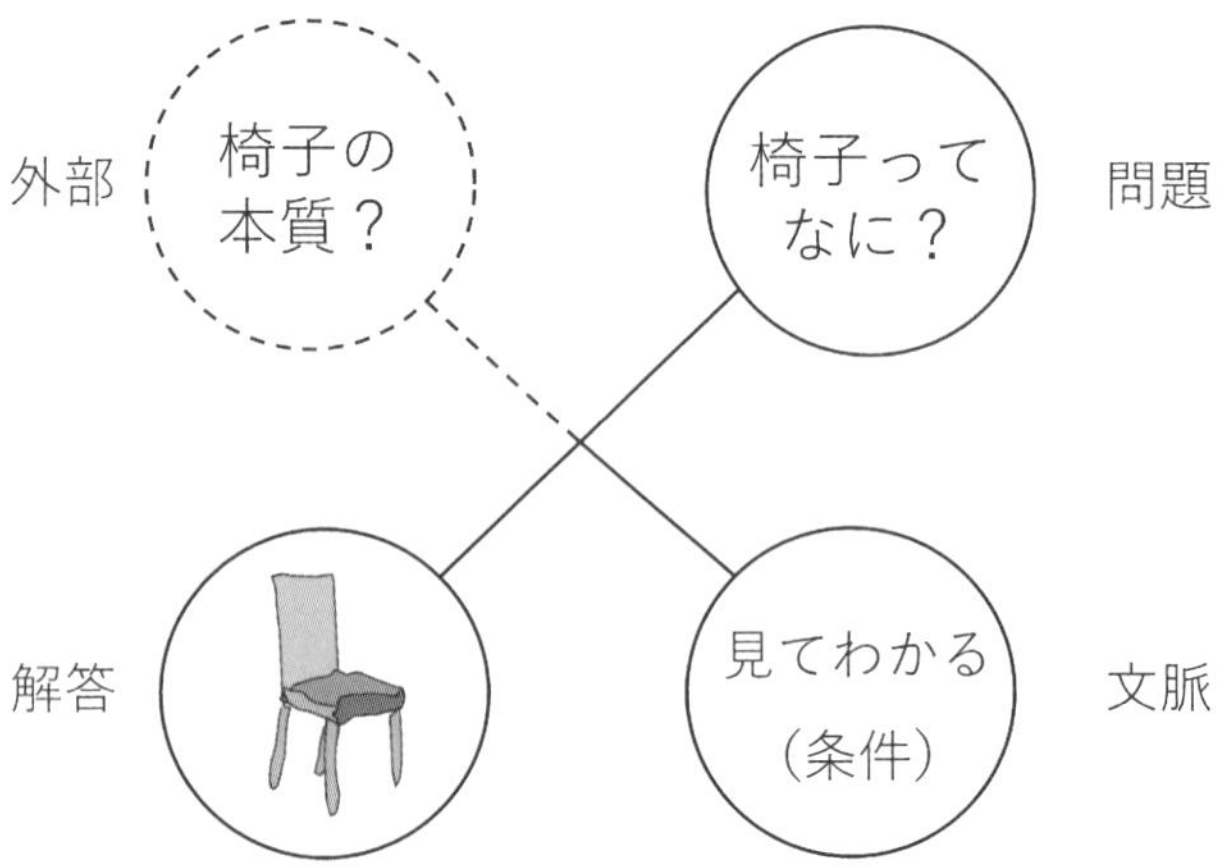

下の円にある椅子のイラストが直線で結ばれています。それは「椅子ってなに？」という問題に対して、椅子のイラストを示すことがまさに解答になっていて、他のことを考える必要がないことを表しています。

ただこの図には、〈文脈〉と〈外部〉も描かれていますね。これが何だか説明しましょう。

椅子の写真や図を見せられて「あぁ！」とわかるのは当たり前な気がしますが、その当たり前は、特定の条件の下でのみ成立していることです。視覚に障害があれば写真を見せられても困りますし、イラストを何かの図表として見るのも、特定の文化や慣れがあって初めて成立します。自分にとって当たり前すぎて気づきませんが、そういう何らかの条件が隠されているわけです。それを図15では文脈と呼んでいます。

文脈を暗に固定しているからこそ、問題に対して解答が得られると、それ以上その問題について考えなくていい。逆にもし特定の文脈を外してしまえば、別の理解が得られる可能性もあるわけです。

考えてみると「椅子とはなにか」という問いは、「なぜ床に座るのではなく、椅子に座るのか」という問いを含んでいるとも考えられるし、「テーブルを前提とするような椅子やそうでない椅子、背もたれのある椅子やそうでない椅子。これらも含めて、同じ椅子とくくってしまっていいのか」といった問いを意味するのかもしれません。それらさまざまな問いの意味が、「見てわかる」という特定の文脈に封印されているのです。

「見てわかる」という文脈はオモテには出てきません。それでも私たちはこれを常識的に信じていて、だからこそ写真や図を見せられると「あぁ！」と思って、それ以上考えない。「見てわかる」から逸脱した理解、もしかすると椅子の本質（？）にさえ触れるかもしれない別のさまざまな理解は、「見てわかる」という文脈の〈外部〉にあるのです。

外部にあるから決して認識されない。特定の文脈を固定する限り感じることもできない。だから人工知能にはわからないという意味で、外部は点線の円によって描かれています。

スキマに何かがやってくる！

「椅子ってなに？」のように簡単な問題なら、写真や図を見せられて話が終わりになるのは了解できます。しかしもっと難しい問題だったらどうでしょう。

何かの講演で、講師が「生きるってなんでしょうか」と聞いてきた場合を想像してみましょう。この問いかけに対する判断を、椅子と同様に考えてみたものが図16です。この図では、問いに対する当面の答えは、

図 16

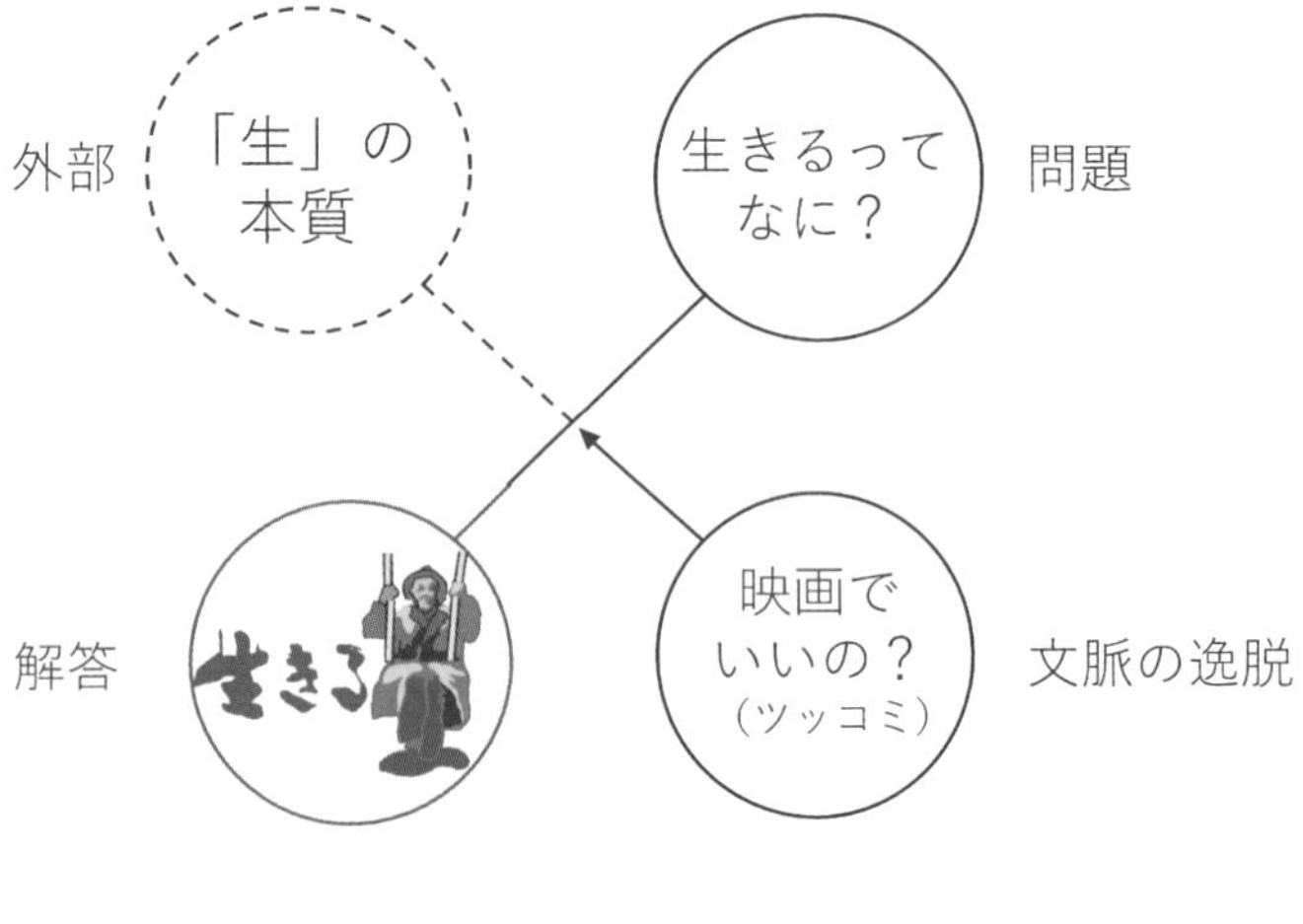

黒澤明監督の「生きる」という映画作品で与えられています。主人公がブランコに乗ったシーンが有名ですね。

映画のタイトルが「生きる」ですから、まあ答えといえば答えですが、「映画でいいのかよ」と思わずツッコミが入りそうです。つまり映画という文脈の中での問いならこれでもよさそうですが、講師が問うている「生きるとは」の意味を考えれば、映画という文脈を離れて別の文脈をさまざま当たってみないといけない気がします。だから「映画でいいの?」というツッコミによって初めて、隠れていた文脈の存在が明らかになります。

文脈の存在は、映画なら映画という特定の文脈として明らかになるのではありません。「この文脈でいいのか?」という文脈を逸脱させる運動によって明らかになるのです。だから図15と違って、図16ではツッコミを意味する矢印を加えました。

外部はこのツッコミのあとにやってきます。映画でいいのかとツッコミを入れた瞬間、「生きるってなに?」の答えは映画作品では収まりきれそうもない、と感じられます。解答として与えられた映画作品「生きる」ではどうもしっくりせず、「生きるってなに?」という問題と、映画作品「生きる」の間には、大きな「ずれ=スキマ=ギャップ」が見出されることになります。

このようなずれ=スキマ=ギャップは、解答が適当でないことや、正解ではなかったことなど、ないない尽くしで否定的な意味しかないように思えます。でもそうではない。これこそが、今まで想定もしなかったようなものを呼び込んでくる「仕掛け」となるのです。

ずれ=スキマ=ギャップがあるからこそ考えます。なんか他にあるだろ、と。しかし考えてどうなるものでもない。でも、考え、やきもきして、焦って、諦めて、ぼんやりしていると、突然、感じる。**文脈が固定されていたときにはとうてい見つからなかったような何か、そのときには予想もしなかった何かが「やってくる」のです。**

ただ待っているだけでは「やってこない」

みなさんは、自分で思いついたのだから、自分が感じたのだから、自分の中にあったと思いますか。いえ、突然外からやってきて、あなたに降りてきたのです。それは特定の文脈で想定される世界の外部にあったものです。**図17**をよく見てください。問題と解答の間にある違和感は、もはや「問題に対して解答は適当なのか（解答か?）」という疑いだけではありません。疑いは問題にすら向けられているのです。「これは本当に問題として成立しているのか（問題か?）」と。

ずれ＝スキマ＝ギャップが、問題と解答の関係をここ

図17

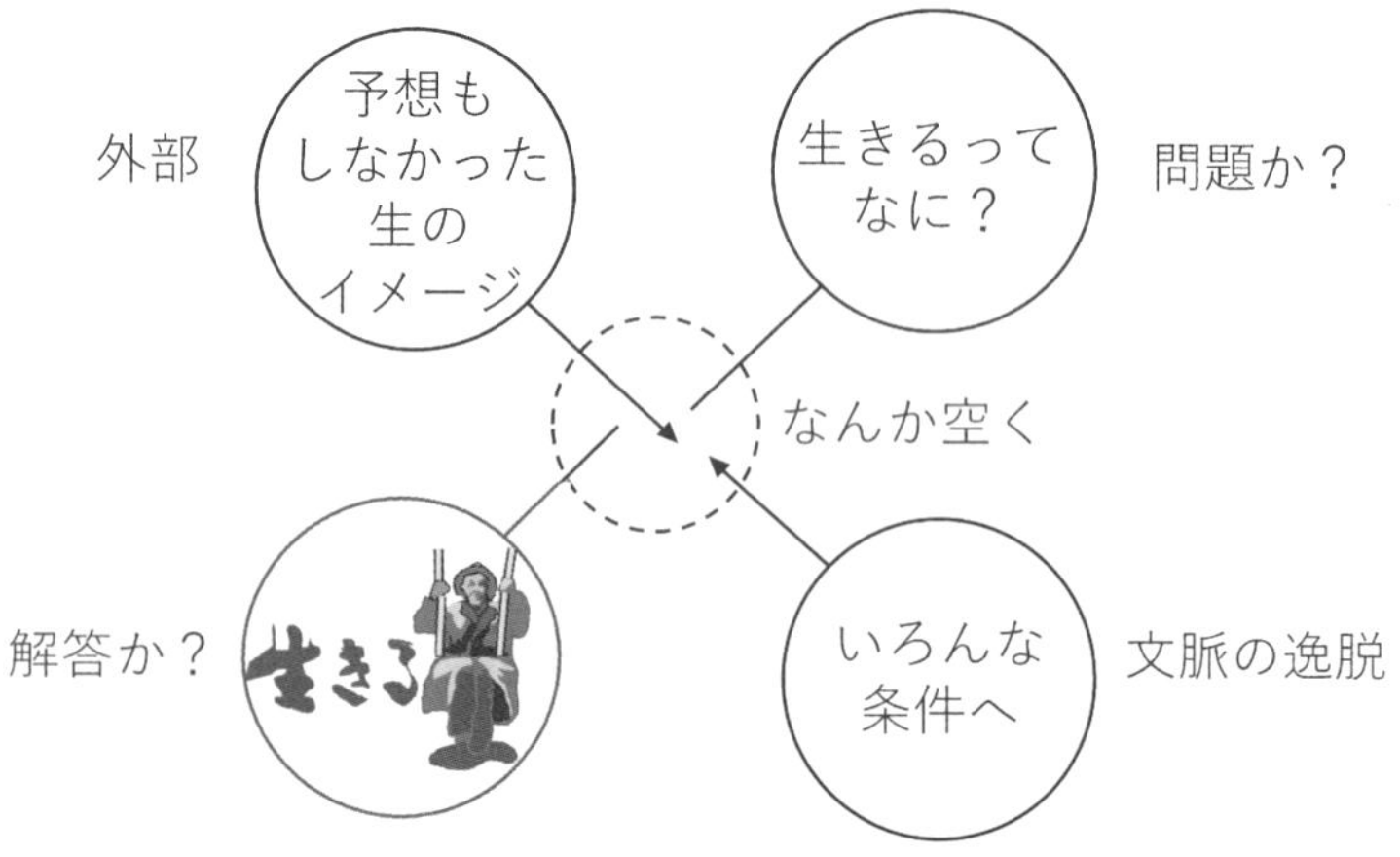

までこじらせ、ずれ＝スキマ＝ギャップはいよいよ大きくなる。

外部から何かがやってくるのはそういうときです。外部を感じるのはそういうときなのです。のちほど詳しく説明しますが、人工知能は徹底して外部を排除する。天然知能は外部を感じる。この違いこそが重要なことです。

しかし、ただ待っていれば「やってくる」わけではない。問題と解答の関係をこじらせることが必要です。それは気の持ちようではありません。技術と言ってもいいものなのです。

さて本題の「ムールラー」に戻ります。当時の私は外部を召喚する準備をすっかり整えていて、「ムールラー」を呼び込んだのではないでしょうか。つまり私は天然知能として、外部を召喚する技術を持っていたのではないでしょうか。

1-7 天然知能だった私

呼び込む準備はできていた

私は当時、まさに天然知能だった。昆虫の幼虫を干しぶどうと思ってしまう時点で、天然知能を全開にし、問題と解答の間のスキマを広げ、問題と解答の関係をこじらせていた。それが「ムールラー」を呼び寄せたのです。

問題と解答の関係を、「ムールラー」がやってきた日々に即して考えてみます。

世界にあるものを頭で理解すること。これが問題に当たります。頭では理解しているけれど実感を伴っていないから、自分の中でまだそれに対する解答が得られていない。だから問題なのです。それをここでは〈認識する〉と呼ぶことにします。

これに対して、認識されたものに実感が伴い、心や体で〈感じる〉ことができたとき、問題に対する解答が得られたということができるでしょう。だからこの実感の獲得が解答になるのです。問題と解答のそれぞれは、〈認識する〉と〈感じる〉に置き換えられます。

まだコーラを知らない子供が、何やらコップに入った黒い液体を目にする。はじける泡からはいい香りがして、飲み物と〈認識する〉。これを実際飲んでみると、ああ、おいしいものだ。コーラという名前は知らないものの、コーラの清涼感を「感じて」、目の前の問題に解答を得るというわけです。

〈認識する〉と〈感じる〉の関係を考えるとき、「ムールラー」を呼び込んだ私は、両者の間に、ずれ＝スキマ＝ギャップを作り出していたことがわかります。

「幼虫に似たものを認識して、触れただけで幼虫を感じる」。これは認識することと感じることの一致する例ですが、当時の私はそうではなかった。

「干しぶどうかなと認識して、食べてみて、やっぱり干しぶどうだろうと感じる」。これも認識することと感じることが一致していて、当時の私には該当しません。

私は、「干しぶどうと認識していたにもかかわらず、最終的に何かの幼虫を感じて驚いた」。これなら認識することと感じることの間にずれがありますが、そのような単純なずれはすぐに解消され、間違いが正されるだけです。そこではまだ、問題（＝認識する）と解答（＝感じる）の関係をこじらせるところまでいってない。

問題と解答を「こじらせて」待つ

当時の私は、認識することと感じることが、もっと錯綜していたのです。「幼虫と認識できない」ことが「干しぶどうを感じる」ことを直接意味しようとしていた。意味しようとしながら、その間には大きな違和感があった。そのうえで、その違和感は隠弊され、無視されたのです。だから「幼虫と認識できない」は無意識の「幼虫かもしれない」を含み、「干しぶどうを感じる」は「干しぶどうにしては味が変だ」という感覚を呼び起こしました。幼虫ではないという認識にも、干しぶどうの感覚にも、ともにクエスチョンマークがつきながら、結びつけられようとして、ますます認識と感覚の間には、ずれ＝スキマ＝ギャップが作り出されながら、同時にそれは無視された。これこそ問題（＝認識する）と解答（＝感じる）の関係をこじらせることです（図18）。

それは幼虫と干しぶどうに限らない。当時はすべてにおいてそうだったのかもしれません。認識することと感じることは、うまい整合性をとることができず、そこにはつねにずれやスキマ、ギャップが作り出されていたのです。だからこそ、そこをめがけて「ムールラー」がやってきた。無意識のうちに、認識することと感じることの間は違和感を帯び、通常当たり前のように感じられるリアリティは失われ、何かを呼び寄せる準備だけが着々と整えられていた。そういうことだったたのだと思います。

どうやってＵＦＯを呼んだのか？

テレビや雑誌では、「幽霊やＵＦＯが本当にいるのかいないのか」の論争が繰り返されています。エンターテインメントとしてはわかりますが、私はこの手の真贋《しんがん》論争には興味がありません。

「本当に存在するのか」といっても、それを見たり聞いたり感じた人抜きに議論してもしょうがない。私が今お茶を飲んで「おいしい！」と感じたとき、その「おいしい」は本当に存在するのかと言われても、私の感覚ですから私抜きに議論してもしょうがない。幽霊やＵＦＯの問題はこれと同じだと思います。

それでも幽霊やＵＦＯを見たという人はいつの時代にも一定数いるわけで、私はそれを「外部を呼び込んだ」と考えるわけです。つまりこういうことです。真贋論争にするのも興味はないし、「感覚の問題だから本人のそのときの感覚という以上、掘り下げようがない」とも思

図 18

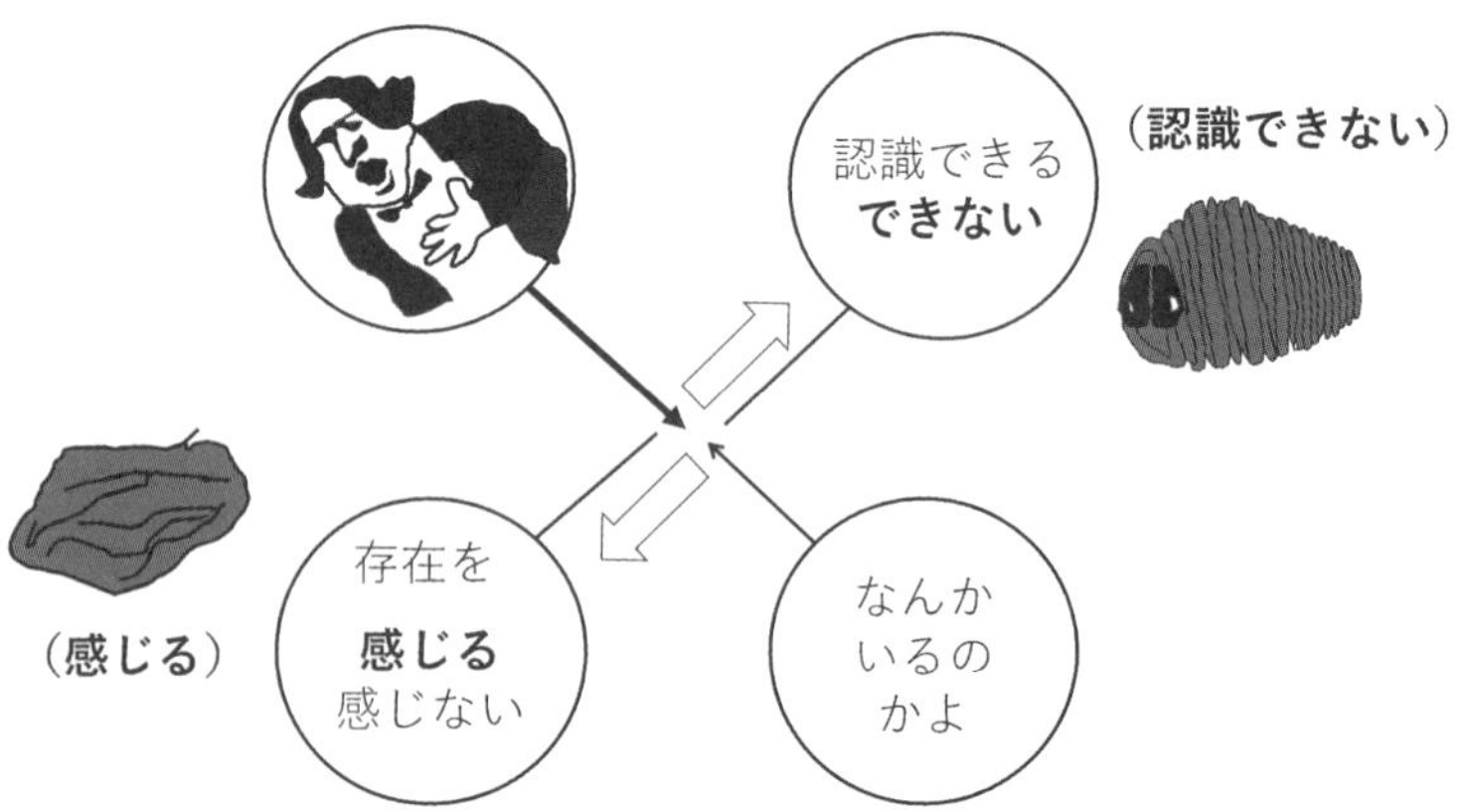

わない。**むしろ、どうやって外部を呼び込んだのか、その方法を考えたいのです。**

それは実は、「おいしい」という感覚や「美しい」という感受性を呼び込む技術だと思うからです。その意味で、「ムールラー」が聞こえた理由を考えることは、とても重要なことだと思うのです。

もちろん、まだ掘り下げ方が十分ではない。でもまぁ、待ってください。

第2章

同じなのに違う、違うのに同じ

2-1

顔を知らないのに人を知っている

辛子色の四ツ谷と飯田橋

東京に来て数年が経ち、都内の地理もある程度把握できるようになりました。しかし、自分でも理解しがたい勘違いをしてしまうことがあります。それにはいくつかのヴァリエーションがあるのですが、すぐ思い浮かぶのは四ッ谷と飯田橋の混同です。

四ッ谷は子供のころから四谷怪談で覚えていましたし、上智大学や麹町付近の会議場などで研究会がしばしばあり、ある程度見知った場所ではあります。飯田橋は地下鉄の南北線・有楽町線・東西線に、中央線と総武線まで乗り入れた交通の要所です。都内のどこかに行くとき、かなり早めに出て乗り換えの駅で外に出て喫茶店に入る私にとって、そのような理由で飯田橋もまたある程度イメージできる街です。タイのラーメンや焼き飯にあふれるイメージがあります。

にもかかわらず私は、飯田橋と言われて四ッ谷をイメージし、四ッ谷と言われて飯田橋をイメージすることがたびたびあるのです。

四ッ谷と飯田橋では発音や語感はかなり違うし、場所もそこまで近くはない。しかも私は両者とも駅近辺を歩いているので、地理的意味合いや、街の風景に対するイメージもそれぞれ異なるものを持っています。しかしそれらの違いを鑑みてなお、私は四ツ谷や飯田橋を考えると、まったく同じ色――頭の中に明るい辛子色が広がっていくのです。

数字や音に対して特定の色が対応して思い浮かんでしまうのを「共感覚」と言います。「水曜日にはインディゴブルーを感じる」とか言われると、誰もが感じるわけではない特殊な感覚である気もします。しかし英語で一般に「かっこいい」を「クール（冷たい）」というように、異なる意味合いの感覚を同時に思い浮かべることは、程度の問題で誰にでもあるものだとも思えます。

私が感じる四ツ谷と飯田橋の辛子色も、弱い共感覚のようなものかもしれません。問題はそれが、発音やそこから具体的に認識される意味（イメージ）を乗り越えて、四ツ谷と飯田橋を同一視させてしまうぐらい強力だという点にあります。発音される名前それ自体や、認識される意味より強力な何か。そういうものがあるということです。

四ツ谷と飯田橋の混同ならいくらでも説明できそうな気がしますが、説明しがたい、不思議な体験もありました。前章で述べた心霊現象めいたことに近いものです。こういうものを並べてみると、心霊現象も四ツ谷と飯田橋の混同も大した違いのない、程度の差であると思えます。

見知らぬ友人

大学院生だったころの話です。大学を出て修士課程が二年、そのあと博士後期課程と呼ばれる期間が三年ありますが、これは修士課程のころだったと思います。

夕方、しかしまだそれほど薄暗くはなく、人通りも多い時間帯でした。駅から少し離れた一本道で、友人を見つけました。「よぉ、元気か」という声をかけ、私は自分のことをまくし立てました。

最近こういうこと考えたりしてるんだけど、どう思う。いや、このあいだ××たちと飲みに行ったら、テーブルの上にあった卓上醬油が醬油であると言えるか言えないかで馬鹿みたいに大激論になったけど、あれは笑えたわ。とかそうした類のことをずっと話し続けていました。まっすぐな道から交差点を折れ、自分の住んでいる家のほうに向かう道まで進みましたから、距離から推して一五分から二〇分は一緒に歩いていたはずです。

私がいくら楽しげに話しても一向にこちらを向かず、ただ「はぁ、はい」程度にうなずくだけの友人に、私はどうも様子がおかしいと感じました。しげしげと相手の顔を見て、私はハッとしました。それは私の友人の誰にも似ていない、まったく知らない人だったのです(図19)。

これはえらいことをしてしまったと思い、バツの悪く

図19

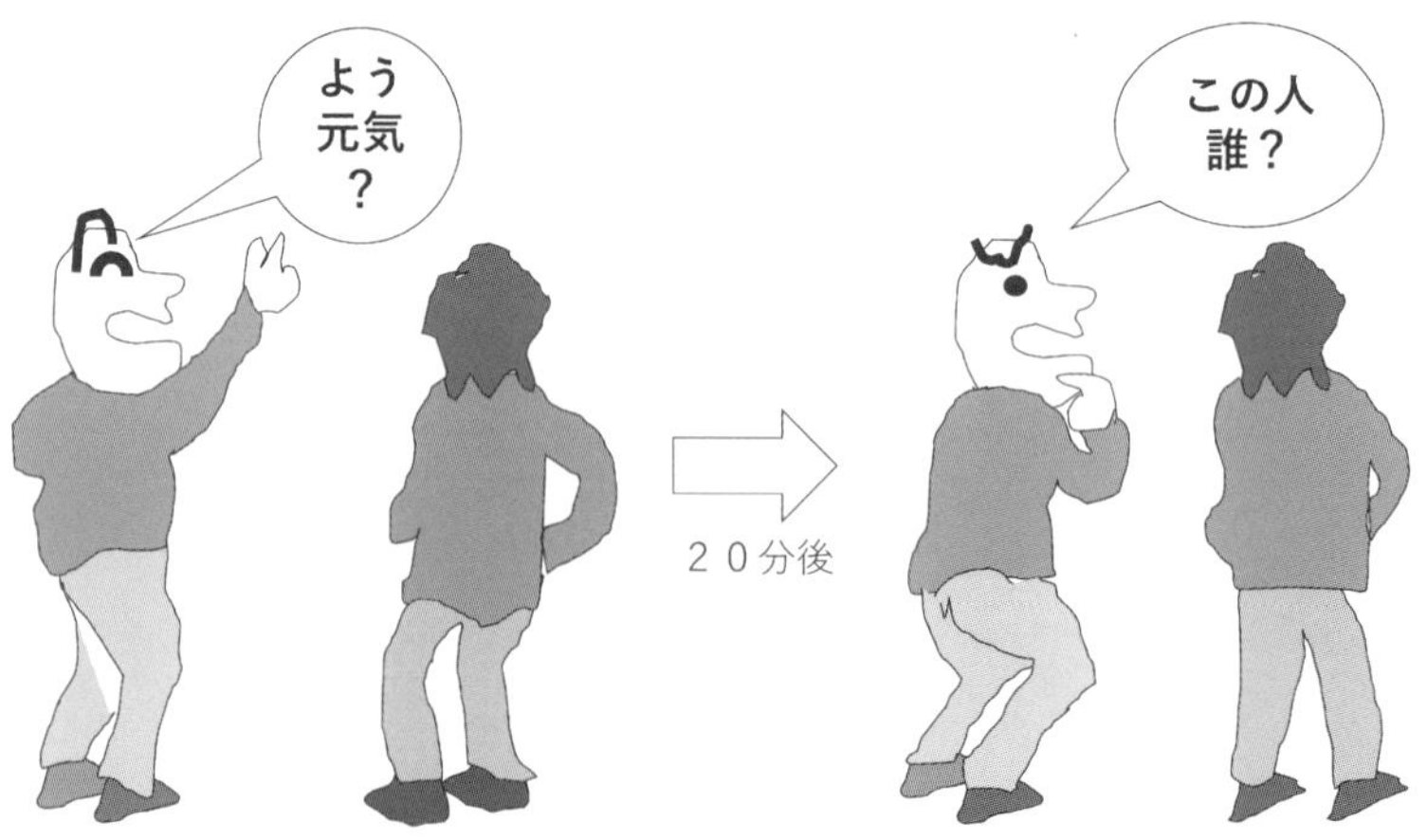

なった私は、とりあえず用事に気づいたふりをして、「あ、ちょっと急がないと。じゃあね」と言って、進行方向とは逆に足早に立ち去りました。私に友人扱いされたその方はほっとしたような表情を浮かべ、軽く会釈して立ち去りました。

彼にとっては、とんだ恐怖体験だったに違いありません。

そして私は気づいたのです。私は、「友人」を誰かと取り違えて声をかけたわけではなかったことに。

つまり誰かに似ていて、その誰かと誤認して声をかけたわけではない。誰でもないにもかかわらず、その「友人」をよく知っている人として声をかけたのです。四ツ谷と飯田橋の違いを十分承知したうえで混同することに少しばかり似たものかもしれません。頭ではわかっているつもりなのに、その認識は無自覚に無視されて茫漠《ぼうばく》たる辛子色に飲み込まれるように、友人だと感じてしまう。まるで誘蛾灯《ゆうがとう》に吸い寄せられる蛾のようでもあります。

これはいったい何だったのでしょうか。

2-2

「よう、元気」であり「誰？」である

常識的説明は「誤認した」

まず、「ハッとして、知らないことに気づいた」時点について、常識的な説明を考えてみます。そしてこの常識的説明から逆算して、「友人」と会話し続けていた自分自身の分析を試みようというわけです。

私はハッとしたとき、人として知っているという判断が間違っていることに気づいたのですが、その判断は、「まったく顔を知らない」ことをきっかけに得られたのです。

このときの状況は、図20のように表されるでしょう。気づいた瞬間、それはある意味、我に返った瞬間です。我に返ったときの「友人」つまりまったく知らない人、

図 20

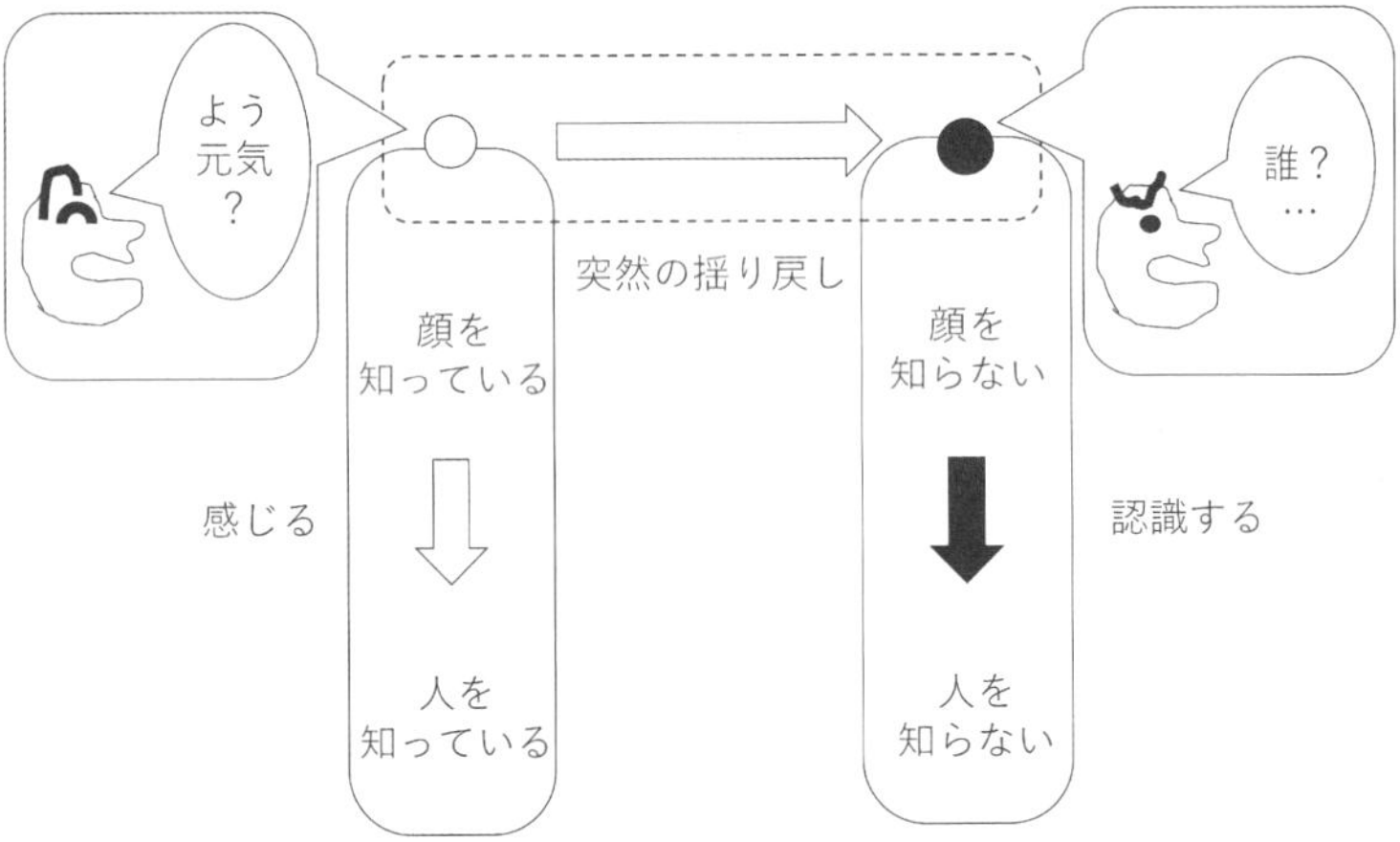

は茶色の丸で示されています。この茶色の丸は、まったく知らないと確定された現実と言ってもいいでしょう。

「顔を知らない」というのは、その人のいちばん表面的な部分ですら知らないということです。他方、「人を知らない」は、その人のさまざまな人となりを知らないことですから、顔すらも知らないことは、当然その人を知らないことを意味します。

この意味で、「顔を知らないから、人を知らない」は論理的な判断であり、〈認識する〉ことに当たると言えるでしょう。図20右の丸みを帯びた四角形は、この〈認識する〉を上から下への茶色の矢印で描いています。

では、気づく一瞬前はどうだったでしょうか。一瞬前の状況とは、まず顔を見て知っていると思って話しかけるわけですから、その判断は図20左の四角形のように、「顔を知っているなら、人を知っているはずだ」を意味するものです。

しかしそれは、判断としてどうもおかしい。

第一に、テレビでしか知らない芸能人は、顔を知っているだけで、その人となりを知っているわけでありません。だから「顔を知っているなら、人を知っている」は一般には成り立たず、これは誤った判断（論理的ではない判断）であることがわかります。

第二に、にもかかわらず、テレビでしか知らない芸能人を、まるでよく知っている近所の人や友人のように感じることもあるものです。だから「顔を知っているなら、人を知っている」は、正しい判断ではないにしても、日常的な〈感じる〉ことに裏付けられた無意識の判断だと考えることができます。

知らないと気づく一瞬前は、まさにこれだった。図20で白い丸は、よく知っていると期待される人を意味します。「顔を知っているから、人を知っている」は、〈感じる〉だけの、思い込みです。図20左の四角形では、この〈感じる〉を上から下への白い矢印で描いています。

まとめると図20は、
（1）顔をちらっと見て、それだけでよく知っている「友人」と誤った判断をしたが、
（2）我に返ってよくよく観察すると、それは知らない顔であり、知らない人だった。
という誤認のプロセスを説明していることになります。以上が「友人」に対する常識的説明となります。

相反する判断が併存していた

ではここで先に述べたように、常識的説明から逆算して、「友人」についてのもっと妥当な説明を考えてみます。

重要な点は、私のこの体験において、「友人」は特定の誰かなどではなかったという点です。部分的にも誰かに似ている、ということなどまったくなかった。知人の誰にも似ていないにもかかわらず、それは「友人」とされたのです。

このカラクリを理解するために、図21のようなねじれを導入します。先ほどの常識的説明では、〈認識する〉と〈感じる〉を、我に返る以前と以後に振り分けました。ところが実際には、我に返

る以前に、〈認識する〉と〈感じる〉は同時に成立していたと思われます。おそらく両者は最初からともにあったのです。

つまりこういうことです。「顔を知っているなら、人を知っている」という〈感じる〉判断（左の四角形）と、「顔を知らないなら、人を知らない」という〈認識する〉判断（右の四角形）の、いずれか一方が正しく他方は存在しない、というのではなく、**両者は互いに相反する判断でありながら、同時にあった。**

私は一緒に並んで歩きながら話をし、ときどき相手の顔を見ては、反応の悪さをいぶかしくさえ思っていたのです。つまり無意識的に「友人」を人として知っていると〈感じ〉ながら、同時におそらく顔を〈認識〉しつつ、その認識を無視していた。だからこそ、彼はつねに「この人、誰?・」に転倒する可能性を秘めながら、奇跡的に維持されていた「友人」だったのです。私はその人の顔を見ていた。知らない顔だと同定しながら、同時にその人を知っていると感じていたのです。

図21

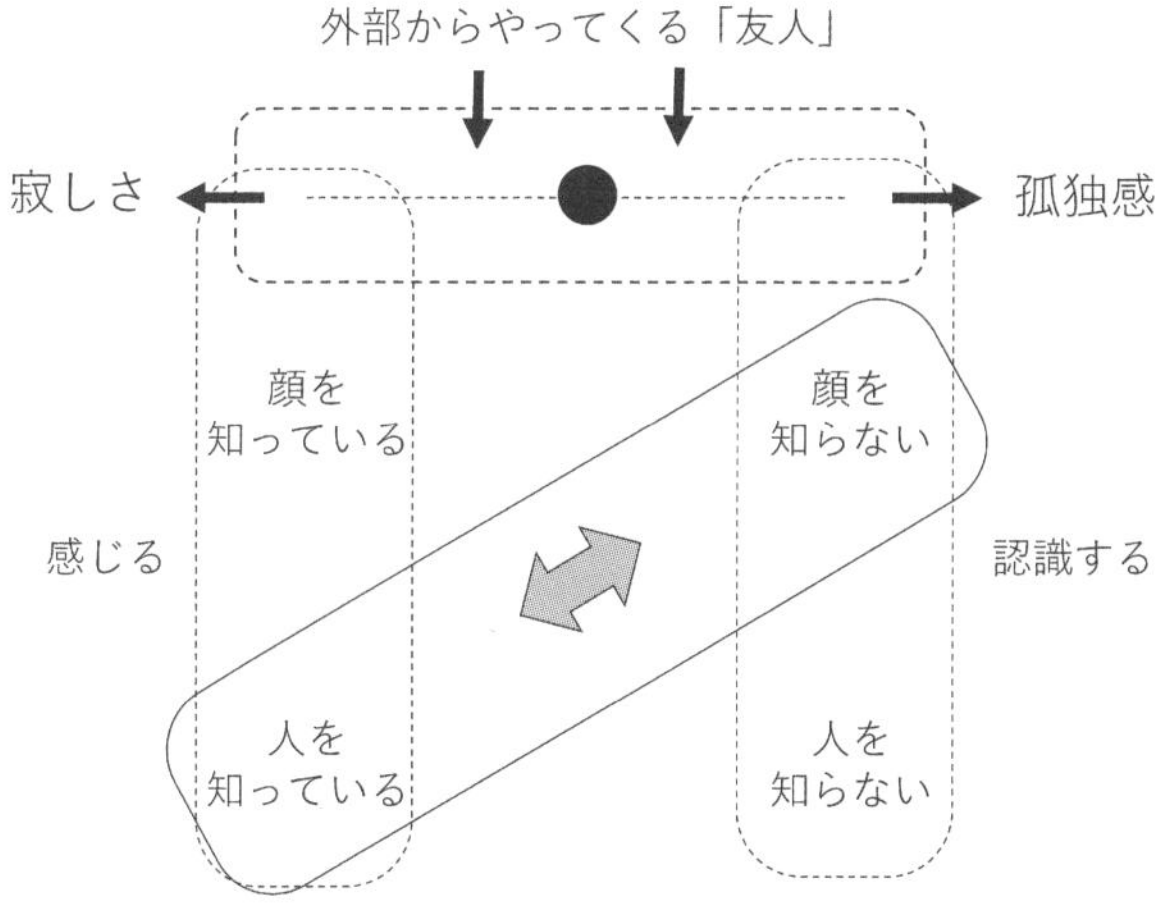

図21の左右の四角形は、〈感じる〉判断と〈認識する〉判断の基準というだけではなく、そのときの現実を意味しています。つまり、一緒に歩いている人について知っていると感じながら、知らないと認識している。本来なら、この二つの四角形は互いに相反する判断であって、両立できないものなのです。だからこの〈感じる〉と〈認識する〉は、互いの矛盾を無視し、隠蔽しながら、緊張感を持って両立を維持していた。そしてこの緊張感のある両立は、〈感じる〉と〈認識する〉との関係を、極端にこじらせることになります。

第三の判断＝顔を知らないから人を知っている

それが、図21の左右の四角形を斜めに横断する、第三の判断です。それは、〈認識する〉における「顔を知らない」と、〈感じる〉における「人を知っている」とを、あろうことか強力に結びつけてしまう。両者を結びつける薄茶色の矢印は、上向きと下向きの両方向を表します。それは、「顔を知らないから、人を知っている」であり、同時に「人を知っているから、顔を知らない」を意味するものです。つまり〈感じる〉と〈認識する〉との関係がこじらされた果てに、「顔を知らないからこそ、その人を知っている」という奇妙な感覚が現れた。

出現した第三の判断によって、〈感じる〉と〈認識する〉との間には、こじらされたギャップができ、ずれが現れることになるのです。そう言うと、逆なんじゃないか？　と思われるかもしれません。むしろ〈感じる〉と〈認識する〉は、第三の判断によって強力に結びつけられたように思われますから。たしかに第三の判断は、認識することの前提（矢印の上）と感じることの結論（矢印の下）を結びつけていますが、それによって逆に正常な〈感じる〉と〈認識する〉の関係自体を破綻させてしまっているのです。

そういうことはいくらでもあります。友人同士であっても、些細な陰口を叩く場合もあるかもしれない。この陰口を互いに知ってしまうことは、友人との関係を、情報としては結びつけていますが、逆に友人関係を破綻させることになるでしょう。二つのものを結びつけることが両者を離す、とはそういうことです。だから、「顔を知らないからこそ、その人を知っている」は、〈感じる〉と〈認識する〉の間を接続しながら切断しているという意味で、両者の関係をこじらせているのです。

図21に示した外部からやってくる「友人」は、両者を接続するために外からやってくるものを表しています。ただし、「友人」は接続の完成を成し遂げるものではないのです。第三の判断が、一見すると〈感じる〉と〈認識する〉を接続するものでありながら切断するように、両者のずれ＝スキマ＝ギャップを満たすべくやってくる「友人」も、端的にずれ＝スキマ＝ギャップを埋めるようなものではありません。

それについて説明する前に少し迂回します。図21の上部には、〈感じる〉と〈認識する〉の間を左右に引っ張って分離するように、寂しさや孤独感という言葉が記されています。この状況も含めて、やってくる「友人」について考えてみることにします。それには当時の私の生活が大いに関係しています。

2-3

やってくる「友人」

「ハトかタカか」の外にいるトンビ

当時の私は、形からみた生物の進化について考えていました。イギリスの工学者であったジョン・メイナード＝スミスという研究者が進化とゲーム理論の教科書を出版したばかりで、進化をゲーム理論で解き明かす風潮が大流行《はや》りでした。

たとえばこういうものです。個人の振る舞いとして、ハト派戦略とタカ派戦略を用意します。ハト派は、ハト同士なら争わず生存のための資源を分け合います。タカと出会うと逃げてタカに資源を与えます。タカ派は、タカ同士だと争って勝者のみ資源を総取りしますが、怪我もするのでコストも払います。

このような状況で生き残っていくには、ハト派とタカ派とどちらの戦略が有利か。それを調べるのがゲーム理論です。ゲーム理論によれば、最適な戦略はハト派とタカ派の両方を用い、適度にスイッチするというものです。

生物の進化といえば、環境に対してどのぐらい適応的かということだけが頭に浮かびがちです。寒冷な環境では豊富な体毛を持った生物が生き残る、というように。それに対してハト派戦略やタカ派戦略を用意するゲーム理論では、いわゆる環境ではなく、「生物同士の相互作用」が進化に大きな役割を果たすと主張しているのです。

社会的意味合いを「計算してはっきりさせてしまう」という理論は、私にとって新鮮でした。しかし同時に、生きていることの、確定的に理解しようとすると逃げていくような儚《はかな》さが、この計算にはどこにもないという感じも持っていました。

ハト派やタカ派を、生物の手や足など異なる部位間の関係に置き換え、形の進化を説明する。私は一方でそういうモデルを作りながら、それに抗して、お腹を丸出しにして飛んでいるトンビの自由さや暢気《のんき》さ、その延長線上にある自律性の意味を理解しようとしていました。私は自問自答を繰り返しながらも、理論的展開の見通しのなさに、宇宙から孤立してしまったような孤独感や寂しさをいつも感じていました（図22）。

そういった不安感が、まったく異質な判断——〈感じる〉判断と〈認識する〉判断——を共立させるような緩、

図22

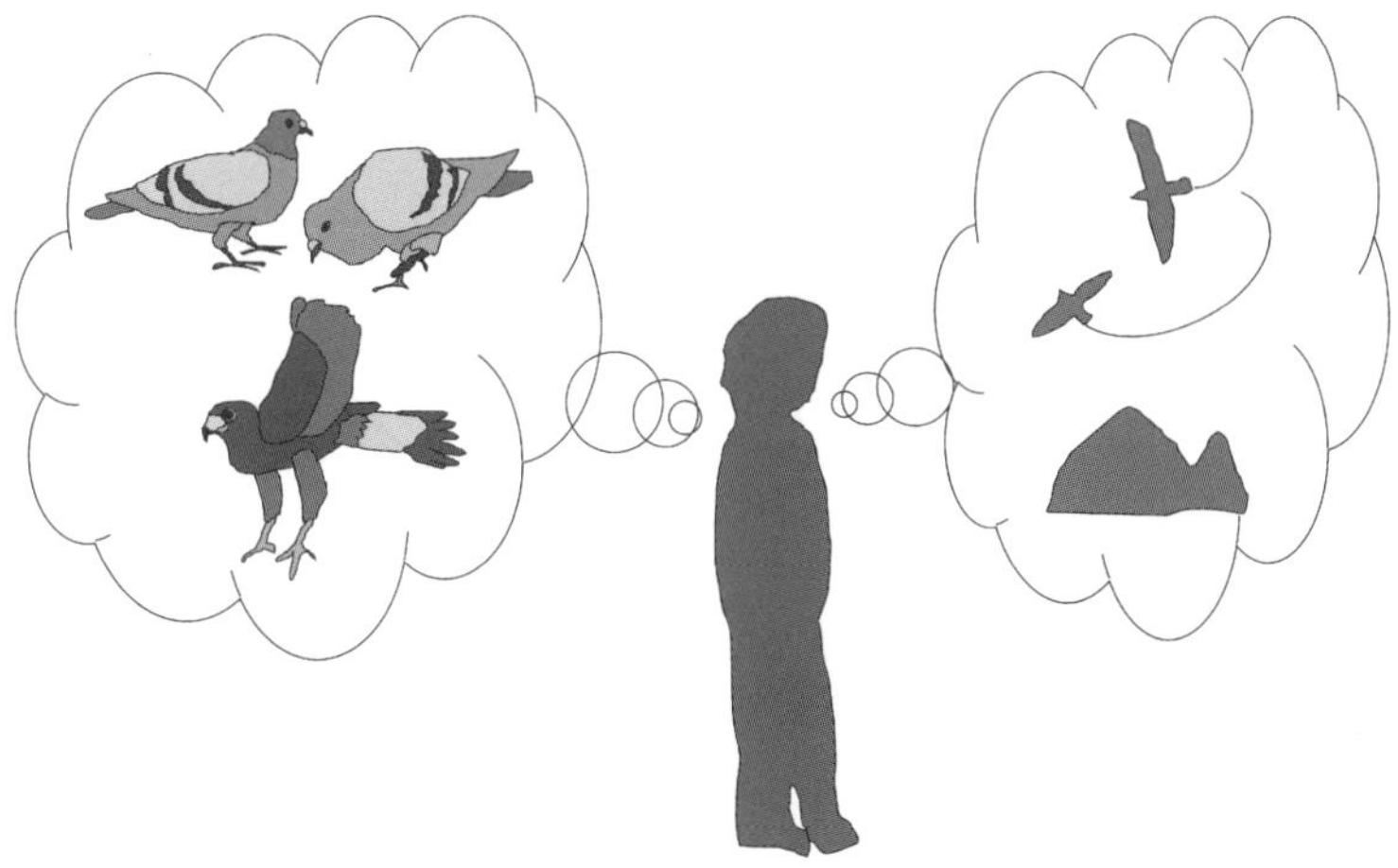

さを生み出したのだと思います。これが図21にあった寂しさや孤独感の意味する状況です。

矛盾が「友人」の姿をして現れる

ここで第1章の「ムールラー」を思い出し、天然知能の文脈で考えてみることにします。

天然知能の図式で考えるなら、「顔を知らない」という〈認識する〉判断と、「人を知っている」という〈感じる〉判断が、相反する関係でありながら緊張感を持って向き合うことになります。まさにここでは、「顔を知らないにもかかわらず、その人を知っている」によって、それが実現している（図23）。それは前にも言いましたように、〈認識する〉と〈感じる〉の間をこじらせ、接続して分離するずれ＝スキマ＝ギャップを作り出すことにほかなりません。

「接続して分離されるずれ＝スキマ＝ギャップって、いったいどういう状況なんだよ。知っているのか知らないのかはっきりしろよ」という声にもならない無意識の

図23

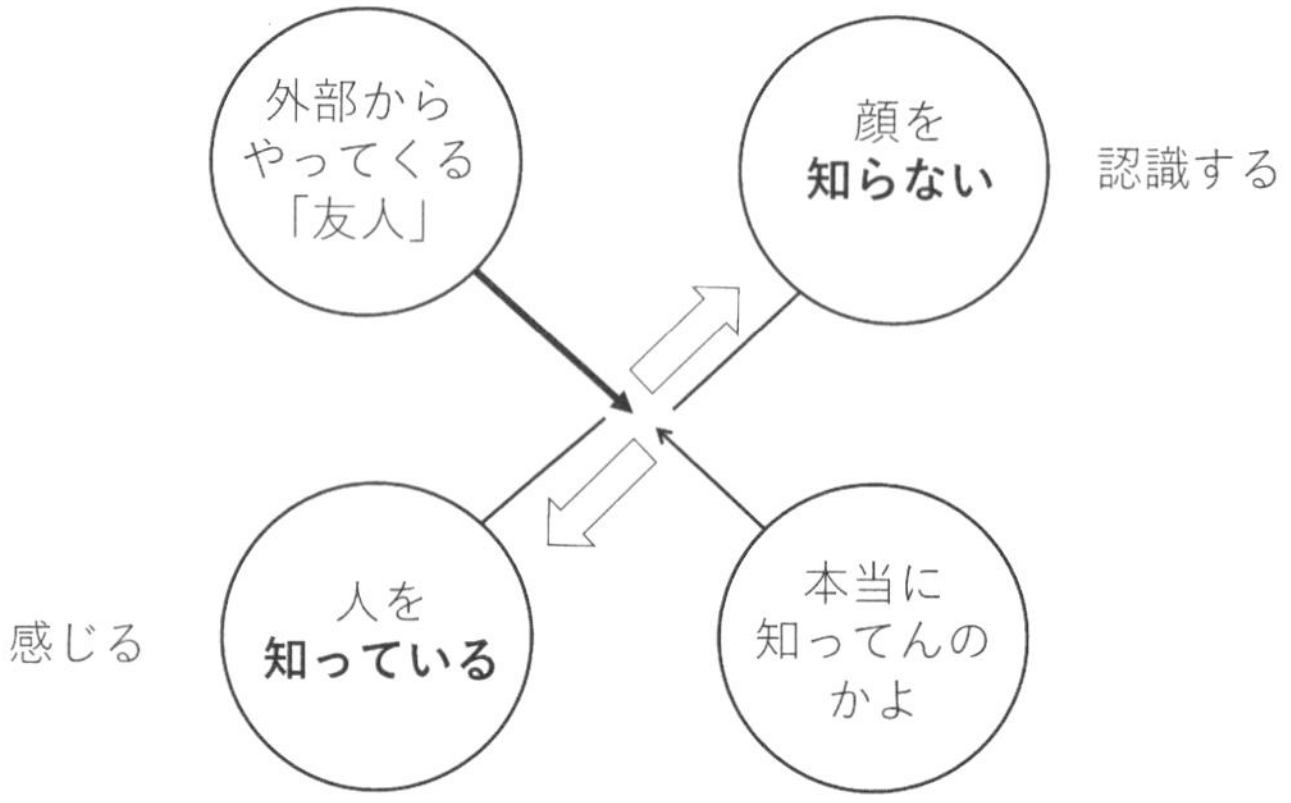

ツッコミが、おそらく私の中では繰り返されていたのです。こうして、まさしく「顔を知らないかい、らこそ、その人を知っている」を具体的に形にした「友人」が、外部からやってきたというわけです（図23）。

前章の「ムールラー」と比較するなら、恐怖の対象でさえあった謎の歌声が、ここでは「友人」だということになります。「友人」は〈認識する〉と〈感じる〉の齟齬を解決するわけではない。「友人」は、「人を知っている」と「顔を知らない」の**矛盾を認めながら、それを矛盾と呼ばないことにしてしまうだけなのです**。知らないけど知っている現実として、矛盾であるはずのものが目の前に現れたのです。

2-4 どこまでいっても同じ

パソコンがない！

さて「友人」体験は大学院生時代の話ですが、もっとずっとあとになって、またも奇妙なことが起こりました。大学に忘れてきた自分のパソコンにまつわる恐怖体験です。

そのとき私はもう大学に就職しており、子供も二人いました。大学では自分の研究室で、ラップトップのパソコンを広げて仕事をしていました。そのパソコン上で計算をしたり論文を書いたりしていましたが、バックアップもとっていなかったので、何かあったらほとんどの仕事が台無しになる。そういうとても大事なパソコンでした。

私はそのパソコンを毎日自宅に持ち帰り、仕事の続きをしていました。もちろんパソコンに最初から入っていた「フリーセル」や「ソリティア」なんてゲームもよくやっていました。同じ部屋にいる大学院生には、「人が入ってくるとフリーセル閉じますよね」と言われたものです。そのころはまだワールド・ワイド・ウェブなんてものも始まりつつあるといった段階で、ネット世界は一般に実現されていませんでした。

ある日帰宅して、大学との往復に使っているリュックを開くと、その大事なパソコンが入っていません。忘れたことがないので、どこかに落としたのかとも思いました。以前、原付の荷台にパソコンをくくりつけて、落として走り去ったことがありましたから、リュックの口を閉じずにどこかでリュックを傾け、落とした可能性は否定できなかったのです。

それでもパソコンをリュックに入れた覚えがないので、大学に忘れたのだろうと思いました。不安は解消されませんでしたが、明日早く行って確認しようと思い布団に潜り込みました。

外見も中身も同じパソコンが

通常は決して大学にいないような早朝七時ぐらいには大学に到着し、自分の研究室の扉を開けました。机の上を見ると、果たして自分のパソコンが置かれている。

いや、しかしどうもいやな感じがしたのです。期待した通りにパソコンはあるものの、どうも妙な感じが拭えない。「これは自分のパソコンではない」という疑いが芽生えたのです。

パソコン本体の表面を見てみると、自分のパソコンに特有の傷がありました。以前、階段でつまずいたとき、チャックを開きっぱなしにしていたリュックの口からパソコンが飛び出し、階段の角か何かにパソコンの蓋を激しくぶつけたことがあったのです。それで蓋の表面には浅いくぼみ状の歪みがあった。まさにその傷と同じ位置に同じ形状の傷が、机の上のこのパソコンにはありました。

いつの間にか子供が貼ったポケモンのシールも、私のパソコンの証拠と言わんばかりに同じ位置に貼ってあります。シールはいつ貼られたのかも覚えていないくらいで、摩擦で表面が劣化し、ポケモンの輪郭自体も崩れていました。その崩れ具合、シールの縁が磨耗して毛羽立った紙の繊維の具合も、自分の記憶にある自分のパソコンとまったく同じでした（図24）。

私は「やばい」と思いました。このニセモノは、自分

図24

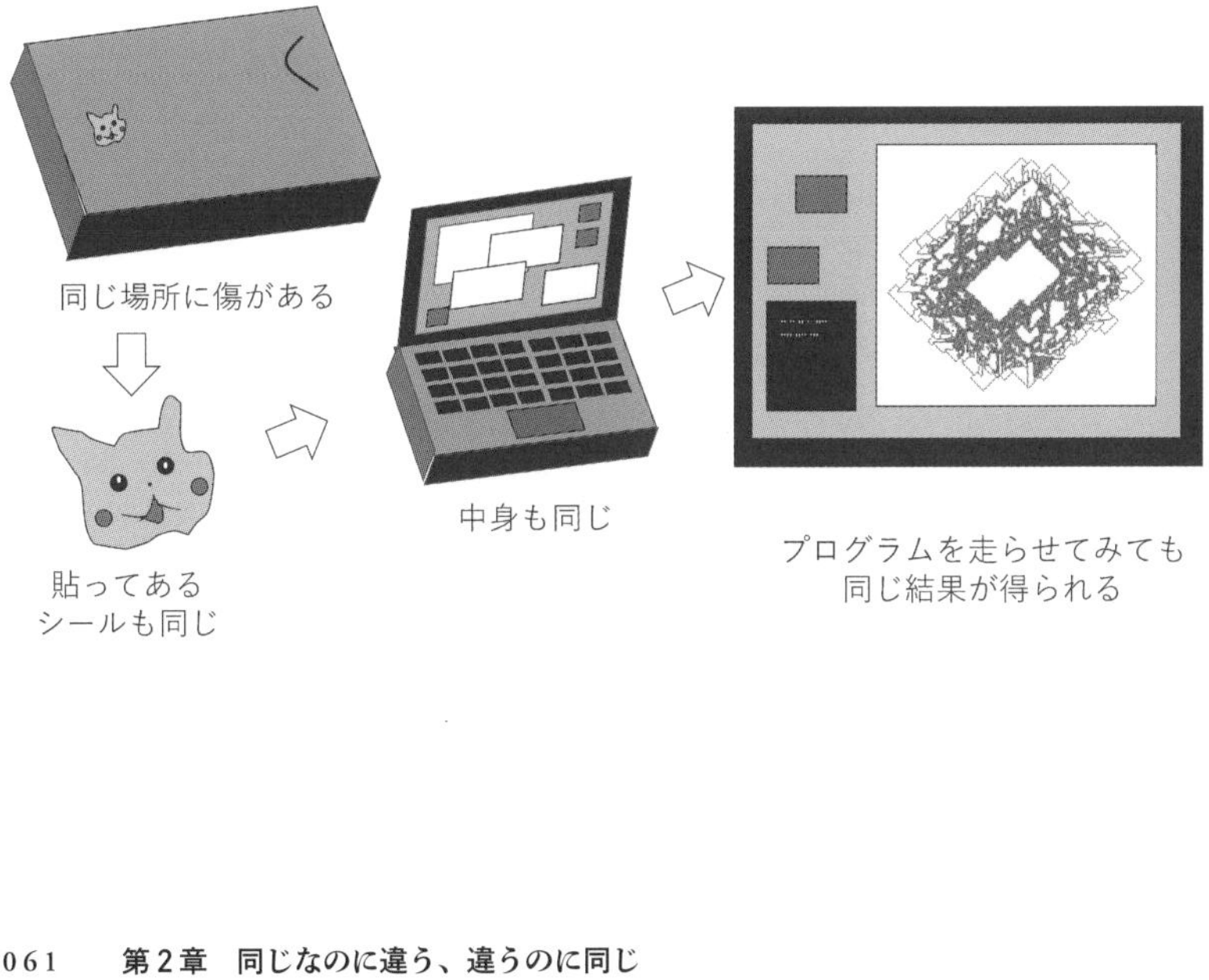
同じ場所に傷がある
貼ってある
シールも同じ
中身も同じ
プログラムを走らせてみても
同じ結果が得られる

のパソコンとまったく同じように作られている。

蓋を開けてパソコンの中を確認してみました。ディスプレイ上にはたくさんのファイルやフォルダが乱雑に散らかっていて、私の机同様、いかにも整理整頓のできなさを表していました。その配置やフォルダの名前を確認すると、果たしてそれも私のパソコンと同じでした。

フォルダを開き、一つずつ中のファイルを確認してみても、私のパソコンと同じものが入ってます。計算プログラムをいくつか実行しても、たしかに自分で作ったプログラムとおぼしき挙動をします（図24）。

こうして私の不安は頂点に達しました。外見だけではなく中身まで自分のパソコンとまったく同じ。誰がなんのために私のパソコンとまったく同じものを作って、私の机の上に置いたのだろうか。何かの陰謀かドッキリだろうか。こうして私は「陰謀説」の渦中に置かれることになったのです。

「それ郡司さんの……」

私は携帯電話を持っていませんでしたが、その当時、大学院生の多くは携帯電話を持っていました。事情を知っているであろう、いちばん年長の大学院生に、机の上の固定電話から電話をしました。

うちの研究室の人間はほとんど午後以降に活動していたので、午前中はきっと彼も寝ていたことでしょう。電話に出てきた彼は不機嫌そうに「なんですか郡司さん、こんな朝早く」と答えます。私は机の上のパソコンについて説明しました。

私「いや、きのうパソコンを大学に置きっぱなしにして帰ったんだけど、今日見たら別なそっくりなパソコンにすり替えられているんだよ」

院生「そっくりなパソコンって、どういうことなんですか。誰もやらないでしょ」

私「いや、でも外見もまったく同じで、中も調べたんだけど、中もまったく同じなんだよ。何かの悪ふざけじゃないかと思うんだけど、何か知らねーか？」

院生「……よく考えてください。それ、郡司さんのパソコンでしょ」

この一言で、私は我に返りました。たしかにこのパソコンが私のパソコンなら、外見も中身もそっくりなのは何も不思議ではない。なにしろ本物なのですから。こうして私は、それが私のパソコンであることを一瞬で理解しました（図25）。

図25

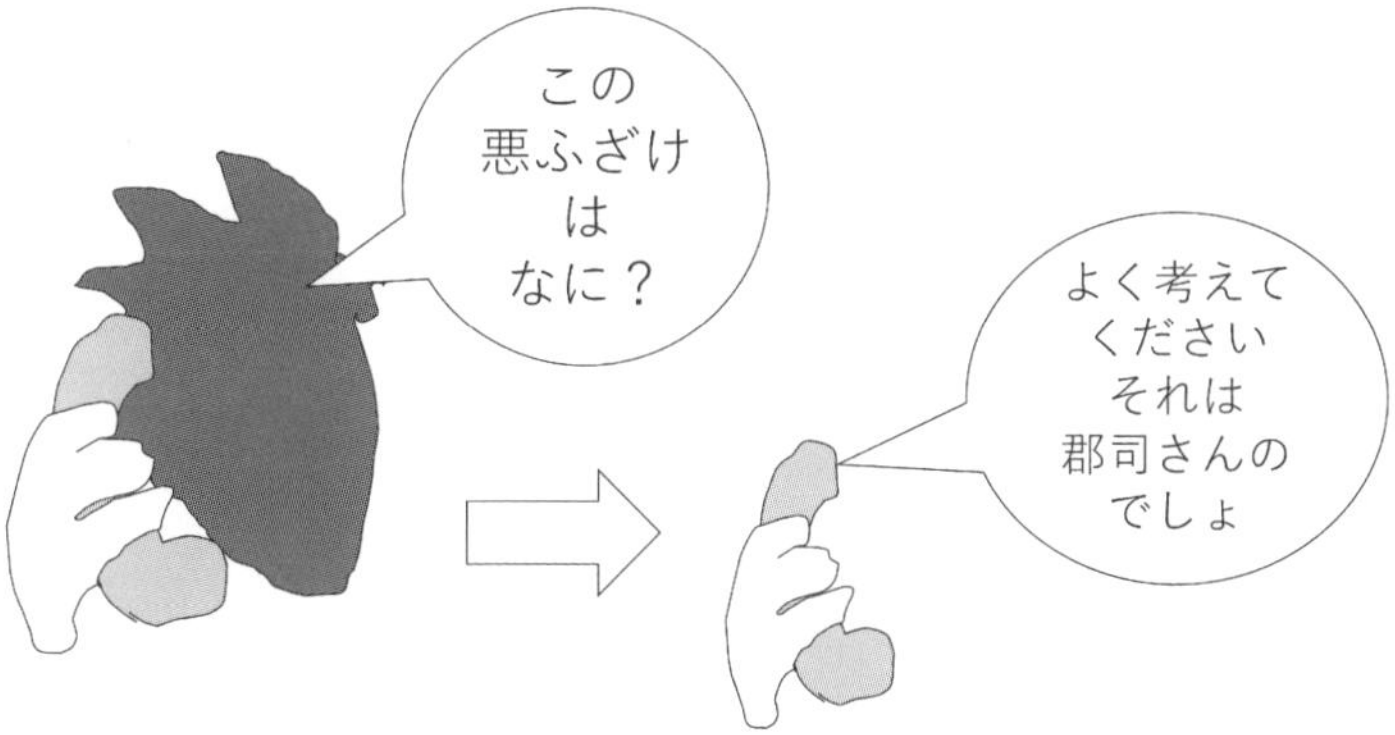

2-5

これは何者かの陰謀か

「友人」と同じ位置に「パソコン」が入る

このパソコン陰謀説の経験が、「友人」の経験のちょうど逆になっていることはおわかりでしょう。「友人」の経験は、「知らないのに知っている」経験でした。パソコン陰謀説の経験は、「知っているのに知らない」経験です。この両者の対称的な関係も踏まえて考えることにしますが、まずはパソコン陰謀説を、「友人」と同じ枠組みで見ておくことにしましょう。

図26上に、〈感じる〉判断から〈認識する〉判断への変化を示しました。茶色の丸は、パソコンが自分のものであることを理解した瞬間を意味しています。丸みを帯びた四角形で示された〈感じる〉判断と〈認識する〉判断は、「友人」で示された図20に準ずるものです。

右側の四角形は「(自分のものであると)同定できるなら、(それは)自分のものである」を意味します。自分のものの中には、見て判定して自分のものだと同定できるものと、できないものがありますね。買ってからまだ読んでない、しかも名前の書かれていない自分の本は、もう誰のものかわからない。だから逆に、「自分のものであるなら、自分のものと同定できる」とは言えないわけです。

したがって図26上図の右側に描かれた「同定できるなら、自分のものである」は、論理的に正

図 26

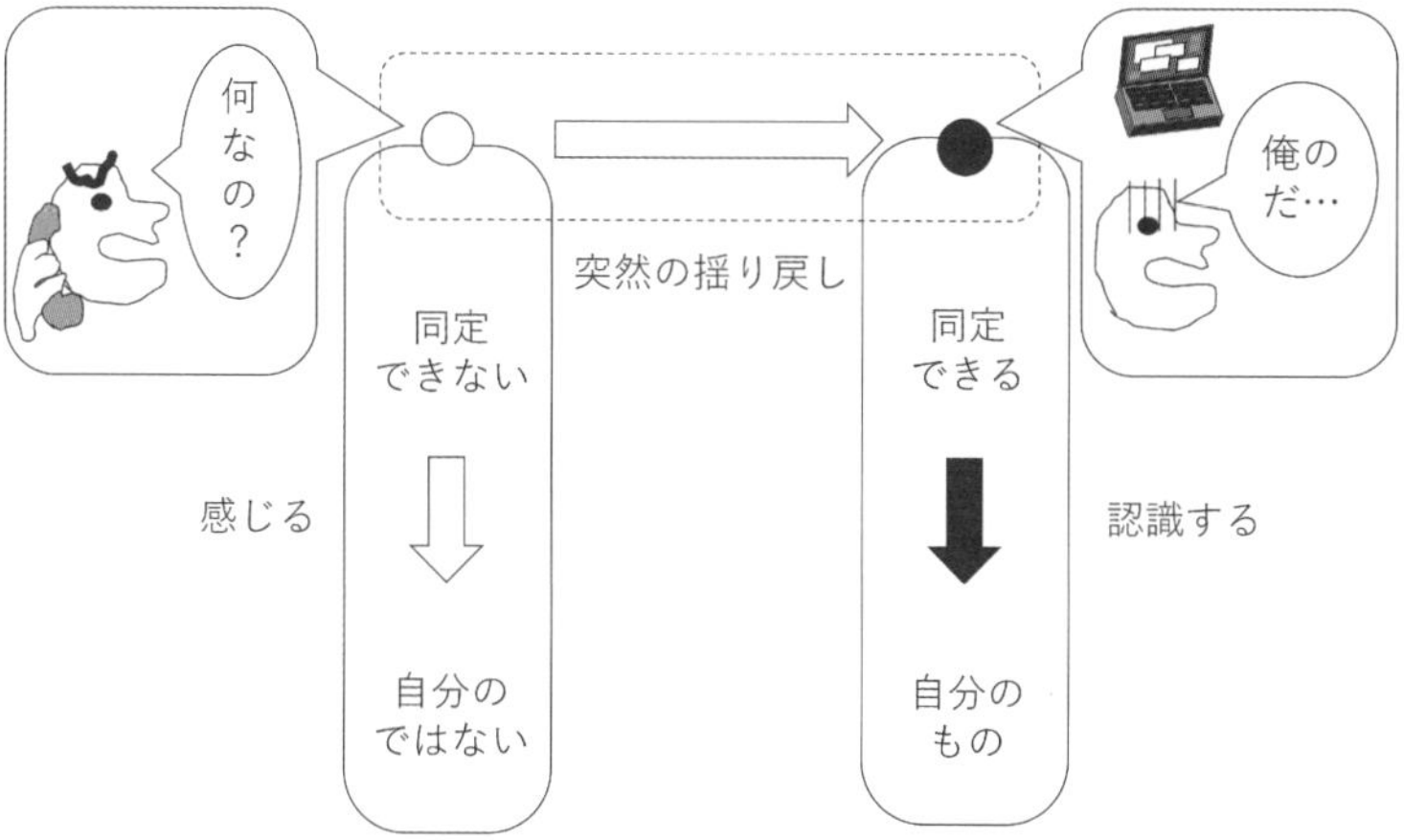
何なの？
突然の揺り戻し
俺のだ…
同定できない
同定できる
感じる
認識する
自分のではない
自分のもの

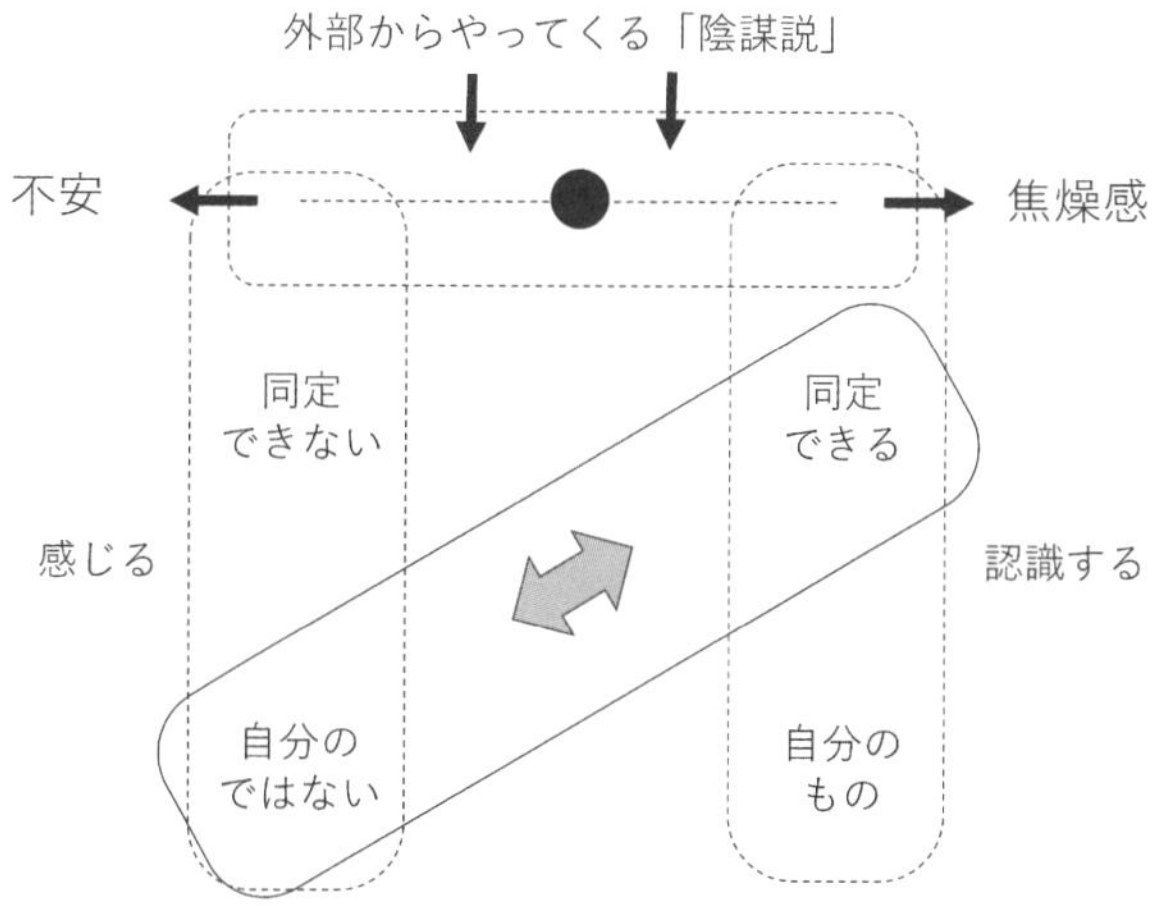
外部からやってくる「陰謀説」
不安
焦燥感
同定できない
同定できる
感じる
認識する
自分のではない
自分のもの

しい判断であり、〈認識する〉判断なのです。そして、図26上図の左側にある「同定できないなら、自分のものではない」は、論理的な判断とは言えない〈感じる〉判断にすぎません。電話で大学院生に一喝された私は、〈感じる〉判断をしていたことを一瞬にして悟ったというわけです。

「友人」の場合と同じように、ここでも大学院生に一喝される以前の状態に立ち返って分析してみましょう（図26下）。

「友人」の議論をそのまま同様に展開するとこうなります。〈認識する〉判断における「同定できる」と、〈感じる〉判断における「自分のではない」が強力に結びつき、それによって逆に、二つの判断が切断される状況が現れたのです。こうして両者の間にずれ＝スキマ＝ギャップが作り出され、そこをめがけて外部から「陰謀説」がやってきたというわけです。

〈認識する〉と〈感じる〉が矛盾したまま両立している

ここで、天然知能の図式で整理しておきます（図27）。

「（認識に関して）同定できる」と「（感覚に関して）自分のものではない」が向き合うことで、逆に両者の間に裂け目ができた。本来なら矛盾する「自分のものと同定できる」と「自分のものではない」は緊張感を持って両立し、結びつきながら切断されることで、関係をこじらせていきます。だからこそ、両者の関係を論理的になんとか辻褄を合わせようという無意識の努力や、本当に誰のものだという無意識のツッコミが入り、一見矛盾を解消するかのような「陰謀説」がやってきたのです。

ここで重要なのは、私は「同定できる、同定できる」と繰り返していたところに、言葉では表せない微妙な同定できないものを見つけ、それで「自分のものではない」と判断したのではない、ということです。すべて同定できると判定されたにもかかわらず、「自分のものではない」と判断したのです。自分のものだと同定できることと、自分のものではないことがピッタリ一致している。それこそが「矛盾でありながら、それを丸ごと認めて矛盾とみなさない」ことです。

「知らないのに知っている」と「知っているのに知らない」は、以上のように、異なる二つの判断である〈感じる〉と〈認識する〉を両立させることで、実現された。それは決して、「知っていると勘違いしたから、知っている」や「知っていると思ったのに、知らない部分を見つけてしまったので知らない」ではないのです。**〈感じる〉と〈認識する〉が矛盾したまま両立し、両者の関係をこじらせることによって外部を呼び寄せているのです。**

図 27

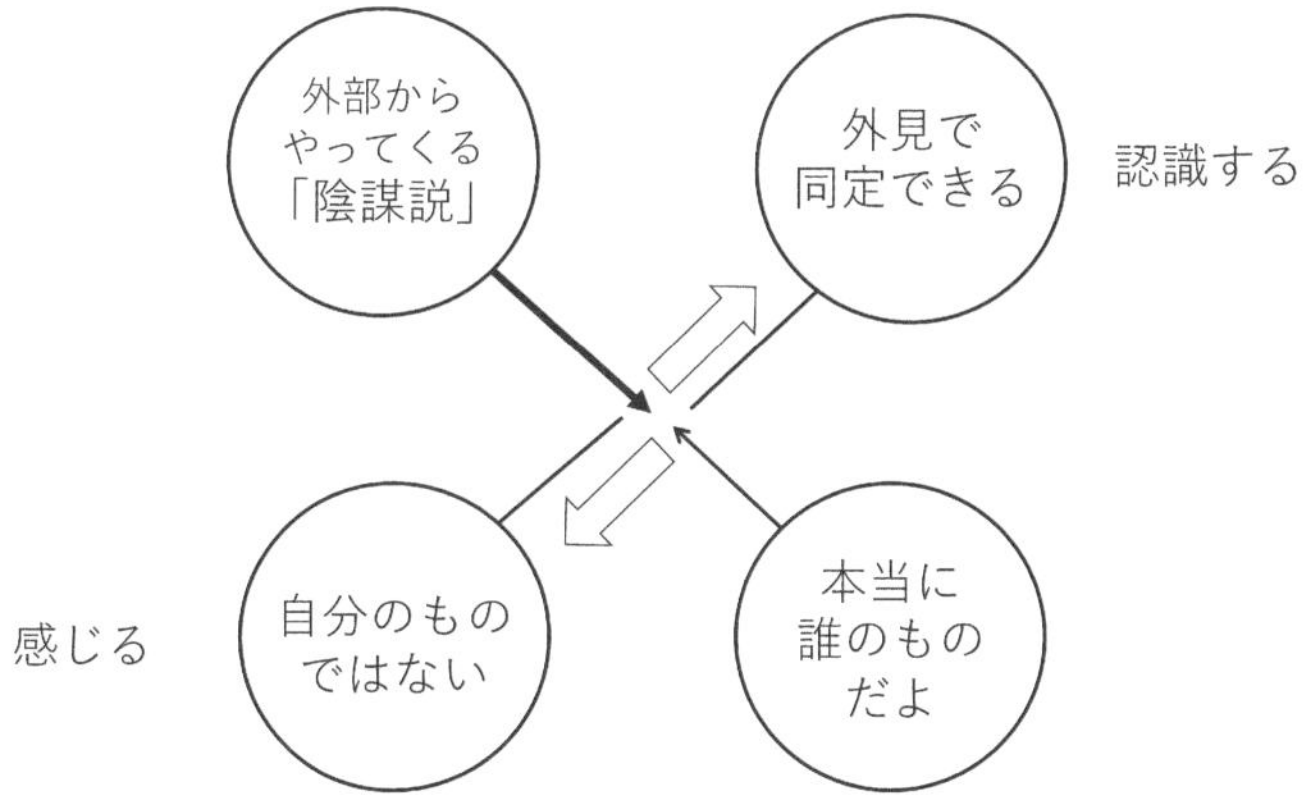

「こじらせる」ことの意味が、「ムールラー」よりも少し詳しく理解できたでしょうか。

前章からここまで、〈認識する〉と〈感じる〉の齟齬によって召喚される外部とは、「ムールラー」であり「友人」であり、「陰謀説」でした。なんだかロクなものじゃない気がします。それに通常、〈認識する〉と〈感じる〉の間にずれやスキマ、ギャップなんてない気もします。そう考えると、「ムールラー」や「友人」や「陰謀説」は、特殊で病的な異常事態なのでしょうか。

いや、そうではない。むしろやってくる外部を通じてこそ、私たちの当たり前が実現されているのではないでしょうか。そのことを理解するためにも、〈認識する〉と〈感じる〉の齟齬＝スキマの意味について、さらに考えてみることにします。

2-6 ミスマッチを超えたリアリティ

その後、私は、「友人」や「陰謀説」に近い症状が、統合失調症などいくつかの精神疾患に認められることを知りました。ただし私の場合は繰り返されることもなく、少しばかり症状も違うため、むしろそういった気質があるという程度なのだと思いました。

近い症状というのは、「カプグラ症候群」や「フレゴリー錯覚」と呼ばれるものです。これらは脳科学では、認識的判断と感覚的判断のミスマッチとして理解されていますが、ミスマッチというだけの理解では何か足りない気がします。

カプグラ症候群と「陰謀説」

カプグラ症候群とは、次のような症状です。夫や妻や子供など毎日見ている家族に対して、見かけ上は本物とそっくりだけど何かが違うという違和感を抱いてしまう。そこでこの違和感を論理的に説明するように、「中身を宇宙人にすり替えられた」などと主張するのです。

これは、パソコンがすり替えられたと考えた「陰謀説」にきわめて近い症状だと思われます。ただし精神分析医の説明をみると、カプグラ症候群の患者は「通常と違う微細な振る舞いを見出してしまい」、これによって「本物ではない」と判断すると記述されています。これに対して私の「陰謀説」では、微細な違いなど何も見つからなかった。すべては「同じ」でありながら「違う」と結論づけられたのです。

この「通常と違う振る舞いを見つけた」という言い方は、実は、論理的に辻褄を合わせた医師向けの申告である気がします。たとえばお茶の飲み方一つとっても、毎日まったく同じということはあり得ない。きのうは冷ましてから一気に飲んだけど、今日は「ふ、ふー」と息をかけて冷ました。じゃあ今日だけ違っていたのかというと、おとといは「ふーーー」と長い息をかけて冷ました。このように毎日違っているにもかかわらず、むしろ違いを隠蔽して、それを同じとみなしているのです。これは誰にでも何にでも当てはまる。

だとすると、カプグラ症候群の患者に襲いかかる「絶対違う」という感覚は、隠蔽していた違いがあふれ出る結果ではないでしょうか。違うというのは具体的に見つかる一個の振る舞いではなく、気づいた途端にすべての振る舞いが違う。そういう「違う」なのです。むしろ、違いを隠蔽した認識における「同じ」は担保されたまま、感覚的な違和感、認識では追いつかない違和感が「違い」を暴いてしまうのだと思います。

すなわち〈認識する〉判断と〈感じる〉判断が一致するなんてことは、正常と思われる日々の生活でもあり得ない。**〈認識する〉と〈感じる〉はつねにミスマッチであるにもかかわらず、そのミスマッチは隠蔽されているだけなのです。**そして隠蔽されているか暴かれるかは紙一重です。私たちの日常は、いつカプグラ症候群の症状に転倒するかわからない。正常な判断はそのぐらい危ういものなのだと思います。その意味でカプグラの症状と私の「陰謀説」は、かなり近しいものに違いありません。

フレゴリー錯覚と「友人」

一方で、私の「友人」に似ている症状が、フレゴリー錯覚です。こちらは認識的判断においては知らないにもかかわらず、感覚的判断においてよく知っているという現象です。〈認識する〉において知らないと判断された人に、親近感という〈感じる〉判断が不用意にくっつけられてしまう。それがフレゴリー錯覚というわけです。

ただフレゴリー錯覚は特定の誰かと思ってしまう症状であり、私が体験した、誰でもない抽象的

「友人」とは趣が違います。しかしフレゴリー錯覚における「特定の誰か」というのも、表面的にもその特定の誰かに似ていたという話ではないのです。さまざまな未知の人が「実は特定の誰かの変装であった」という妄想です。さまざまな人がみな似ているということはありませんから、知覚的な誤認ということではない。

となると、実は未知のいろいろな人に親近感のような特別の感覚を覚えている。それを論理的に説明するために、特定の誰かの変装と後付け的に説明しているのではないでしょうか。ならば、特定の誰かというのは解釈にすぎず、「特定の誰か（の変装）」は、誰でもない「知っていると感じる人」と考えられます。つまりこれも、私の「友人」のケースと同じかと思われます。

「ミスマッチ」ではリアリティを説明できない

脳科学におけるミスマッチという説明は、次のようなものです。

意識的な論理的判断の情報処理は正常で、無意識的な感覚に関する情報処理のほうが損傷を受けている。つまり、顔は正しく認識できるが、親しみの感覚などが失われる——これが、脳科学によるカプグラ症候群の説明です。逆にフレゴリー錯覚は、意識的な論理的判断のほうの情報処理が損傷を受けており、感覚に関する情報処理のみ正常に機能する、と説明されます。

このように脳科学では、カプグラ症候群とフレゴリー錯覚は対称的に考えられていますが、両者ともに「認識と感覚のミスマッチ」として理解されていることがわかります。

しかし前述のように、ミスマッチは、正常と思われる日常生活でもつねに起こっている。それは無視され、隠蔽されるだけで、つねにあるのです。私は、カプグラ症候群やフレゴリー錯覚をミスマッチで理解しようとする説明は、大事な問題を取り逃していると思います。**その大事な問題とは現実感＝リアリティです**。

正常と思われる判断では〈認識する〉と〈感じる〉がマッチし、ここにミスマッチが起こったときだけ異常な認知現象が起こる――こう考えるとき、一つひとつの判断は「認識する＝感じる」であり、ここにはいかなる剰余、いかなる遊びもありません。人工知能における判断と同じで、その判断以上のものが付与される余地など一切ないのです。

しかし私はこう考えます。〈認識する〉と〈感じる〉の間に、ミスマッチがあるからこそ、そのミスマッチを伴う判断固有の現実感がもたらされるのだと。現実感は、〈認識する〉と〈感じる〉のずれ＝スキマ＝ギャップにやってくる外部を想定しない限り、理解できないものなのだと。

「からこそ」の謎

とはいえ、当たり前のように思われる日々の判断が、ミスマッチによって成立していると言ってもわからないでしょう。ずれ＝スキマ＝ギャップなどと言っても実感できないでしょうから、「そこに現実感がやってくるのだ」という議論は困難を極めることになります。私がここで「友人」や「陰謀説」を持ち出した理由は、読者のみなさんに、ずれ＝スキマ＝ギャップを理解してもらって、それからそこに伴う現実感を理解してもらうためだったのです。

私の体験した「友人」の話では、「友人だ」という感覚と「友人でない」という認識が単に重なっていただけではありません。「顔を知らない（友人でないと認識する）からこそ、人を知っている（友人であると感じる）」というように、「からこそ」といった、この経験独自の第三の判断が伴っていました。それは〈認識する〉と〈感じる〉のミスマッチという以上に、「からこそ」に特有の、まったく知らないのに懐かしい、きわめて特異なリアリティを実現したのです。それこそが「友人」の現実感だったのです。

「陰謀説」の場合も同じです。私のパソコンも、一つひとつの属性が自分のパソコンであると認識されたわけですから、それに対応する感覚が親近感であれば問題なかった。しかし親近感がなかった、という意味ではたしかにミスマッチではあった。しかしここでも、そこで終わりではなかったのです。「自分のものであると認識されたからこそ、自分のものではない」と思い込んでしまった。「からこそ」がここでも作られている。この「からこそ」が、何者かの陰謀ではないかというリアリティを呼び込んだわけです。つまり単なるミスマッチではなく、〈認識する〉と〈感じる〉の間に外部からやってきた「陰謀説」が、この状況における不安と焦りに対して、より強烈なリアリティを与えているのです。

〈認識する〉と〈感じる〉のミスマッチという理解は、マッチすることが正常であることを前提として両者のずれを理解するだけです。ずれがあって一致しない場合も、両者の重なった全体を考えるだけで、それ以上のものは考えていない（図28左）。

　そうではなく、〈認識する〉と〈感じる〉の間に、想定もしていなかった外部が介入してきて、両者をなんとかつなごうとしている。かといって、つながりが完成することは決してない。そこに生じるダイナミックな関係こそが、実は私たちがリアリティと呼んでいるものを作り出しています（図28右）。

外部とは、認識や感覚を通常司る脳の領域以外の部分や、身体外部のものでさえある「さまざまな何か」を意味するでしょう。それらがそのつど動員され、リアリティをもたらしているのです。

ミスマッチだけでは立体にならない

ミスマッチというだけではそこに伴うリアリティを理解できない。その事例として「立体感」と「生ハムメロン」を挙げておきましょう。

ちなみにこの「立体感」の説明では左右の網膜像のミスマッチを取り上げますが、各々の網膜像に〈認識する〉と〈感じる〉があり、左右の網膜像のミスマッチが〈認識する〉と〈感じる〉のミスマッチを結果的にもたらすように、実際にはずっと複雑でしょう。しかしここでは単純化して、左右の網膜像のミスマッチを考えます。「生ハムメロン」も同様です。

図28

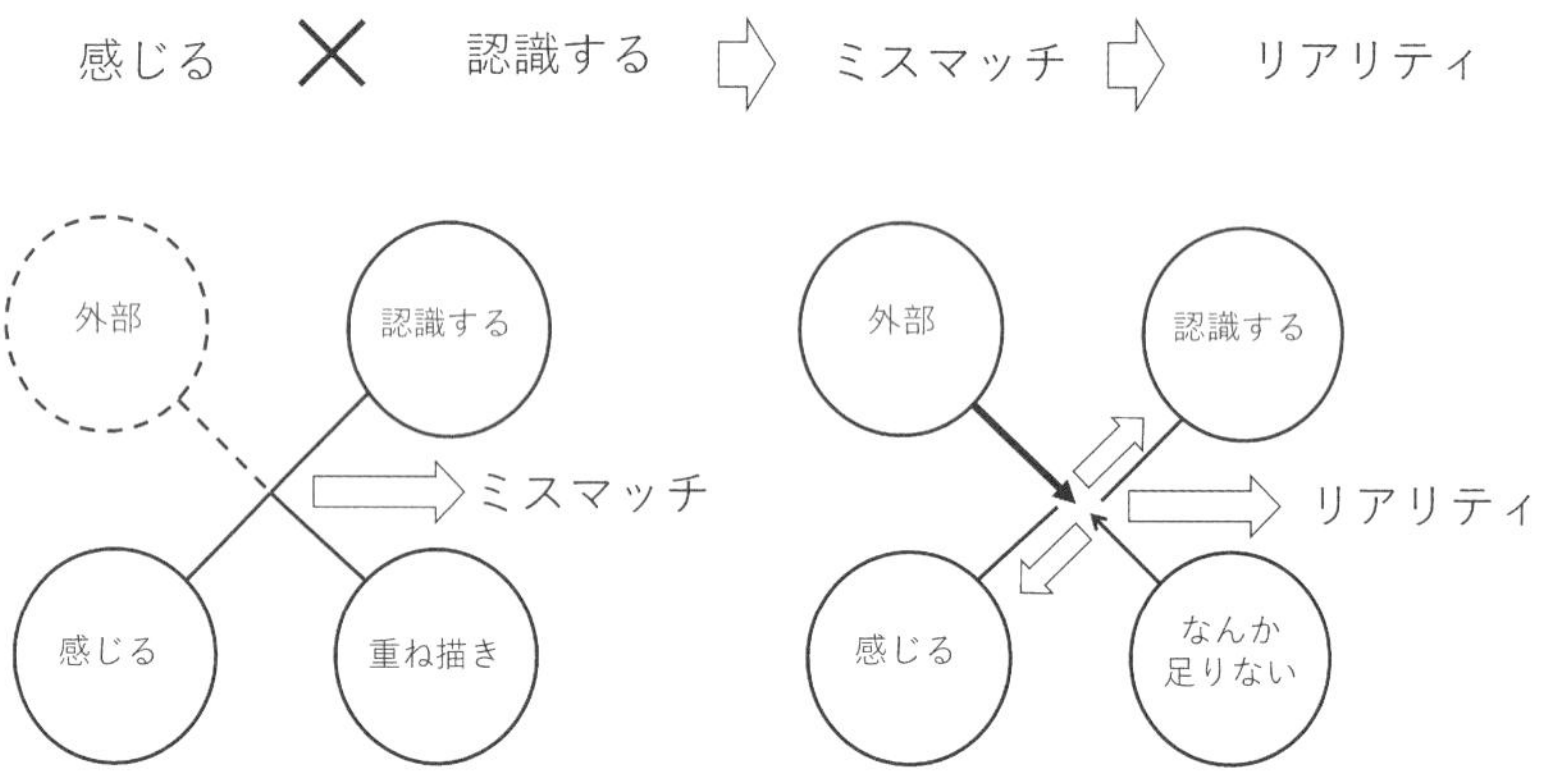

さて、まずは立体感です。立体感を初めて得るような、そういった体験について想像してみます。目の前にある立方体に対して、右目に映る像と左目に映る像とは異なります。これはある意味、ミスマッチなわけです。ここで「ミスマッチ」だけで立方体の見え方の説明を完了させるなら、右目像と左目像は単純に重ねられることでおしまいです（**図29左**）。

　ところがそうはならず、両者の違いを、何かによって補正せねばならない違いとするわけです。そうして二つの像の間のギャップが露わになり、それを埋めて補正しようとするものが総動員される。それこそ、想定していなかった外部の召喚というわけです（**図29右**）。

　実はこうしてこそ、大人になると当たり前だと思っている立体感が作られる。左右両者の画像の違いを解消するように奥行きが設定され、奥行きを込みにした二つの面に左右それぞれの画像が投射される。左右二つの網膜像を単純に重ねる機械こそ視覚システムなのだと想定すると、そのシステム外部が押し寄せてきて、立体感が実

図29

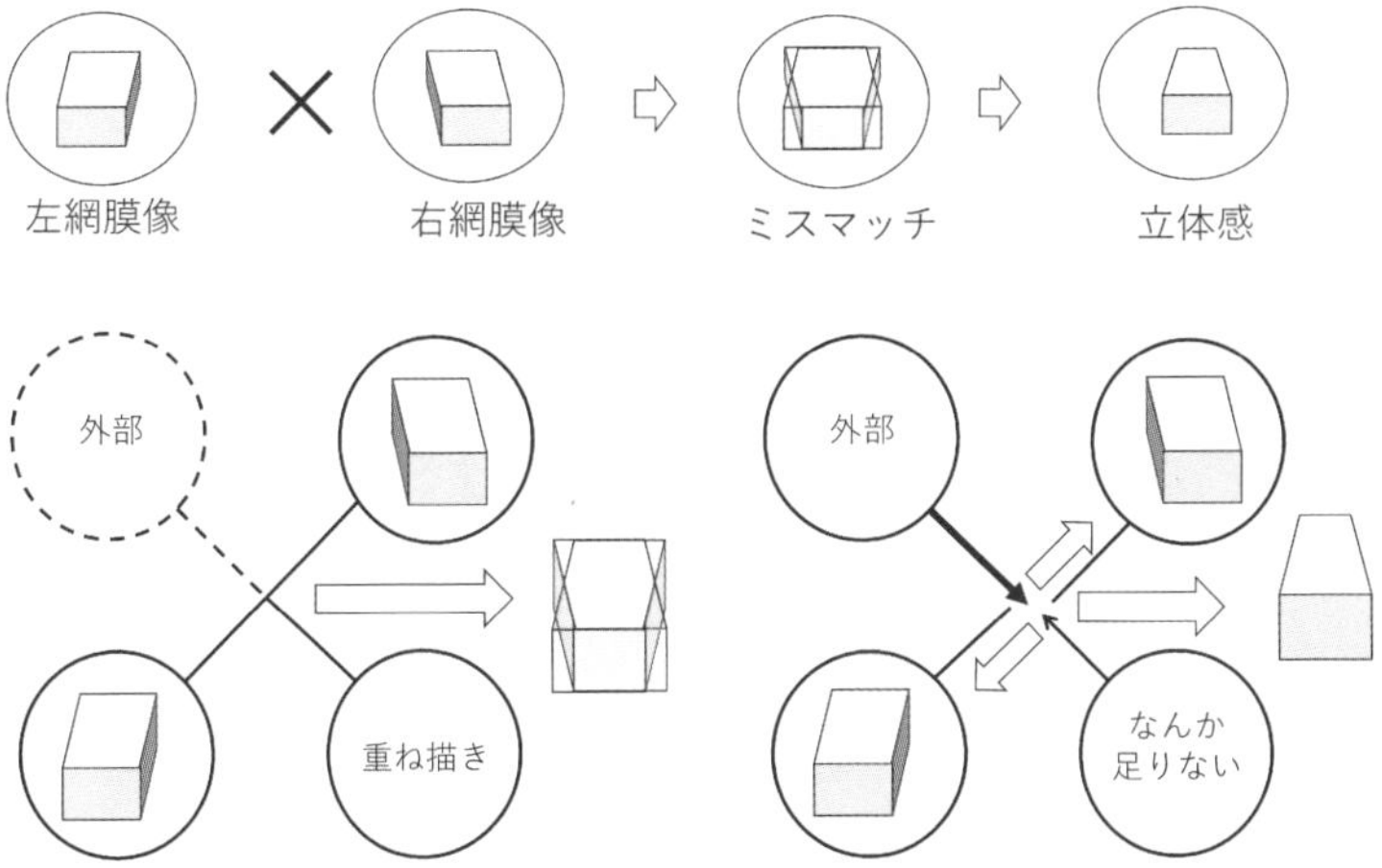

現されたと考えられます。つまり立体感は、外部からもたらされるリアリティだというわけです。

生ハムメロンがなぜ美味か

ギャップが意味を持つ経験として、もう一つ、味覚の問題を取り上げようと思います。

メロンと生ハムを一緒にした前菜は、子供にとっておいしいものではないでしょう。ご飯のおかずになりそうな塩辛い生ハムと、デザートとして食したい甘いメロンが一緒になっては、子供は混乱するばかりです。子供の口の中では、いたずらにメロンと生ハムが喧嘩をし、不快感が得られるばかりでしょう。

「生ハムメロン」は、ある程度の大人になって初めて前菜として成立するものです。両者がミックスジュースのように融合するわけではなく、メロンの甘さに、生ハムの塩気が絶妙に輪郭を与え、その人なりに生ハムとメロンの関係が決まったとき、前菜としての「生ハムメロン」が成立する。生ハムとメロンの違和感を少なからず担保しながらも、両者の接合が可能となる。それが「生ハムメロン」です。

生ハムとメロンを一緒にしただけ、重ねてしまうだけでは、「生ハムメロン」が醸し出すリアリティが得られません。両者のミスマッチというだけでは、それは子供の感覚なのか、前菜である「生ハムメロン」のリアリティなのかわからない。いや、むしろ、二つを重ねるというだけでは、リアリティは取り逃がされてしまう（図30左）。

生ハムとメロンの間の違和感は、両者の間にギャップをもたらし、このギャップをなんとかしようと、想定もしていなかった外部を呼び寄せる必要がある。外部とは、生ハムとメロンを認識し、感じることで動員される脳の活動領域以外のすべてです。そうしてやってきた外部こそ、「生ハムメロン」のリアリティをもたらすのです(図30右)。

2-7 猫でない、というよりはむしろ、猫である

〈認識する〉と〈感じる〉のミスマッチは、ミスマッチという段階で完了するのではなく、両者の間にずれ＝スキマ＝ギャップをもたらし、そこに外部を召喚する。こうして、「友人」や「陰謀説」がやってきたわけですが、悪いものばかりじゃない。私たちが日常的に感じるリアリティもまた、それと同じ仕組みで外部からやってきたと考えられます。先ほど立体感や生ハムメロンを例に挙げましたが、それだけではありません。

図30

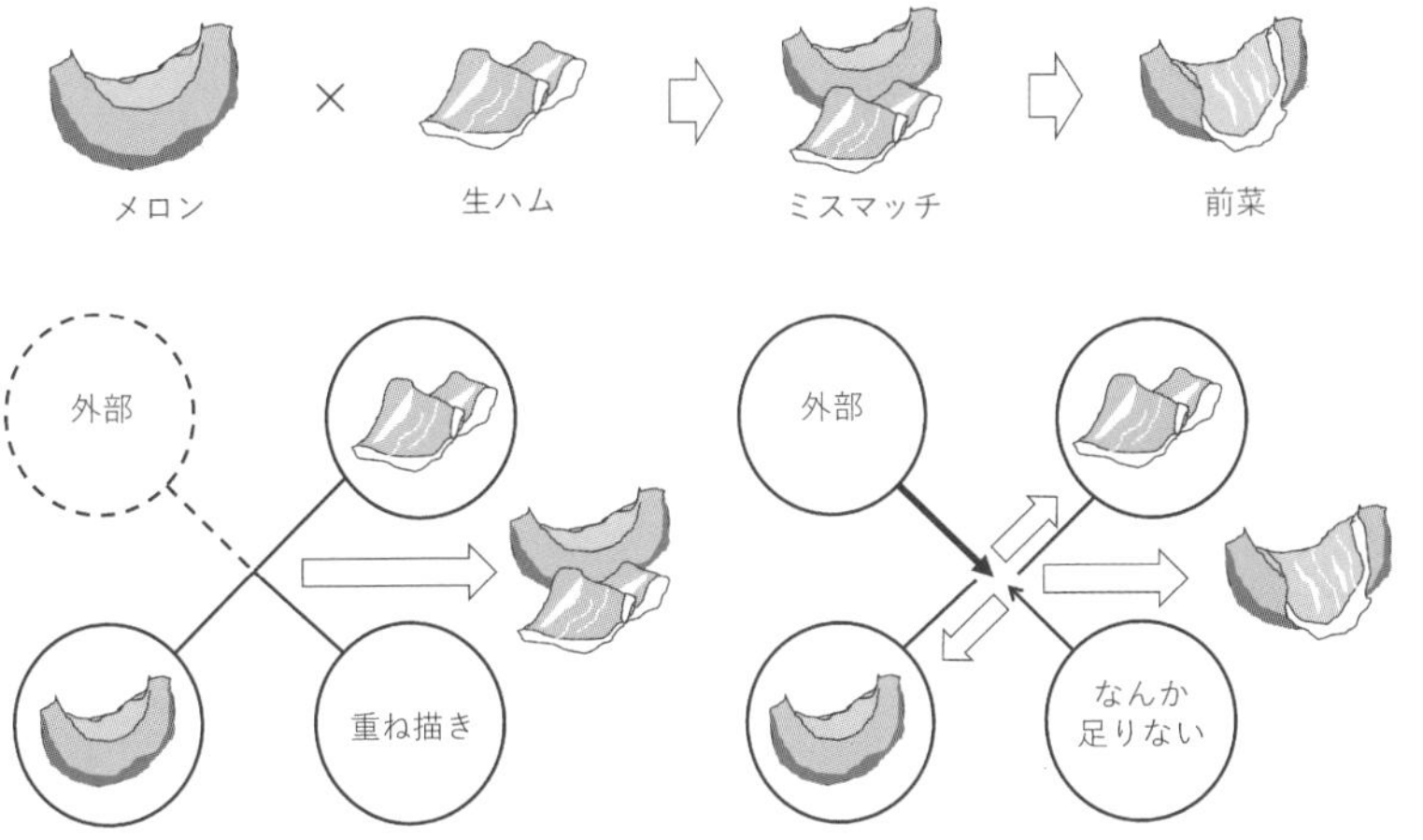

ねこはいつ猫になるか

私は、パジャマのような服を着せられた「ねこ」を見たことがあります(図31左)。それは年老いて毛艶も衰えたねこで、一見すると猫か猫でないか判然としないほどでした。ここでは、現実に存在する目の前のネコを平仮名で「ねこ」と、抽象的な概念としてのネコを漢字で「猫」と表しています。つまり〈感じられる〉ねこと、〈認識される〉猫、です。

さてここで、「ねこ」がどのように「猫」と判定されたか、思い出してみます。

まず、縞模様なので「猫である」と判定されました。まれに鳴く声もやはりニャアと聞こえ、「猫である」と判定できる。しかしそのパジャマの着方は堂に入ったものので、まるで人間が着ぐるみを着ているようにも見える。この限りで「猫ではない」と判定できる。また力のない体毛はいたるところで渦を巻き、まるで乾燥した苔のようです。そうするとやはり「猫ではない」と判定できる

図31

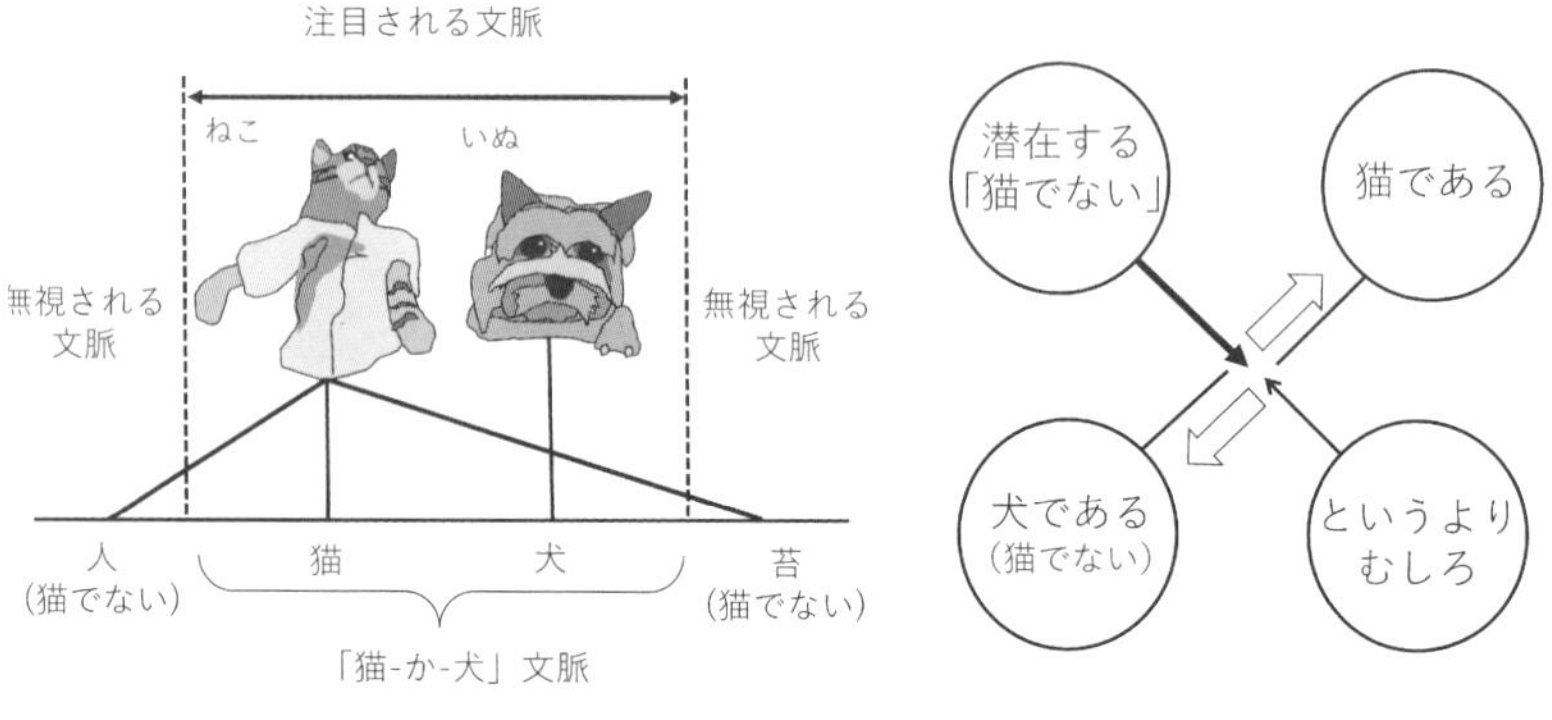

のです。
こうしたさまざまな属性に関する判断は、次のように列挙されることになります。

「猫である」
「猫である」
「猫でない」
……

この多様な属性に関する判断はいずれ打ち止めとなり、そこで「猫である」か「猫でない」かの最終的判断が下されることになります。たとえば、「猫である」とする判定が多数を占めたからとか、猫にとって本質的と思われる属性に関して「猫である」と判定されたからとか、そのような理由で最終的に「猫である」と判断された、ということになりそうです。

しかし判断すべき属性の数は無限にあります。そのちょうど都合のいいところで判断をやめ、多数決で決めたとも言えます。ならば属性の数を増やせば結果は変わるかもしれません。判断をもう少し繰り返せば、猫にとってもっと本質的である属性が見つかったかもしれません。そうなるとやはり、最終判断は変わったかもしれない。

つまり、判断すべき属性の数を有限で打ち切ることでなされる「猫である」という最終判断は、「猫である」と判断したいがために属性の列挙を止めた判断、とも言えてしまう。最終判断は、きわめて恣意的で無根拠なものとなってしまう。するとこう言えるでしょう。「猫である」と「猫でない」の両者をともに対等に満たしながら、ただ、

「猫でない」というよりはむしろ「猫である」

という程度に「猫である」と判断されたにすぎない、と。

「というよりむしろ」の秘密

この議論が年老いた猫にのみ起因する特殊なものではなく、決して一般性を失わないことは明らかでしょう。どんなものであっても、「Aである」と判断しようとすると、「Aである」と「Aでない」の両方が成立してしまう。普通に考えたら決定不能に陥ります。にもかかわらず、《「Aでない」というよりはむしろ「Aである」》という程度に、「Aである」と決定されるのです。ではどのように、この「〜というよりはむしろ」を考えればいいのでしょうか。「Aである」と「Aでない」が両義的であるにもかかわらず、決定不能に陥らず、いずれかに最終決定されることをどう理解すればいいのでしょうか。

「感じられる猫」と「認識される猫」が相反する場合、そのいずれかを優先させればいい気もします。判断にはつねに「感覚」と「認識」の二つのモードがあり、いずれを優先するか、そのつど決める。しかしそうであるなら、感覚と認識の二つだけに閉じた判断に収まります。外部がやってく

ることはなく、立体感も、生ハムメロンのリアリティもやってこない。だとすると逆に、認識と感覚の齟齬は、そのまま担保されると考えざるを得ません。「感じられる猫」と「認識される猫」の齟齬が隠され、他方、両者の一致が見出される。そういうことが、どのように実現されるのでしょうか。

それは、先の図31左のように考えることで可能となります。

私たちが判断を迫られるとき、注目される文脈が用意されている。たとえばここでは、目の前にいる「ねこ」が猫か犬かの判断を迫られているわけです。この注目されている文脈、つまり「猫か犬」文脈においては、ねこは猫であると判断される。縞模様やニャアという鳴き声は、犬ではないという意味において、猫でない可能性がないのです。「猫か犬」文脈において、「猫でない」は犬を意味してしまいますから、犬でない以上、猫でない可能性は排除される。

しかし、苔かもしれない、人かもしれない、という意味での「猫でない」可能性も本来はあるはずです。それらがどこへ行くのかというと、「猫か犬」文脈の外部に位置付けられ、無視されるのです。文脈外部に追いやられ無視されるというのは、完全に排除され、消え去ってしまったわけではありません。存在するのにただ無視されるだけなのです。これが、「〜というよりはむしろ」の意味ということになります。

「猫か犬」文脈とその外部の関係を、天然知能の図式で描いたものが図31右です。右上と左下の円が、「猫か犬」文脈を構成することになります。この文脈だけが世界に存在し、それ以外は何もないのなら、この文脈に対する疑いや懸念は一切伴わないでしょう。文脈の外部は存在しないことになります。しかし「猫か犬」文脈が孤立していないことに対する無意識の受動的知覚が、「何か足りない」という無意識の能動的叫びを喚起し、外部に追いやられたはずの「猫でない」可能性をぼんやりと伴わせてしまうのです。

この潜在する「猫でない」可能性こそが、「猫である」という一つの判断にリアリティを与えるものになる。それは「猫である」と確定しながら、その判断に自信を持てない不安感であり、「猫である」と断定しながら、同時にそのあまりにも猫らしくない部分に感じられるおかしみであるのです。**潜在する「Aでない」の有する力こそが、「Aでないというよりはむしろ」を表現し、「A」のリアリティを立ち上げているのです。**

だからこそ外部からやってくるものは、「友人」や「陰謀説」だけではなく、また前菜として成立する「生ハムメロン」の味だけでもなく、日々経験される判断、知覚や認知の一つひとつに現れるリアリティなのです。

その「危うさ」がリアリティを立ち上げる

哲学者ライプニッツは、「物事にはすべてそれが存在しない、というよりはむしろ、存在する理由がある」という根拠の与え方として、充足理由律を提唱しました。

何か論理的な展開、哲学的思惟を進めるときの前提Xは、「Xでないというよりはむしろ Xである」という程度に保証される。だとするとそれは、いつ転倒するかわかない。その転倒の可能性を指摘したのが、近年哲学の新しい潮流として捉えられている思弁的実在論や、新しい実在論です。

しかし転倒の可能性は、数学や哲学の根本的な部分にだけあるのではなく、日々の私たちの知覚、認知のすべてにあるのです。私が言いたいのは、決定不能性をギリギリ回避しながらも担保される「AでないというよりはむしろAである」の持つ危うさ、ではありません。転倒する可能性だけを危惧していては、まるで空が落ちてくることを心配する者のようです。そんなことはどうでもいい。

私が強調したいのは、「AでないというよりはむしろAである」は、「AでありながらもAでないを潜ませている」ことであり、その潜んでいるものこそが、リアリティと考えることができるという点です。**心配ではなく、リアリティを立ち上げるための肯定的表現として、議論を押し広げることができる。**外部を考えるとき、リアリティを積極的に取り込んだ形で、知覚や認知、意識や心を構想できるのです。

私はおそらく、「四ツ谷でないというよりはむしろ飯田橋」と「飯田橋というよりはむしろ四ツ谷」において、ともに辛子色のリアリティを立ち上げてしまったのです。四ツ谷と飯田橋における〈認識する〉と〈感じる〉が矛盾するまま両立する緊張感を、こじらせ、無自覚なまま、その違和感にツッコミを入れ続けていた。その齟齬や違和感や矛盾を隠すでもなく覆い尽くす辛子色が、外部からやってきたというわけです。

おそらくそこには、「知らないからこそ、知っている」にも似た「飯田橋であるからこそ、四ツ谷」といった強力な結びつき＝「接続して切る結合」に至る、〈認識する〉と〈感じる〉のこじらせ方があったのです。だから、どうしようもなく四ツ谷と飯田橋を混同してしまうのです。

第3章

デジャブから出発しないとわからない

本章と次章では時間について、それも「いま・ここ」について考えます。「いま・ここ」というのは、瞬間のような長さのない時間ではなく、時間的にも空間的にも広がりのある「出来事」をなしています。この出来事としての「いま・ここ」を、順を追って説明しましょう。それは外部からやってくるという意味では単純ですが、なかなか複雑な話となっています。その複雑な話をうまく理解するために、本章ではまずデジャブについて考えます。

デジャブも時間に関する出来事ですが、日常的な「いま・ここ」と違って、特殊な、例外的出来事である気がします。しかし何かを理解するとき、例外的なものから理解するのが早道であり重要なのです。

たとえば性の問題一つをとってもそうでしょう。昔は例外だと思われていたLGBTを通して初めて、脳が形成する後天的性や社会的性など、生物学的性にとどまらない性に関する理解が得られたわけです。同じ理由で、「いま・ここ」の理解はデジャブから始めるのが近道です。

とはいえ、デジャブの理解にたどり着くのもなかなか骨が折れます。

第一に、時間の流れの中で瞬間だと思われている現在の一点一点に過去と未来が埋め込まれているという話をします。第二に、この過去と未来を埋め込んだ現在が、因果的に世界を理解する装置になっていることを示します。

ここまでで一見、「現在は広がりを持った出来事であり、これがたえず移動して時間が流れる」という理解が得られそうです。しかしそうではないのです。そのために本章では第三に、因果的理解にある種の破綻があることを見出し、その破綻と共立する形で「いま・ここ」があることを考えます。
とはいっても事例はみな私の日常的体験ですから難しい話はありません。気楽に読んでいただいて大丈夫かと思います。

3-1 おまえ、牛丼食ってから来いや

鍛えられた早食い

先日、四〇年ぶりに大学の山の会のOB会があって、東北の温泉に浸かってきました。いつも風呂は一〇分ぐらいで、湯船に浸かっているのはそれこそ秒単位の私にとってさえ、硫黄温泉の香りは心地よく、何度も繰り返し入ってしまいました。湯あたりというのでしょうか温泉やけでしょうか、次の日は身体中が火照って一日中寝込んでしまいました。

その翌週、今度は大学研究室の同窓生四人で集まろうということになりました。海外赴任の多かった同級生は、いまや会社の社長や重役になっているらしく、丸の内の立派な居酒屋がセットされました。

最初にやってきた先付けは、鱧《はも》の寿司にウニが乗っているものや、見たこともない野菜でした。

マコモタケや万願寺唐辛子の天麩羅に引き続き、〝なんとか牛〟の焼き物に焼き野菜の大皿が運ばれました。

食べ物に関して「待て」ができないと言われる私は、しかも非常に早食いです。小学校のころ食事になるとテレビも消され、食べることだけに集中するよう育てられたためか、できるだけ早く食べるようになったのです。なにしろ家族はみな異常に早く、それに遅れようものなら「食いたくないなら食うな」と叱られる始末。ですから私の早食いは鍛えられたものなのです。

生まれ育った関東・東北から、就職して関西に行って驚いたのは、みんなの食事のスピードの遅さでした。なるほど関西が食べ物の味を大事にするというのはこういうところにも現れているなと感心したものですが、私の早食いは一向に改善されませんでした。ゆっくり食べると、むしろ味がわからなくなってしまうのです。

過去と未来に対する指示

それで同級生との飲み会に戻りますと、私を除いて二人は関西、一人は東北です。ですが東北出身の同級生もおっとりした性格で、食べ方もおっとりしています。私の早食いだけが異常に目立ったのでしょう。見とがめた大阪出身の友人は笑いながら、「なんやおまえ、そのがっつき方は。おまえ、飲みに来るときは、牛丼食ってから来いや」と言ったのです。

いや、たしかにちょっとがっついていたかもしれず、それを見透かされた恥ずかしさはあるものの、むしろなんだかすごくおもしろいことを言われたと思って大笑いしてしまいました。いい大人が「牛丼食ってから来いや」なんて、まるで部活帰りの高校生のようですからね（図32）。「もういいから、俺の肉やるから、食っとけ」とまで言われ、いやいや決してそんなつもりじゃないしと答えたら、他の友人も「郡司、いいからもらっとけ」と後追いする始末。結局、彼の分のなんとか牛までいただいてしまいました。

　牛肉を余計に食べられたことがよかったという話ではなく、「牛丼食ってから来いや」は、自分にとってなんともおかしみを持った出来事で、そのおかしさには妙な浮遊感さえ伴っていて、これは何なんだという感じがあったのです。

「牛丼食ってから来いや」は、「どうして牛丼を食べて来なかったんだ」という過去に対して反省を促し、過去を非難する言葉です。それが単なる非難以上に、過去に対する指示になっているからおもしろいわけです。

「飲み会の前に戻って、牛丼食って来い」と言われても、できっこありません。未来に対する指示、つまり「今度

図32

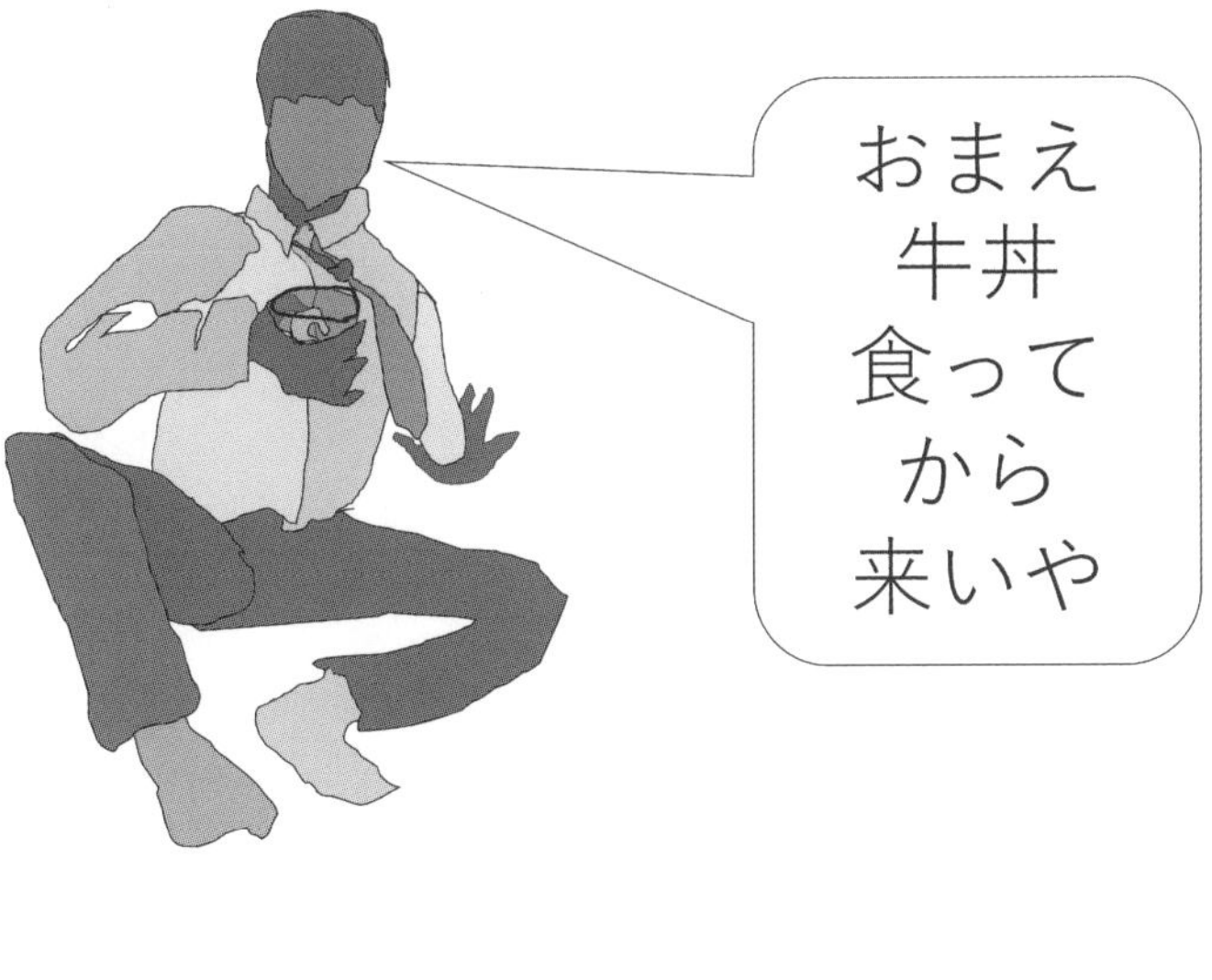

会うときにはがっつかないように、牛丼食って腹を落ち着かせてから来いよ」なら指示として成立します。しかしそれがここでは、過去に対する指示になっている。

しかしよく考えると「牛丼食ってから来いや」は、過去に対する指示か未来に対する指示か、いずれかに決められるようなものではなく、両方を意味し、むしろ過去と未来に挟まれることで意味を持つのだとわかります。実現されなかった過去が作られていればよかったと反省し、かつて実現されなかったことを未来においては実現しようと備える（図33左）。

「牛丼食ってから来いや」はこうして、牛丼を食べなかった過去を思い出し、今度こそ牛丼を食べようと未来に備えるのです。

過去と未来を引き連れて、現在が「やってくる」

図33左では、頂点にある現在の言葉の表れに対して、記憶を三角形で表しています。下に行くほど、たくさん

図 33

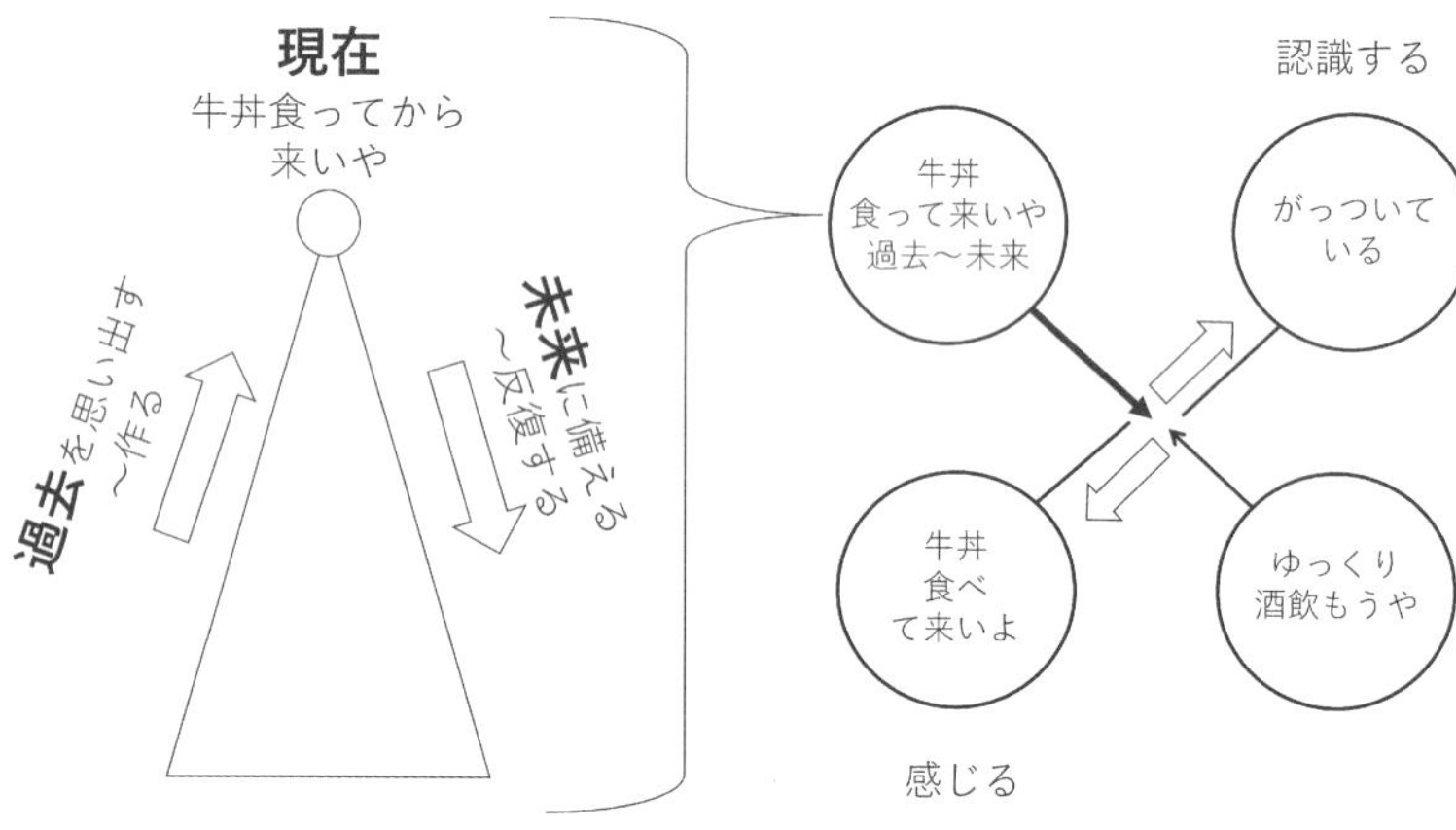

の記憶が蓄積されているので辺が長くなり、結果的に三角形になるというわけです。ただし記憶というのはすぐあとで述べるように、過去として実現されなかったことも含みます。

ここから二つのポイントがわかります。

第一に、過去を思い出し、未来に備えるというのは、「牛丼食ってから来いや」に限らず、すべての言葉に対して成立するということです。「喫茶店でも行こうかな」と思いついたら、それは過去の喫茶店に行った体験を思い出し、ちょっと先の未来に同様の喫茶店体験を実現しようとしているのです。それは同じ「喫茶店に行く」の繰り返しを意味するだけではありません。次はもう「喫茶店はお金の無駄だから行かない」となるかもしれない、変化に開かれた繰り返しなのです。「牛丼食ってから来いや」では、飲み会の直前に牛丼を食べて来ることなど一度もなかったからこそ、過去に実現されなかった「牛丼を食べなかった」を思い出し、未来に実現しようとするのです。反復されてこなかった「こと」が、いずれ反復される。ここから、第二のポイントが見えてきます。

つまり第二に、この現在を挟む「過去を思い出し、未来に備えること」は、自分のことでありながら、自分の外部がやってくるということです。同じことの繰り返しというのは、コピー機が印刷物をコピーするように、完全に同じことを実現するのではありません。むしろ、ちょっと壊れたコピー機が、コピーのコピーを繰り返すようにズレやカスレを含み、いつの間にか違ったものをコピーしてしまう。同じく未来への備えは、いつかわからない未来という意味で、自分の外部からやってくることです。つまり図33左に描かれた過去と未来は、記憶といっても外部からやってくるものなのです。

さらに考えてみると、過去と未来を引き連れた現在、つまり「牛丼食ってから来いや」さえも、外部からやってきたことがわかります。

その言葉を発した友人の状況は次のようなものでした。まず目の前の私を見て「がっついている」事実を〈認識する〉。これに対して「ゆっくり飲もうや」を期待している友人からすれば、この事実に対して「こいつ、牛丼でも食べてくればよかったのに」という感慨を〈感じる〉。では友人は端的に、ガッツいている私を不愉快に思っているかといえば、そういうわけではない。むしろ、半分おもしろがっていたこともあって、〈認識する〉と〈感じる〉の間には、簡単には接続できない困難が生まれます。両者の間のギャップでありスキマが閉じつつ開くことで、「牛丼食ってから来いや」が「やってきた」というわけです（図33右）。

またしても前章までに出現した、〈認識する〉と〈感じる〉のずれ＝スキマ＝ギャップが現れました。それによって、過去と未来を引き連れた全体としての現在（牛丼食ってから来いや）が外部からやってくる。それは過去と未来を埋め込んだ現在という意味で、時間の流れとしての物語を意味します。だからこれを出来事的な現在ということができるでしょう。

では、過去と未来を埋め込んだ現在がレールの上を走るように滑って移動することで、時間が過ぎていく、と感じられるのでしょうか。

いや、これではまだ「いま・ここ」の説明には到達していません。「いま・ここ」が作り出す時間は、決して滑らかなひとつながりの時間として実現されません。そのことを理解するために、デジャブへの迂回が必要となるのです。

3-2

カートを見続けた私のデジャブ体験

デジャブについての常識的説明

デジャブというのは「体験していないはずのものを、すでに体験したと感じる経験」のことで、ほとんどの場合、ある種の懐かしさを伴います。

デジャブは心霊現象のようなものではありません。前世紀以前なら、デジャブは生まれる前の記憶であるとか、自身の意識が肉体を離れて体験したとか、心霊現象的解釈を施されることもありました。しかし今では、そういうものを持ち出さなくも説明はつくと考えられています。ただ私は、いくつかの意味でそれらは不十分な説明だと思います。

第一の説明は、カプグラ症候群やフレゴリー錯覚でも見た、〈認識する〉と〈感じる〉のミスマッチにもとづく説明です。現在体験されていることは、たしかにいま現在、目の前で起こっている未体験の現象だという認識がある一方、この未体験の現象に対して通常なら感じないはずの親近感=懐かしさを感じてしまう。この認識と感覚のミスマッチこそがデジャブだというわけです。

ただしここには、デジャブに伴う強烈な懐かしさに対する説明がありません。その強烈な懐かしさは、具体的な記憶に伴う懐かしさや親近感とは強さが異なるものです。ミスマッチという説明はこれを取り逃がしています。

第二の説明として、デジャブは現実に何度か経験しているにもかかわらず、単に以前の体験を忘れているだけ、というものがあります。初めての出来事とはいっても、似た経験はあったに違いありません。それが思い出せないだけというのは、デジャブの説明として成り立ちそうです。

しかし具体的な経験があって思い出せない場合、思い出そうとすることは、もどかしく、イライラするものです。そうなっていいはずなのに、なぜデジャブを起こす場合だけ思い出そうという気すら起きず、「圧倒的な懐かしさ」に自分を委ねてしまうのか。その理由がこれでは理解できません。

デジャブは日常的に起きている？

デジャブのピークは二〇歳ぐらいで、それ以降は起こりにくくなるというデータがあります。二〇歳ぐらいでも平均すると年に三度ほどと言われています。そのぐらいまれな体験と言われていますが、もしかすると気づいていないだけ、もしくは勘違いと思って記憶からかき消してしまうだけかもしれません。

外国に一度も行ったことのない人が、初めての国の初めての場所で、「ここに来たことがある。たしかにこの風景を見た」という感覚を持つなら、これはデジャブだということに気づけます。しかし日常の中で起こるデジャブだと、それまで未体験であったとは認定しにくいでしょう。とすると、「なんだか似たような体験があったんだろうな」で終わってしまうのではないかと思われます。それで頻繁に起こっているかもしれないデジャブが無視されてしまう。その可能性もあるということです。

私が以下に示すデジャブは、まさに日常的な、ごく平凡な体験の中に現れました。しかしそのデジャブ感はかなり強いもので、私がデジャブについて考えるきっかけになったものです。

それは圧倒的な懐かしさという意味で第一の説明を超えていて、思い出せない経験と無関係という意味で第二の説明を超えているものです。自分の著作や研究会の発表などで何度か参照していますが、本書でもまずはこの例から説明しましょう。

車輪と轍、そして押し寄せる懐かしさ

家から駅への道すがら、私の少し前をおばあさんがカートを引いて歩いてました。私はぼんやりと、そのカートを見続けていました（**図34左**）。

図34

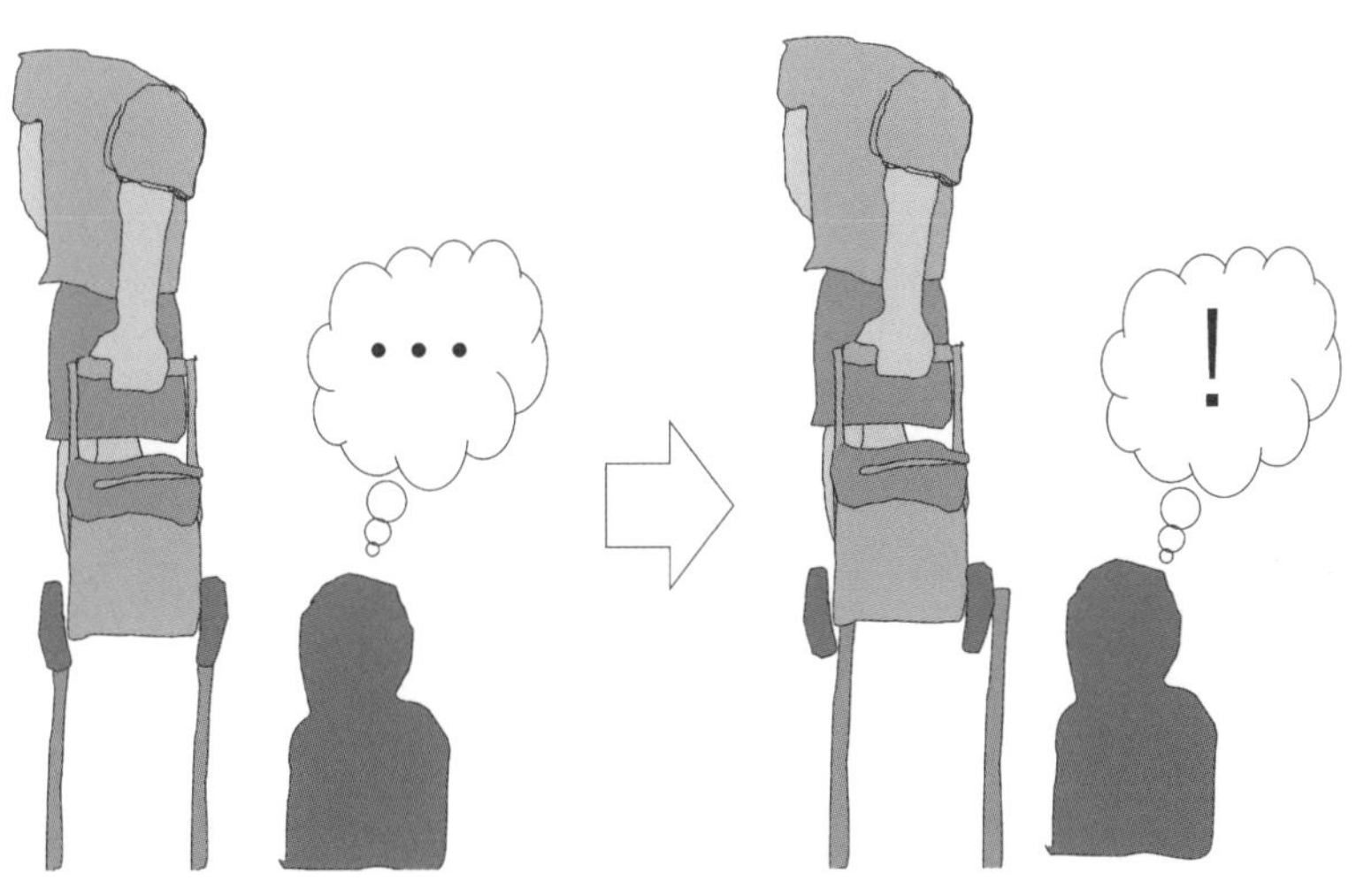

舗石が敷き詰められた歩道を歩いていたのですが、カートの車輪からはその通った跡、つまり轍《わだち》がくっきりと残っていました。意識するでもなく私は、「ああ車輪が一度水たまりにでも入って、濡れて、それで轍ができているのだろう」と思っていました。

こうしてしばらくの間、私は歩きながらカートの車輪を見続けていました。ところが突然、予想もしなかったことが起こった。車輪と轍とがずれたのです（図34右）。

濡れた車輪の回転の跡が轍なら、車輪と轍は、ずれるはずがありません。それが起こったのです。考えられることはただ一つ。この轍はおばあさんのカートと無関係に、以前別の人が別のカートで残していった。おばあさんのカートの車輪は乾いていて、かつ、たまたまその既存の轍の上を運行していた。まるでレールを走る列車のように既存の轍の上を走っていたカートが、突然脱線した。これが車輪と轍の間の、ずれの正体だというわけです。

しかし私は、この突然の事態の原因をとっさに思いつくことができず、頭の中は一瞬、真っ白になった。そして強烈なデジャブを感じたのです。

その強烈さというのは、ある意味、純粋な既視感です。つまり、具体的に以前経験したらしい出来事を探したくなったり、「どこかで経験したのか」という疑問が明確に認識されるのではなく、ただただこの経験と無関係な「懐かしさ、親しみ、安堵感」などが押し寄せてきたのです。

この強烈さゆえに、どうしてデジャブが起こったのかを考えるきっかけになったのです。説明しましょう。

3-3

宙吊りにされた完了形

完了形の作られ方

私は当初、「ああ車輪が一度水たまりにでも入って、濡れて、それで轍ができているのだろう」と思っていた。それは端的に「轍ができる」という現在が繰り返されることを意味します。この「埋め込まれた過去と未来を引き連れて現在がやってくる」というのは、「牛丼食ってから来いや」と同じです（**図35左**）。

過去において「車輪が濡れていた」ことを思い出すことで、現在における「轍ができる」とつながる。そして「車輪が濡れていた。だから轍ができる」といった原因・結果の関係（因果関係）を作り出します。同時に、「轍ができる」は、それが完了することで「車輪は未だ濡れている」を意味する。そして次の瞬間という未来に

図35

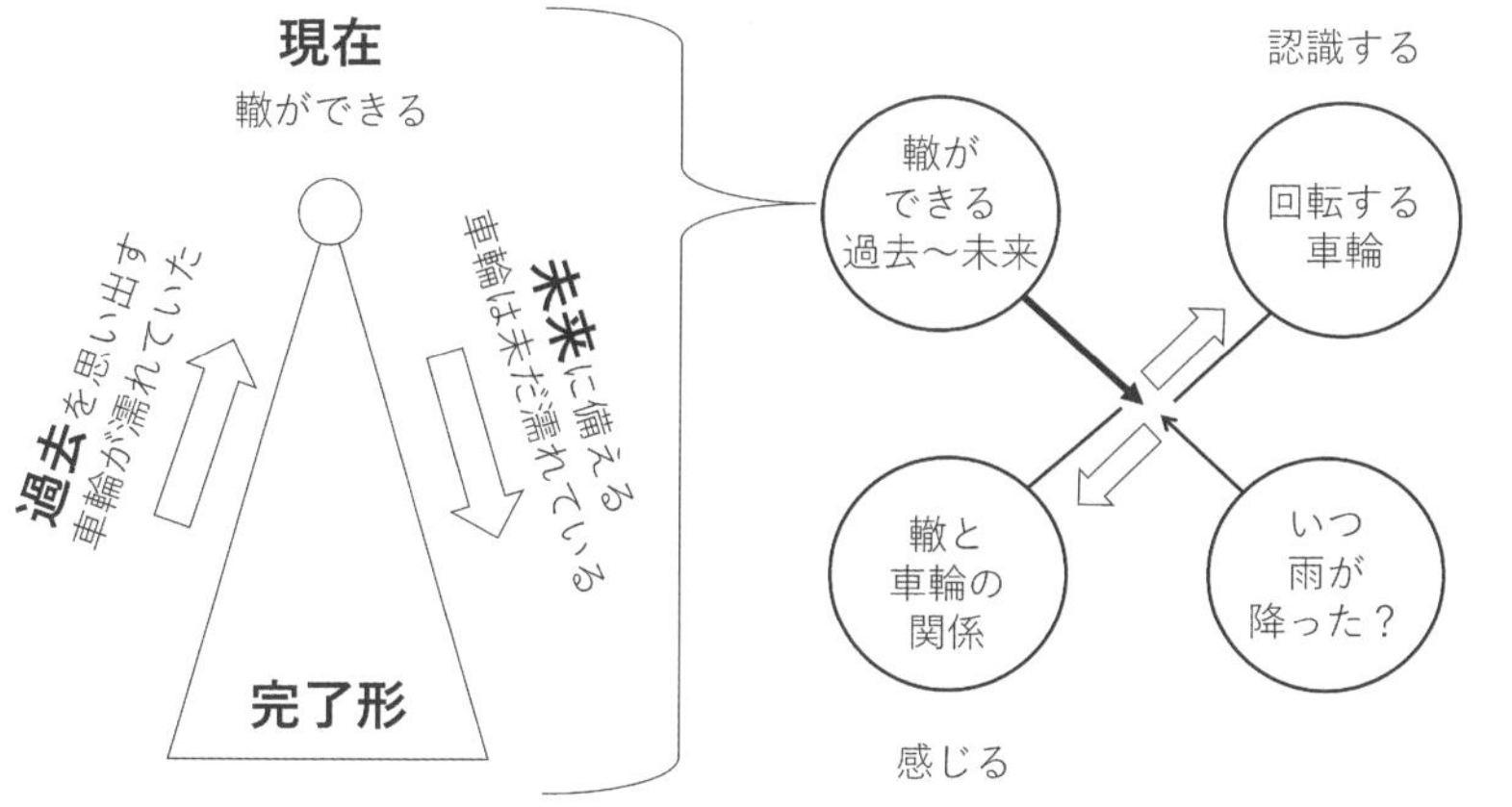

おいても、再度「轍ができる」だろうことに備えるのです。

だから、「轍ができる」は、「車輪が濡れていた」という過去と、「車輪は未だ濡れている」という未来とを同時に伴うことで、「轍ができる」をたえず完了させ、反復する。まさに私は、ぼーっと車輪を見続け、「轍ができる」が完了する反復を見続けていたのです。

過去と未来は、それぞれ因果関係をなすことで、現に展開されるこの現在を完了させます。その意味で、過去と未来を埋め込んだ現在は完了形なのです（図35左）。

では、完了形はどのように外部からやってくるのでしょう。それは「牛丼食ってから来いや」の場合と同じです。私は、回転する車輪をひたすら〈認識する〉。その認識と同時に、轍と車輪の関係がどうなっているかを〈感じる〉のですが、それはまさに論理的説明でもなんでもなく、車輪とその周辺にある轍との関係がぼんやり浮かんでくる、といった形で感じられます。車輪が轍を作るという直接的な結びつきを想像することで、この認識と感覚の間は、結ばれることで疑われます。乾いた歩道に、妙に鮮明な轍は、どうして雨も降らなかったのにできるのか、どこかに水たまりでもあったのか、というツッコミすら生じさせたでしょう。

こういった諸々の感覚を伴って、〈認識する〉と〈感じる〉の間が開き、ずれ＝スキマ＝ギャップが、結びつきながら開くことで、こじらせられる。こうして完了形がやってくるのだと考えられます（図35右）。

〈認識する〉と〈感じる〉のギャップが作り出す完了形、すなわち過去と未来を埋め込んだ現在。それは、未来であったものがやがて現在となり、いずれ過去となるといった時間の流れを、「現在」にたえず伴わせる仕組みだと考えることができます。だとすると、「完了形が時間のレールの上を滑ることで時間の流れを感じる」という説明が得られ、それで「いま・ここ」の正体が得られるような気がします。

ところが少なくともデジャブは、そのような説明を受け付けません。というのも、「一つだけの完了形の連続」という説明が破綻してしまうからです。

もう一つの完了形がやってくる

図36は、一つだけの完了形という形式が破綻している時間、すなわちデジャブが起きている間に起こっている事態を表しています。ここには二つの完了形（因果関係）があります。

左の三角形が表す完了形Aは、カートの車輪と轍とがずれる直前まで想定されていた因果関係です。それは、図35で説明されていた完了形です。ところが、現実にカートの車輪と轍がずれたのを受け、完了形Aとは別の完了形（因果関係）が出現しました。それが完了形Bで

図36

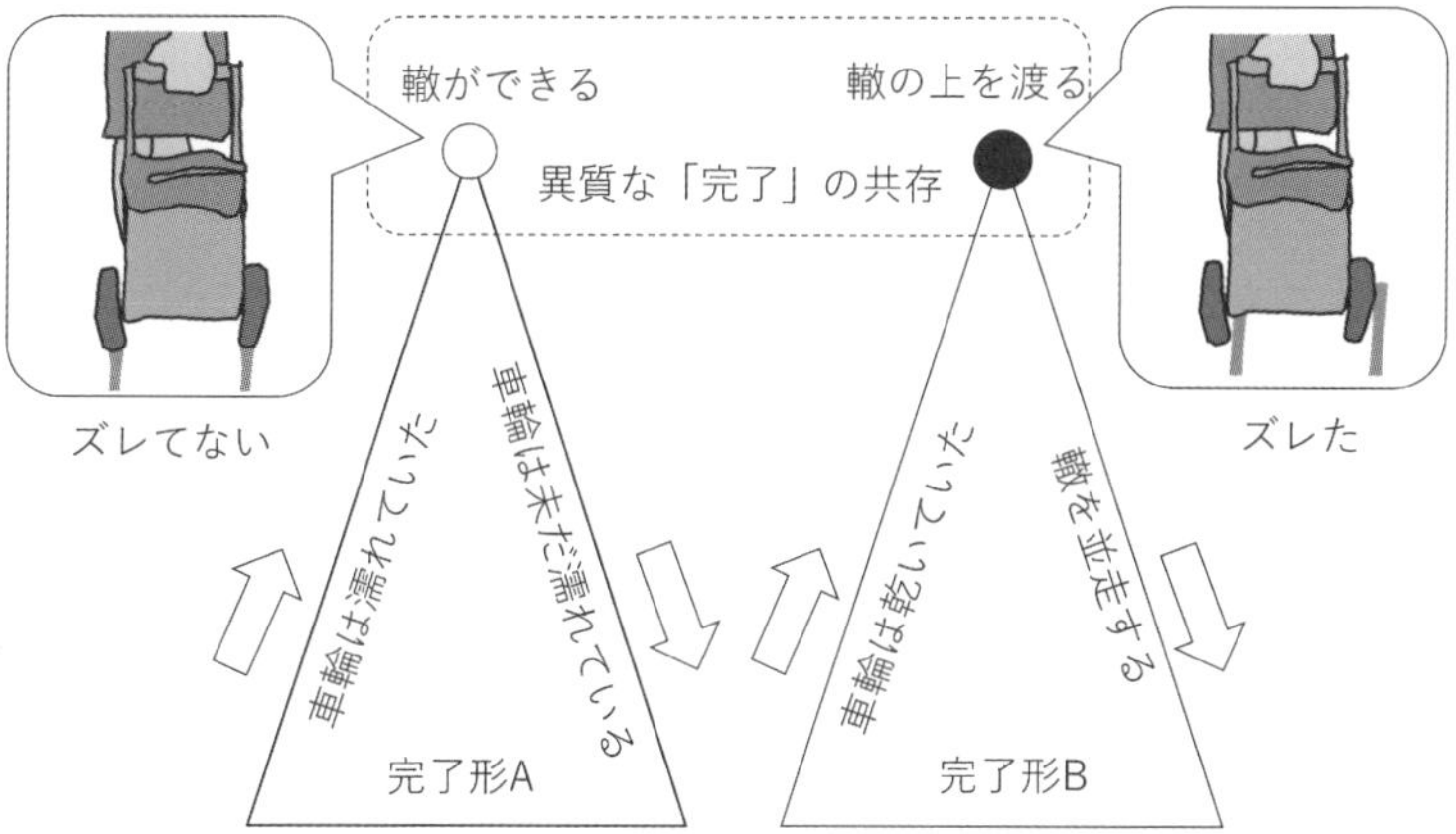

す。完了形Bもまた、完了形Aと同様の過程を経て出現すると考えられます。

つまり図36右の三角形も、図35のように〈認識する〉と〈感じる〉の間が開き、そこへ「轍の上を渡る」という現在がやってくる。ここではすでに、轍と車輪とのずれが「認識されて」います。このずれの認識に伴い、車輪と轍のずれに対するさまざまな憶測が無意識に「感じられて」います。ずれの以前、車輪と轍がともに認識されてはいても、車輪が主であって、轍は従でした。それが、ずれ以後、車輪と轍は対等な関係で、両者ともにそこにあることが理解されます。

この対等な関係を、分離独立性として「認識し」、多様な可能性として接続を「感じる」ことで、〈認識する〉と〈感じる〉の間は新たな強い結びつきを得ると同時に分離されます。こうして、〈認識する〉と〈感じる〉の間にはずれ＝スキマ＝ギャップが生じ、そこに「轍の上を渡る」という現在がやってきたのです。

完了形A同様、完了形Bにおいても「轍の上を渡る」は、過去と未来を引き連れてやってきます。轍は車輪によって作られているのではなく、車輪が轍の上を渡っているのですから、その一瞬前の過去において「車輪は乾いていた」ことを意味し、だいぶ前に別のカートで作られた轍の上を渡っている。それは「車輪が未だ乾いている」ことで、以前に作られていた「轍を並走する」を、一瞬先の未来に実現すると考えられます。並走は、再度轍の上を渡るかもしれず、ずれを大きくするかもしれない。そういったさまざまな可能性さえ含めて、「並走する」ことを予感させるのです。

こうして完了形Bは、「車輪は乾いていて轍の上を渡っていただけで、それはいつずれるか、再度轍の上を渡るかわからないまま並走する」という因果関係を、目の前の現象に与えてくれることになります。

車輪がずれた瞬間、通常なら完了形Aは間違っていた因果関係として退けられて消失し、正しい因果関係である完了形Bのみが生き残るでしょう。もしそうなら、「なんだ、そうだったのか、思い違いをしていた」で事態は収拾するだけです。デジャブは起こらなかったに違いありません。

ところが実際はそうではなかった。突然のことで私は何が起こっているかわからなかった。完了形Bを因果関係として採用しつつ、完了形Aを消すことができなかった。それは頭では完了形Bが正しいと認識しながら、完了形Aを未だ感じている状態だったのかもしれません。

いずれにせよ、完了形Aと完了形Bは共存していたと考えられます。**この異質な完了形**（因果関係）**の共存こそが、デジャブを駆動していたのです。**

現在完了と過去完了の共存、それがデジャブ

図36では、車輪と轍がずれた瞬間、目の前に展開される風景を茶色の丸で、以前に展開されていた風景を白い丸で示しています。茶丸はまさにこの現在を意味し、白丸はもはやイメージにすぎない、現実の不在を意味しています。ということは、完了形Bは現在に接続し、完了形としての意味を担保しますが、完了形Aは現在に接続できていないのです。

完了形は、現在と接続するとき現在完了という意味を持ちます。現在との接続を断たれた完了形を、私は「宙吊りになった完了形」と呼びたいと思います。それは現在完了の意味を失ってしまいます。ではどうなるのか。**現在ではない、いつだったかわからない過去との接続が、勝手に、根拠**

なく想定され、「宙吊りになった完了形」は過去完了の意味を持つのだと思います。いつだかわからない過去は、固有の過去ではありません。だからそれは、単なる想定としての過去なのです。こうして過去完了は、現在完了と区別される「抽象的な完了形」として成立します。

かくして完了形AとBとの共存は、現在完了と過去完了の共存を意味します。それは目の前の現象に、「現に起こっていることでありながら、過去に起こった気がする」という意味を与えることになります。まさにデジャブの感覚そのものです。

デジャブ体験の説明として、「単に現実に何度か経験しているにもかかわらず、以前の体験を忘れているだけ」というものを前に挙げました。しかし私のデジャブ体験はそれを否定します。このぐらいのことで以前の体験を参照しつつ忘れているというのなら、日常生活のほとんどにそれは適用され、日常生活はほとんどデジャブだらけになるのではないでしょうか。

そうではなく、「以前の体験を忘れている」といった説明が、適当ではないのです。そして私がここで述べた現在完了と過去完了の共存という説明は、「以前の似た体験とは無関係なままに、以前起こった気がする」という感覚を説明するものです。その意味でこの説明は、かなりうまい説明になっていると思います。

ただしまだ明らかではない謎が残ります。デジャブに現れる圧倒的な懐かしさ、小学校の卒業式のような特定の過去を思い出したときに現れる懐かしさを簡単に凌駕する「強烈で純粋な懐かしさ」がまだ説明されていません。次節ではこれについて考えることにします。

3-4 押し寄せる純粋な懐かしさ——夢の中へ

なぜ強烈に懐かしいのか

本章では、〈認識する〉と〈感じる〉の作り出すずれ＝スキマ＝ギャップへと、外部から何かがやってくるという図式から出発し、その何かとは過去と未来を埋め込んだ現在であり、完了形であると論じました。そのうえで、デジャブでは二つの異質な完了形——現在完了と過去完了——が共存すると述べました。

完了形とは、現にいま現れている現象を説明しようとする因果関係でもあります。なので二つの異質な完了形は、その現象を説明する二つの異なる理由ということになります。それが共存するのですから、二つの関係は、排他的でありながら共存するというねじれた関係であり、両者の間には接続しようとしながら切断される、緊張関係を持ったずれ＝スキマ＝ギャップが開くことになります。

それは本書でこれまで述べてきた〈認識する〉と〈感じる〉の関係と同じものであり、天然知能の図式を見出せることになります（図37）。実際、デジャブの局面に現れた完了形A（過去完了）と完了形B（現在完了）は、まさにずれ＝スキマ＝ギャップを形成し、外部から何かを呼び込んでしまいます。それこそが、デジャブの有する強烈で純粋な懐かしさなのです。ではなぜ、それは強烈で純粋な懐かしさとなるのでしょうか。

探すこと自体が目的になるとき

井上陽水の「夢の中へ」の歌詞に、ちょっとしたヒントがあると思われます。そこで陽水の歌詞を見てみることにします。

探しものは何ですか？
見つけにくいものですか？
カバンの中もつくえの中も
探したけれど見つからないのに
まだまだ探す気ですか？
それより僕と踊りませんか？
夢の中へ　夢の中へ

図 37

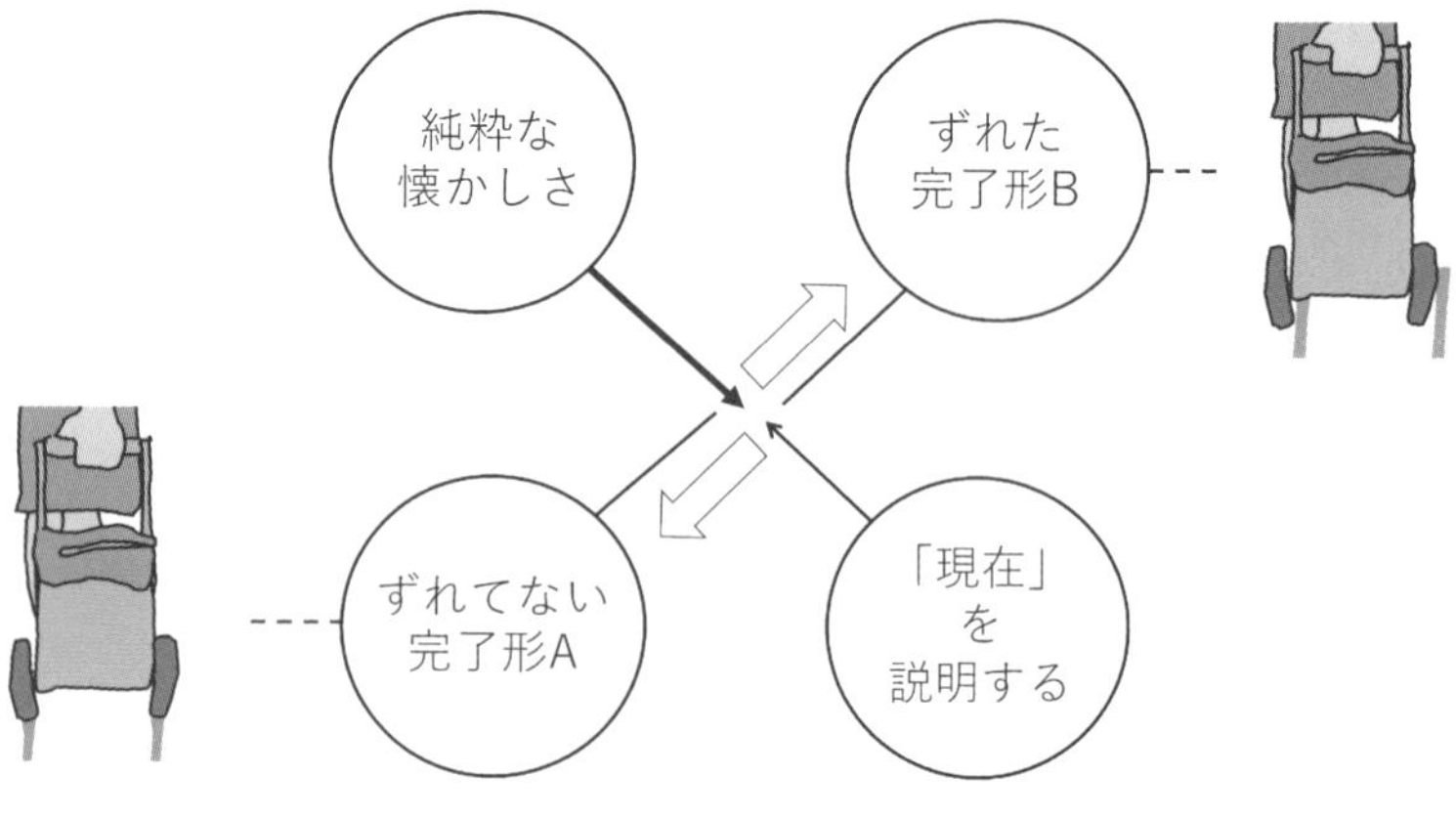

行ってみたいと思いませんか？

歌の冒頭、何か具体的なもの――たとえば携帯や財布や鍵なんかですが――を探していることが示唆されます。そういうものを探しても、どうせ見つからないだろうから、「それより僕と踊りませんか」ということになる。

ところが歌は、その曲調ともあいまって、探すことを否定し、探すことではない踊りに転じろと言っているようではない。探しものをする「あなた」と一緒になって動く「僕」が、探すこと自体をいつの間にか踊りにしてしまうような、そういう感じです。

だからこそ、具体的なものを探すのではなく、探すこと自体が目的とされるような動きが進行し、そこから地続きとなる夢の中へと迷い込んでいく。

同じく陽水の「少年時代」にあるように、

夢はつまり　思い出のあとさき

であって、夢は決して具体的な懐かしさ（思い出）ではなく、純粋な懐かしさを意味するのです。

何かモノを探すことからから出発し、モノとコトの混同を経由しながら、いつの間にか探すコトへと変容する。そして、モノ探しという意味での「探しもの」を無効にし、宙吊りにしてしまう。

それは「探しもの」をいつしか夢の中へと迷い込ませ、純粋な懐かしさで満たしていく。それが

「夢の中へ」には示されています。
陽水はまるで、毎日がデジャブのようです。

ナッシングを探す

英語なら便利な言葉、ナッシングがありますね。何も探していないことを「ナッシングを探している」という。それは探すことの否定ですが、否定形の意味をそれこそ肯定的に展開すると、「探しているものがないにもかかわらず、ただ探す」ことになる。

探索する対象が不在のまま探すのですから、ただひたすらいろんな場所を探すことになる。カバンの中を開けたものの、なぜカバンなのかの根拠はない。ただしカバンの隅に入っていたメキシコのペソ貨幣を見つけて、そういえば何年か前に旅行してそのままになっていたのだな、という感慨を持つことになります。

机の中を見てみても、見つかるはずがない。なにしろ何を探しているのかわからないのですから。そして机の中にも、昔「大事にしないと」と思って机の中にしまった友人からの絵葉書や古びた鍵、誰かに土産としてもらった小さな鈴のついた猫のキーホルダーなどを見つけては、懐かしく思う。

さらにはよくわからない岩石片を見ていぶかしく思っていると、奥から外国への航空券が見つかった。岩だらけの海岸で、その岩石片を見つけた瞬間の映像をありありと思い出す。何かを探すことによって想定もされなかったものが見つかり、さらに新たなものがそこから見つかる（図38）。

探すモノを不在とした探しものだからこそ、探すこと自体の運動はやめられることがなく、これとは無関係な「何か」が、「探しモノ不在の探しもの」のさらに外側からやってくるのです。その「何か」はとめどもない外部からの奔流だからこそ、さまざまな事物のいずれかの懐かしさとも無関係な「純粋な懐かしさ」となる。もう少し説明しましょう。

純粋な懐かしさへ

見つかった航空券や岩石片は、もともとあったものとは言えません。ここで発見したということは、「新たな意味のものとしてここに出現した」と言ってもいい。今まで見つからなかったのは背景に溶け込んでいたからです。つまり見つからなかったときには、意味を持っていなかった。だから航空券や岩石片ですら、「見つかったときに現れた」。かつてなかったものが、外からやってきたのです。

つまり岩石片の懐かしさは、その破片が元来持っていたものではない。岩石片と航空券の関係を見出したとき、ありありと思い出されたその光景は、あなたが経験した

図38

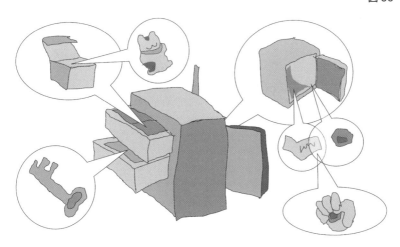

過去に実在したものと思いたいでしょう。しかしこれもまた、あなたが思い出したときの新しい文脈で脚色され、変質させられ、まったく別なものにさえ変えられている。つまりその光景も、光景のリアリティも、外からやってきたのです。外からやってくるからこそ、探しものの過程で経巡《へめぐ》るさまざまな懐かしさを超えた、純粋な懐かしさがやってくるのです。

たしかに探しモノ不在の探しものは、その過程で鍵の懐かしさや、猫のキーホルダーの懐かしさ、岩石片の懐かしさを呼び込みます。しかし終わりのないナッシングの探しものは、やがて探す行為そのものとなり、ダンスとなり、純粋な懐かしさである「夢の中へ」入っていく。**純粋な懐かしさは、個別的な懐かしさの総体ではなく、個々の懐かしさを超えた、個々の懐かしさとは無関係なものなのです。**だからそれは、個別の外部からやってくるしかないのです。

さて陽水を参照し、ナッシングの探しものによって、「夢の中＝純粋な懐かしさ」が外からやってくることを示しました。ここで図37のデジャブに、再び戻ってみましょう。

車輪と轍が「ずれた」現在完了と「ずれてない」過去完了の空隙。このギャップこそが、記憶をたどろうとするときのナッシングという探しものであり、探しモノの不在を意味するのです。

ギャップとは、埋められることのない「ずれた」と「ずれてない」の齟齬ですから、これをいかに埋めようとさまざまな記憶をたどっても、答えは見つかりっこない。それでも頭の中のカバンや机の中を探し回ることによってさまざまな事物が外部からやってきて、果てに純粋な懐かしさ＝夢の中がやってくる。

こうしてデジャブは現在完了と過去完了の共存によって探しモノの不在を作り出し、探すこと自体の連鎖をもたらすことで、純粋な懐かしさを呼び込むと考えられます。

3-5 唐揚げを見ていて現れたデジャブ

ぼーっと唐揚げを食べている学生には何が起こっていたか

おばあさんのカートに関するデジャブ体験と、そこから考案されたデジャブのモデルの話を大学の講義でしたあと、質問がないか聞いてみました。すると学生さんの一人からこんな質問がありました。

「最初想定していた因果関係と、本物だった因果関係のずれでデジャブが起こった、というのはわかるけど、一般性がないのではないか。自分の場合、このあいだ友達と唐揚げを食べながらぼんやりしていたら、突然デジャブが起こった(図39)。これはカートのケースと違うのではないか」

デジャブはこのように、リラックスした雰囲気の中でぼんやりしているときに起こることが多いと言われています。ソファに座って家族とゆったりしているときとか、あるものをぼーっと眺めているとき、ぼーっと無意識に思いをめぐらしているとき、そういうときに起こるのです。その意味で、状況的には私のおばあさんのカート体験もこれに一致していますが、唐揚げのデジャブの場合、たしかに因果関係という感じはなさそうです。では、これをどう考えたらいいのか。

おそらく、ぼーっと唐揚げを食べ、ぼーっと唐揚げを眺め、「唐揚げだぁ」と思っていたのでしょう。すると考えるべきは、この「唐揚げだぁ」という判断の現れ方になります。

この場合のように目の前にあるものを判断する場合、「物としての判断」と「性質としての判断」がともにあると考えられます。それぞれの判断について、目の前の現実の唐揚げと、他の一般的唐揚げとの対比がなされることになります。

目の前の皿の上にある、「この唐揚げ」という唯一無二の唐揚げを基準として、あなたはさまざまな過去に経験された唐揚げに思いを馳《は》せ、目の前の物がたしかに唐揚げであることを確認しようとするでしょう。もっと強く揚げて焦げ茶色になった唐揚げや、モモ肉ではなく胸

図39

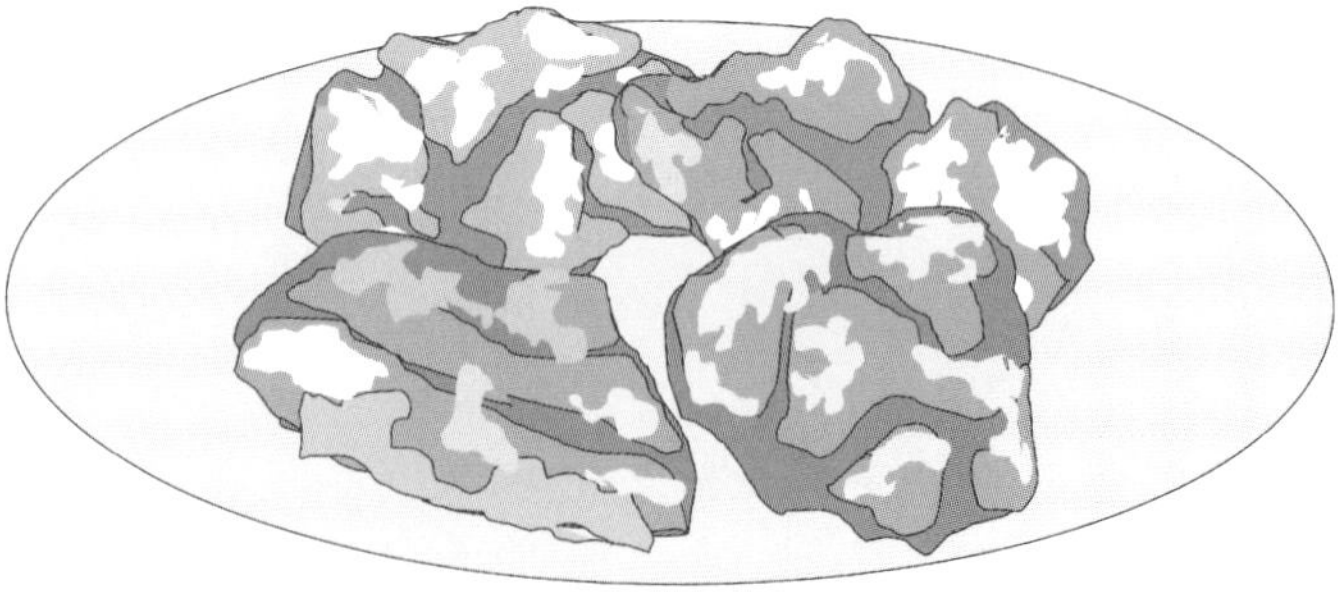

肉を使った淡白な唐揚げ、ニンニクたまり醬油に漬け込んだ唐揚げなど、あなたは過去の記憶のリストから多様な唐揚げを挙げつらい、そのリストに目の前のものと同様の唐揚げを見つけ出そうとします。

こうして「この唐揚げ」が過去のさまざまな唐揚げの集まりと対比され、物としての唐揚げか否か判断されます。同時にこの唐揚げが、未来に備えて新たに記憶される強烈な唐揚げとなるか否か吟味されるでしょう。すなわち「物としての判断」は、過去と未来を引き連れた現在のこの唐揚げ、という体裁をとっています（**図40左の三角形**）。

同じく、ぼーっと見られた唐揚げは、性質においても唐揚げか否かが詮議されます。目の前にある唐揚げは、「さっくりとした、モモ肉の、片栗粉をまとった、生姜醬油に漬け込んだ」唐揚げです。果たしてこの性質の束が、過去に経験された唐揚げの性質の束と対比されることになります。そしてやはり未来に備えて、ここで得られたものが記憶されるべき性質か否か評価されることに

図40

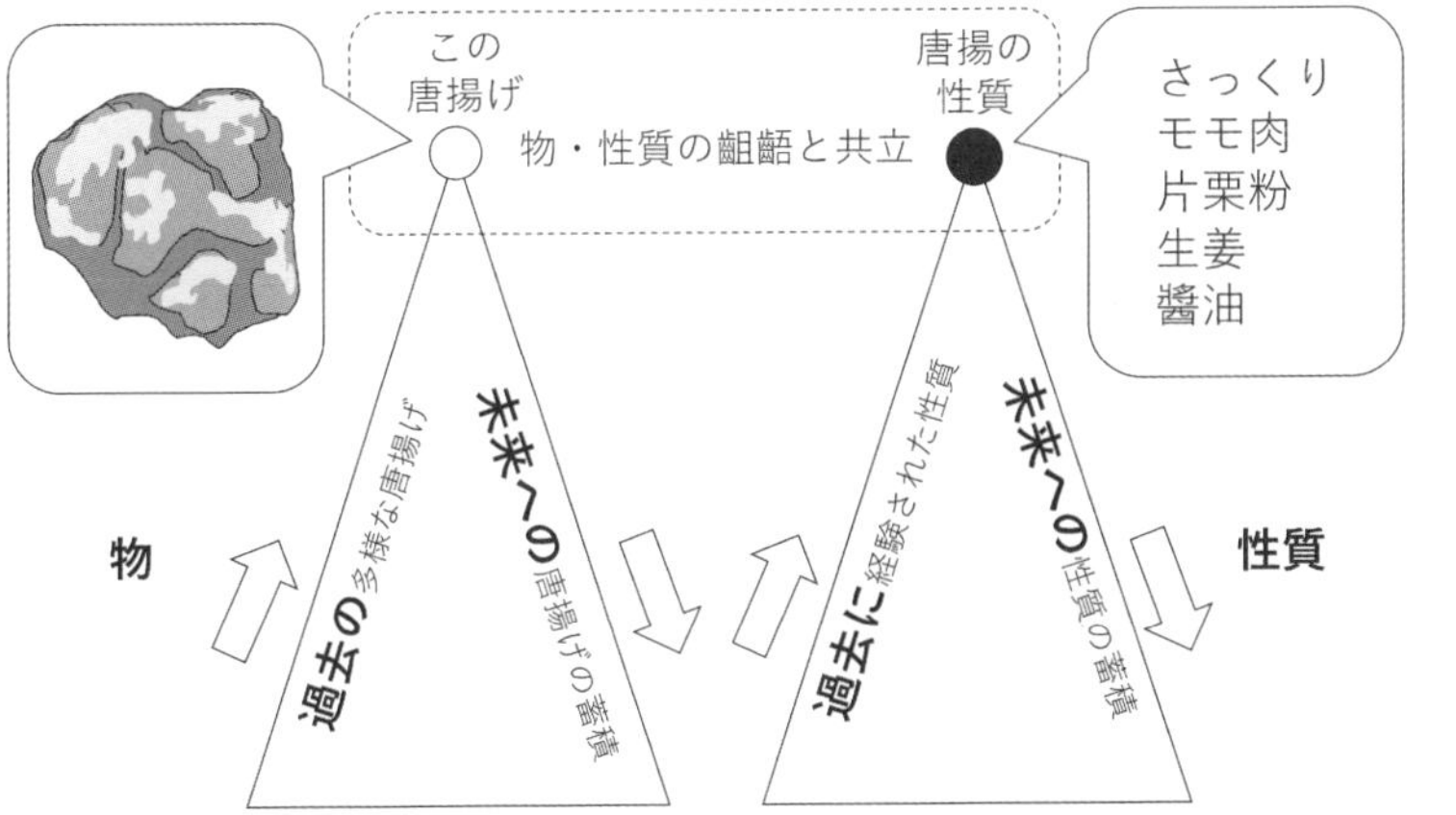

なります。これもまた、過去と未来を埋め込まれた「唐揚げの性質という現在」だと考えることができるのです（図40右の三角形）。

物と性質の間にギャップが開いた

おばあさんのカートにまつわるデジャブでは、「現在完了」と「過去完了」が排他的でありながら共存していました。唐揚げの場合、「物としての判断」と、「性質の束としての判断」は、排他的だったのでしょうか。

一般に物と性質に関する判断は一致すると思われますが、おそらくデジャブを伴った「唐揚げだぁ」体験では、両者は辻褄が合わなかったのでしょう。

たとえば、唐揚げを漬け込んだタレに、通常より大きめの生姜の切れ端が混じっていた。それは唐揚げの表面に、まるで昆虫の足のような感じで突き出ている。よく見れば生姜の切れ端で、性質の束としては理解できるものの、見た目の感じ、物としての感じは、どうにも虫に見えて違和感を抱く。このような場合、頭ではわかっていても感覚として唐揚げだと感じることができないという事態が生じるでしょう。このとき「物としての判断」と、「性質の束としての判断」は、排他的でありながら共存することになります。

それは本来一致すべき、物としての唐揚げと、性質としての唐揚げとの間にギャップが現れることを意味します。性質の束としては、これが唐揚げであることを支持できる一方、どうも物としての唐揚げは虫の足が突き出た何かに見えてしまう。そのシルエットがあまりに強烈で、唐揚げという物を確信させるに至らない。だからそこに初めて、物としての唐揚げ判断と、性質としての唐揚げ判断の間に違いが生まれてしまうわけです（図41）。

二つの判断がぴったり一致するなら、一方は他方に置き換えられ、消えてしまいます。二つの判断が共存することはないでしょう。あるいは一方のみの判断が正しく他方は誤っていると判断されるなら、誤っている判断は消え、やはり二つの判断の共存はない。**異なる判断ながら、その違いが微妙なとき、「物として」と「性質として」の異質な判断が共存し、その間のずれ＝スキマ＝ギャップを露わにするのです。**

ここでは現実である目の前の唐揚げは、性質においては説明され完了されましたが、物においては現実との関係を断たれたまま、しかしその説明は宙吊りのまま残っている。それはまさに現在完了と過去完了の共立なのです。

物としての唐揚げと、性質としての唐揚げの間のギャップが、「不在としての唐揚げ」です（図41）。「夢

図41

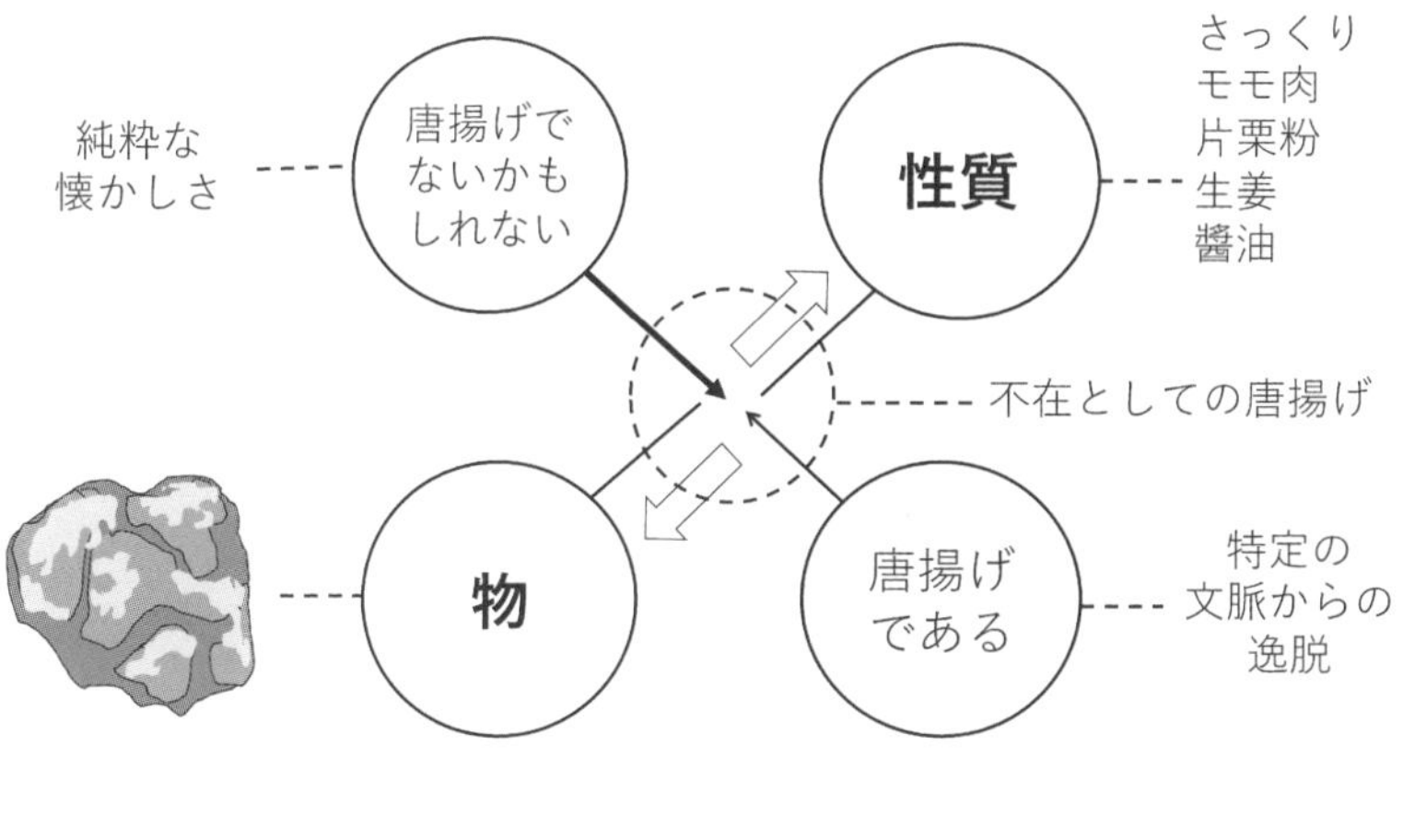

の中へ」で探されるナッシングがこうして出現する。「唐揚げである」と判断する際の、物と性質に関する違和感がナッシングとして結実し、ナッシングを探す記憶の経巡りが始まる。

ナッシングを探す終わりのない旅は、唐揚げではないさまざまな事物を外部から召喚し、それに伴う記憶を召喚し、その外部にある純粋な懐かしさを召喚する。こうして、ぼーっと眺めていた唐揚げから、デジャブが引き起こされるのです。

さて、おばあさんのカートのケースと唐揚げのケースを通して、デジャブのメカニズムについてまとめておきます。二つの判断の違いが宙吊りにされ、二つの判断を共立させる。二つの判断の一方がやや妥当、他方がやや不当という状況がうまく作られると、判断とは説明であり完了であるから、妥当な判断が「現在完了」を、不当な判断が「過去完了」を作り出すことになる。この現在完了と過去完了の共存が、デジャブを生み出す。

二つの判断の齟齬は、記憶探しにおける探しモノの不在（ナッシング）を作り出す。ナッシングの探しものだからこそ、その探索は終わりがなく（だから逆に、唐突に終わる）、探しものの外へ外へと経巡っていく。だからこそ、個別的な記憶や懐かしさとは無関係な「純粋な懐かしさ」が召喚される——こういうわけです。

デジャブはこうして我々に、なんら疑問の持ちようのない認知や知覚の底にあるものを炙り出してくれます。デジャブは特殊な現象ですが、実はこれを包含する現象として、私たちがつねに感じている「いま・ここ」が成立していると考えられます。

それについては次章で論じますが、その前に、一般的な「いま・ここ」とデジャブを接続する意味で、私の受動的時間に関する体験を述べておきたいと思います。

3-6 お茶を忘れたから、おにぎりがホカホカだった

迷った末のおにぎり弁当

つい先日のことです。都内からほど遠い場所の駅にいたのですが、列車が来るまでにだいぶ時間がありました。そこで駅から出て近隣のスーパーで弁当を買うことにしました。本当は弁当を買うか、一本列車を乗り過ごしてどこかの食堂に入るか、目的地に着いてから遅い昼食とするか、そのいずれをも選択肢として残したまま、とりあえずスーパーに入ったのです。

スーパーの弁当といっても多様です。私を迷わせるにあまりあるものでした。最近の塩鮭は安価なチリ産が出回り、かつ薄塩になってたいへんおいしい。塩鮭と赤飯の組み合わせが、自分にとっては最強のセットです。ただ赤飯は、米粒が立った、いかにも強飯《こわめし》という感じが自分には欲しいのです。やわらかく炊かれて粒がクタッとなった赤飯は、自分にとって赤飯ではありません。

このスーパーの赤飯はラップで強く巻かれているので、炊き加減の固さは見るだけでは判然とし

ません。つぶれているようにも見えますが、意外とちゃんと固いかもしれない。ごま塩の黒の、赤飯に色が移る程度も気になるところでした。

なにより弁当のご飯とおかずの組み合わせが、迷わせる最大の原因でした。赤飯弁当に入っているおかずはカボチャやひじきが目立ち、ぼやっとした印象です。一方、塩鮭の入った弁当は海苔を敷きつめた白いご飯なのですが、サービスのつもりなのか大きなコロッケが入っていました。揚げたてならともかく、私はさめた芋のコロッケが苦手でした。特にパン粉が細粒で、とりわけ油っ気のないコロッケは好きではありません。

塩鮭弁当を取るか赤飯弁当を取るかは――赤飯が柔らかそうなこともあって――塩鮭に軍配が上がりかけていました。しかしやはりコロッケの負の力によってこれも却下され、結局、私は弁当を諦め、おにぎりのコーナーへと進みました。

買ったのは、小さなおにぎり二個、鶏の唐揚げ一個、卵焼き、たくあん漬けと柴漬けが皿に盛られ、ラップで包まれたおにぎり弁当でした。一部を海苔で巻かれている小ぶりのおにぎりは、中に特別の具材が入っているとは思えませんでした。それでも海苔が全面を覆っていないので粒の立った米粒が輝いて見え、たった一個しかない唐揚げを慈しみながら食べるのも、なんだか逆においしい体験を予感させました。

おかげでおにぎりホカホカだわ

量が少ないこともあって、これだけの食事にわざわざお茶を買うのも馬鹿馬鹿しいと思ったのですが、迷った挙げ句、スーパーから駅への道すがら、自動販売機でお茶のペットボトルを買いました。おにぎり弁当とお茶を別々に持って駅のホームにたどり着き、ベンチがないのでホームに座り込みました。

しばらくすると列車がやってきました。ところが列車は思いのほか車列が短く、最後尾の車両は私の前を通過して、ホームのかなり先のほうで停まりました。停車時間はそんなに長くありません。私は焦って立ち上がり、列車へ滑り込み、座席に座ったのです。

列車が走り出し、おにぎり弁当を食べようと思って、すぐ気づきました。ペットボトルのお茶をホームに忘れてきたのです。封も開けられていないペットボトルのお茶は、誰もいないホームで、ひとり佇んでいるに違いありません（図42）。

悩んだ挙げ句に買ったお茶だっただけに、何をやっているんだと自責の念にかられながらも、おにぎり弁当の包みを開け、頬張るつもりで手に持ちました。ところがこれが思いのほか温かい。いや、おにぎりは、かなり握

図42

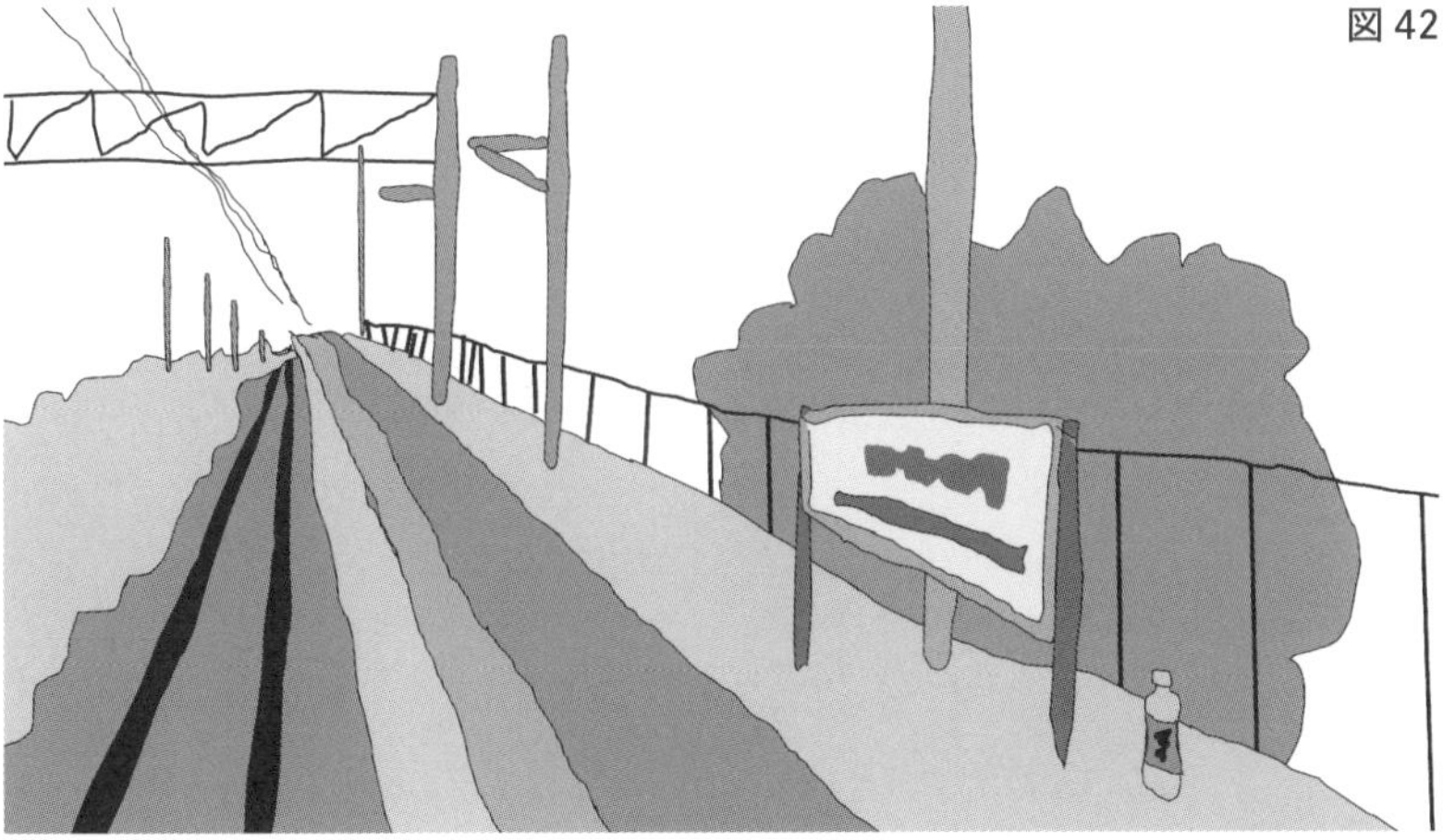

りたてであるかのように温かだったのです。

その瞬間、私はまったく馬鹿げたことながら、こう思ったのです。

「ああ、よかった。ペットボトルのお茶を忘れてきたから、おにぎりがホカホカだわ」

自分でも予想もしなかった考えが、突如、頭に浮かんでしまったというわけです。

常識的には、お茶を忘れてくることと、おにぎりがホカホカだったことは無関係でしょう。わざわざお茶を忘れてこなくても、おにぎりはホカホカだったと。むしろ話としては、イソップの酸っぱい葡萄《ぶどう》に近いものでしょうか。葡萄の実が樹木の上のほうに実っているが背の低い狐はそこに届かない。負け惜しみの強い狐は「あれは酸っぱい葡萄だ。だから取らないんだ」と。私もペットボトルを忘れたのが悔しくて、思わず「忘れてよかった」と思ったのでしょうか。

別に一人でいて誰に対して強がるわけでもないので、負け惜しみというのは当たらない気がします。では魔法使いのように、おにぎりをホカホカにするために、わざわざお茶を忘れてきたのでしょうか。もちろんこれも違います。

ダメットの酋長とどこが違うか

似た話に、マイケル・ダメットというイギリスの哲学者の考えた問題があります。

遠く離れた場所、時間的にはとっくに終わっている若者のライオン狩りが「成功するように」と踊る酋長の話です。酋長は別に過去を変えようとしているわけではないのですが、「踊ることによってつねにライオン狩りは成功していた。だから踊るのだ」という信念のもとに踊るのです。

ホカホカおにぎりの場合、酋長よりも訳がわからない点は、「おにぎりをホカホカにしようと意図的にお茶を忘れた」のではない点です。酋長はライオン狩りが成功するようにと、意図的に踊る。ところがホカホカおにぎりの場合、意図せずお茶を忘れてきて、そのうえで「ああ、よかった。忘れてきて」と思っているのです。これは非常に不合理なことに思えますが、それでも理にかなっていると考えることは可能でしょうか。

おにぎりが温かいか否かは、お茶を忘れることの前に決定されているのですから、忘れることで冷たいおにぎりが温かくなったとは考えられない。話は逆で、「おにぎりが温かかった場合、まるでその見返りであるかのように、私は必然的にお茶をホームに忘れることになっていた」と考えるべきでしょう。だからこそ私の意図が関与する余地はない。おにぎりがホカホカのときには、私はお茶を忘れないように努力しても、結果的にどこかへ忘れてしまうことになっていた。

とすると、話は酋長の場合よりずっと単純に思えます。酋長の場合、自分の意図によって踊るのですから、すでにライオン狩りの失敗が決定されている場合、それでも踊るとなると「踊りがライオン狩りの成否を決める」という信念と、「自由に踊れる」という信念が矛盾する。この矛盾を無効にするためには、遠い場所のライオン狩りの成否など決して知ることができない、という前提を受け入れることが必要となります。

対しておにぎりの場合、私の意図は問題とならない。意図や行為の自由を考えないのなら、「全部すでに決まっている」という徹底した決定論、徹底して受動的な時間を受け入れるだけのように思えます。私は素朴な意味で世界の中に生かされている――。

徹底した受動の能動的選択

しかし私は、そういった宿命を生きているわけでもないのです。「ああ、よかった。忘れてきて」は、自分が意図せずしてしまったこと、いやむしろ、させられてしまったことを、自らが能動的にしたと主張する構えを持っている。**受動的であることを、自ら能動的に選んだと主張しているのです**。受動的なのに能動的。それはやはりイソップの酸っぱい葡萄でしょうか。そうではないでしょう。

おにぎりとお茶があってこそ理想的な昼食だったのです。おにぎりとお茶がそろったならば自分の想定通りの昼食となって完結し、その外部の考え方、「ああ、よかった。忘れてきて」などは思いつくはずもなかった。つまりお茶の不在とホカホカおにぎりというギャップが、理想の昼食の外部――理想の昼食を自ら勝ち得たという想定の外部(=徹底した受動的時間)――を呼び込んだのです(図43)。

図43

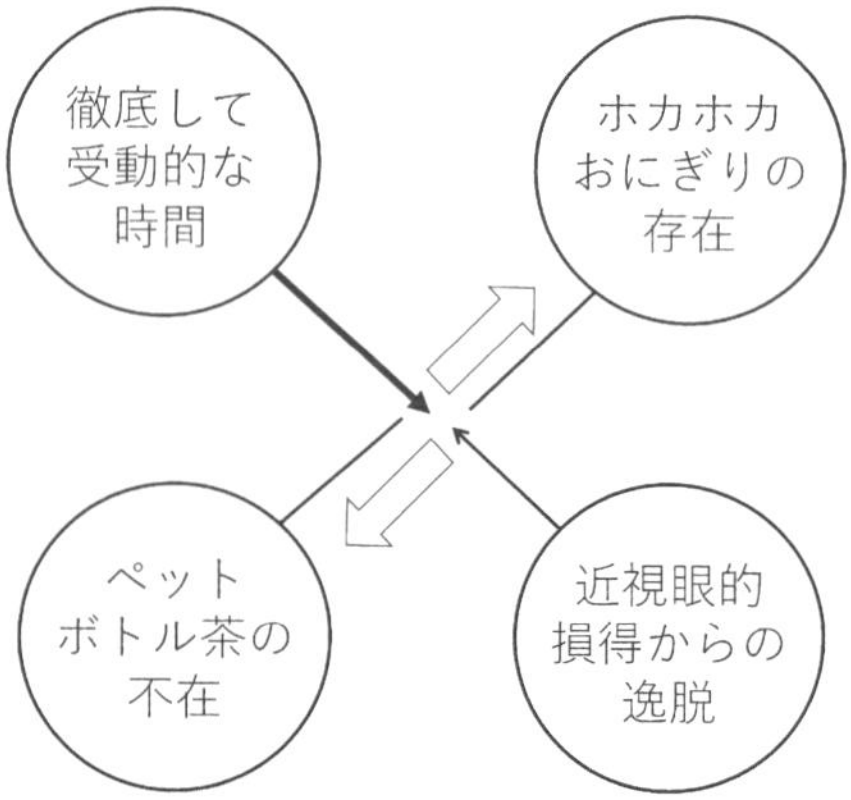

ホカホカでなかったおにぎりが、お茶を忘れたことによってホカホカになった、というのなら不合理な判断に違いありません。しかしホカホカのおにぎりは、私が感じた主観的な感慨なのです。ならばそれは、私がお茶を忘れたことに気づき、温度を感じる皮膚の感覚が鋭敏となり、だからこそホカホカであることに気づいたと言えないことはない。お茶を忘れなければ、決してそのような感覚の鋭敏さは生まれず、ホカホカであることに気づかないままおにぎりを食べたかもしれない。つまり、ホカホカおにぎりを感じた時点で、与えられた温度に鋭敏になるという受動性が徹底されているのです。それは徹底という意味で能動的と言えるでしょう。

それは受動と能動の区別を曖昧にするようなものではありません。そうではなく、徹底した受動性の能動的選択なのです。この態度の延長線上に、受動性を能動的に受け入れるためのずれ＝スキマ＝ギャップが開いた。受動的であるからこそ、現在完了と過去完了のずれ＝スキマ＝ギャップを何らかの形で埋めることができるのです。切断されながら接続されるデジャブの「いま・ここ」は、受動的だからこそ実現される。

「牛丼食ってから来いや」は、過去の否定を未来においても能動的に実現する話でしたが、ホカホカおにぎりは、過去を肯定的に受け入れて、未来の能動性を否定する話です。しかしともにギャップによって召喚され、完全にコントロールできないにしても「選択された外部」だとも言えます。これこそが外部から「やってくる」ものを受け入れる構えなのです。

第4章

「いま・ここ」が凍りつく

本書の目的は、私たちが外部を呼び寄せて生きていること、そうやってしか生きるということはあり得ないことを実感し、そこから「生を立て直す」ことにあります。そうは言っても、第1章で外部からやってきたのはお化けのようなものだったし、第2章前半でやってきたのは、「同じ」と「違う」のギリギリの攻防で現れる、ある種の錯乱でした。ろくなものじゃなかった。

第2章後半になると、日常的なリアリティこそ外部からやってくるものだと示唆されました。第3章では、外部からやってくる純粋な懐かしさとしてのデジャブについて論じました。デジャブは特殊な体験ですが、実は「いま・ここ」のリアリティも、デジャブの延長線上にあるものとして理解できるはずです。本章では、この「いま・ここ」について論じていこうと思います。

デジャブのように外部がやってくるからこそ、現在は「このいま」となる。では外部のやってこない現在とはどんなものなのでしょう。それは凍りついた時間であり、停止して散乱する「いま」です。みなさん実感がないと思いますが、まずはそれに関する自分の体験から述べようと思います。

4-1 凍てつく窓の向こう側

パチンと留め金が外れた

あれは大学院博士課程最終学年のころでした。九州の山奥で研究会があり、自分でも発表を終え、夜は飲み会に出席していました。話題は、研究のテーマの底で何を狙っているかといった高尚なものから、うまそうな郷土料理の店まで多岐にわたりました。

　そのとき突然、曖昧で漠然とした不安が、胸に広がってきたのです。最初は「考えても無駄なのではないか」といった自嘲気味の冗談のようなものだったのですが、それが自分の中でしだいに大真面目な問題として広がり、抑えられないほど心臓がばたつく不安へと成長していきました。

　そのとき、何かパチンと弾けるような、留め金が外れたような感覚がありました。これは音がしたわけでも、触感があったわけでもないのですが、「あ、外れた」という感覚だけは鮮明にありました。すると突然、目の前の景色が遠のいたような感じ、風景が色褪せた感じになって、リアリティを失ったのです。

　目の前の風景は**図44右**に示すように、凍った窓ガラスの霜を肘でこすって一部を溶かし、その溶けて透明になった部分から覗いているような見え方になりました。

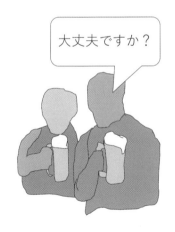

図44

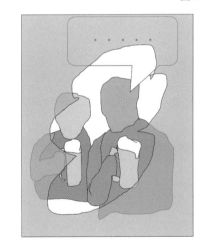

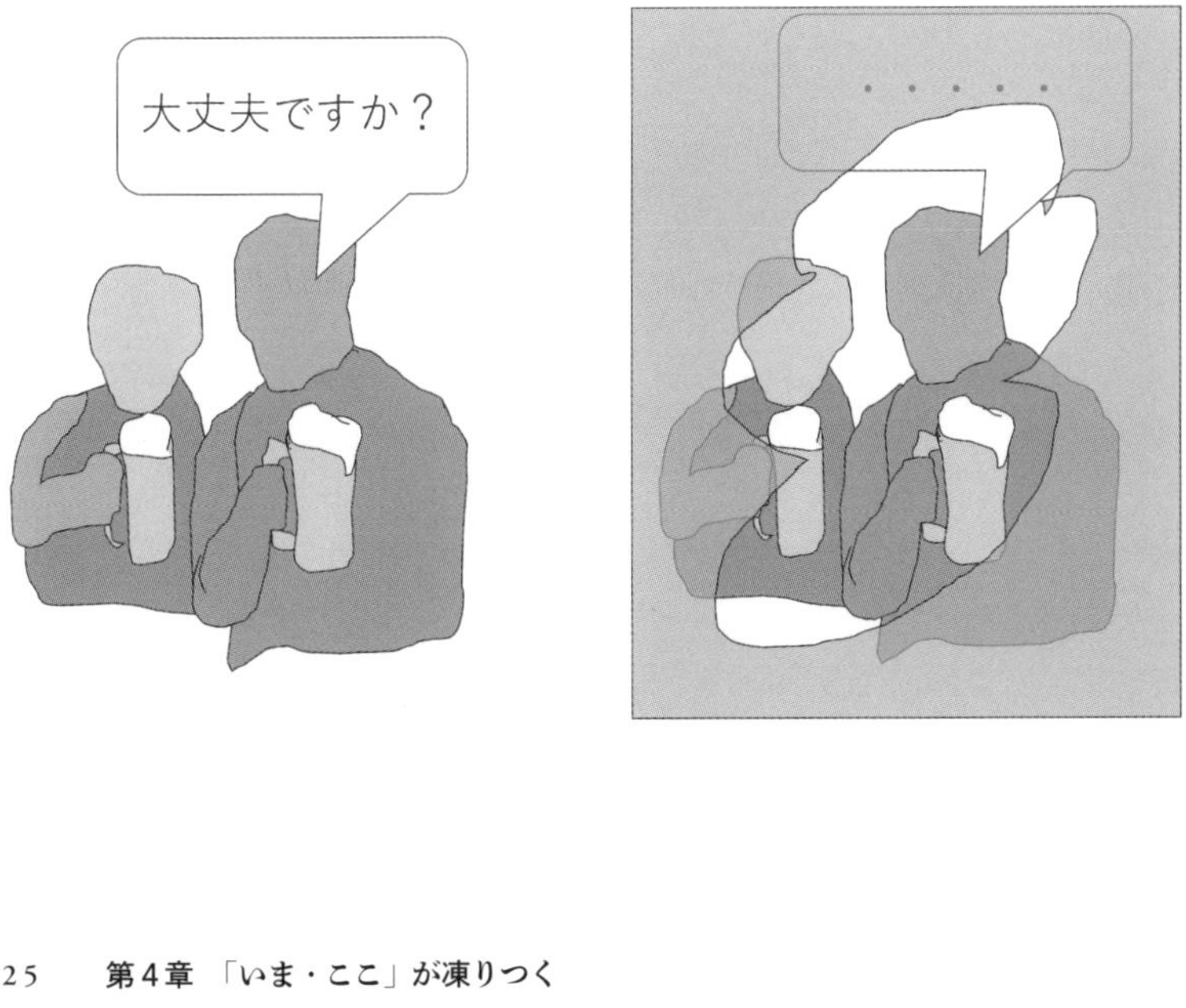

視界の周辺は不明瞭で不透明となり、風景から色を感じられなくなっていました。

視界の急激な変化にたじろいだ私は、きっと様子もおかしくなっていたに違いありません。目の前の人はこちらを心配そうに窺って、「大丈夫ですか」と聞いてきます。それと同時に、人の声や店の喧騒が聞こえなくなりました。図44の左から右への変化のように、今しがた「大丈夫ですか」と言った人の口はパクパクと動くばかりで、何も聞こえなくなったのです。

この状況の変化を伝えようとするのですが、声がうまく出ない。おそらく「う、あ」程度の呻きを上げるだけだったかと思います。ごくまれに目の前の人の音声が断片的に耳に届くこともありました。しかしそれに答えることができない。大丈夫かという問いに対して、気分が悪いとか頭痛や腹痛があるとかといった不快な状態は一切ないのだけれど、視覚・聴覚などで構成される世界像が変化してしまった――そう伝えようとしても声が出ないのです。

そうこうしているうちに、状況はもっと悪くなりました。目の前にモニターのようなものが現れ、断片的に聞こえてくる言葉や、何か言おうと思って頭に浮かんだ言葉について、それがどのような意味で使われるのかの一覧のようなものが羅列され始めたのです。

ビールの可能性の列挙が終わらない!

「ビールのお代わりでももらうか」という声の一部、たとえば「ビール」が耳に入り、それに反応しようとすると、ビールにまつわる定義やら過去のビールにまつわる思い出が現れ、それに続いて、ビールという言葉の使われる状況が可能な限り列挙されていくのです(図45)。

小学生のころ友達がなめたビールが苦かったという言葉がモニターに浮かぶと同時に、そのときの光景や友達の声音、それを聞いた自分が「子供というのはその友達のようにちょっと悪ぶったりしていても親の目を盗んで空のビール瓶を逆さにしてなめる程度にカワイイものなのだな」と思ったときの感覚（自分も子供だったのに）が言葉として思い出されるのでした。

ビールに関する列挙はそれにとどまらず、いくらでも続きました。私は、自分がそれらさまざまなビールの意味のうち、どの意味においてビールという言葉を使おうとしていたのかが判断できなくなり、ビールという言葉が飲み込まれて、声が発せられなくなるのです。

「いや、ビールはいらないです」と言おうとすると、ビールだけではなく、「いや」「いらない」「です」といった言葉一つひとつに対して意味の列挙が始まり、自分がどのような意味を選択し、文全体として何を言おうとしているかわからなくなる。何か言おうとするごとにモニターの画面が意味の列挙を開始し、私を絶句に追い

図45

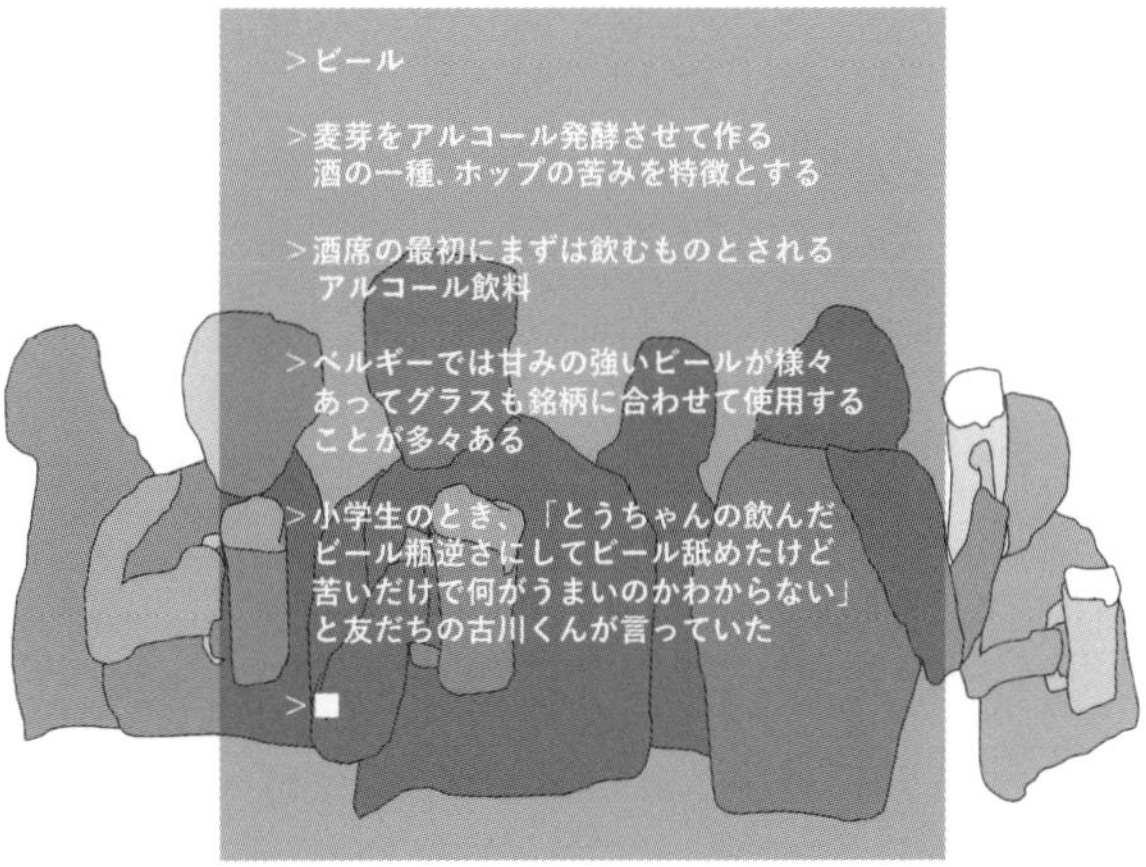

>ビール
>麦芽をアルコール発酵させて作る
酒の一種。ホップの苦みを特徴とする
>酒席の最初にまずは飲むものとされる
アルコール飲料
>ベルギーでは甘みの強いビールが様々
あってグラスも銘柄に合わせて使用する
ことが多々ある
>小学生のとき、「とうちゃんの飲んだ
ビール瓶逆さにしてビール舐めたけど
苦いだけで何がうまいのかわからない」
と友だちの古川くんが言っていた
>■

込むのでした。

もはやモニター画面は一面で停止することはなく、スクロールを始めました。ものすごい速度で画面がスクロールするから、肉眼で画面を追うことはほぼ不可能なはずです。しかしなぜか列挙されるそれぞれの意味が私には逐一理解されるのです。いや、理解しているかどうかなどわかりません。ただスクロールし続ける画面のすべてが理解できている、という全能感が自分にあったことは確かでした。

可能なすべての意味、私が作り出そうとするすべての意味が、その可能性を羅列されて、私は一歩も動けない。一瞬一瞬が、すべてそのような形で停止に追い込まれるのです。モニターのスクロールは、私の感じる時間とは無関係なところで動く運動だったのでしょう。それは無時間的な運動だったのです。一瞬の判断の中に無数の意味が羅列され、散らばり、時間を凍りつかせる。そこには、以前や以後と接続できない、停止した「いま」だけが散らばっていたのです。

だいぶあとになって、このときの私の体験が、統合失調症の一つの症例である離人症に典型的な症状であることを知りました。時間が流れず、「いま」「いま」「いま」と今だけが散乱している。そういう感覚を離人症患者は持つということでした。それはまさに自分の体験に整合するものでした。これもあとになって精神分析の専門家と話をする機会があったので聞いてみると、統合失調症だけではなく、定型者（平凡な我々）を含むさまざまな人にそういう症状は起こるのだと言われました。

ただし私の体験は、単に時間に関する変性意識というだけはありません。実はこのあと、「**死ぬ**

より怖い恐怖があるのだ」と感じざるを得ないような、猛烈な恐怖がもたらされたのです。

4-2 終わらないことを終わらせようとする恐怖

スクロールが止まり、死が点滅する

発しようとする言葉に対していちいち現れる意味の羅列は、それだけならどうということはないものです。問題は、この止まらない運動、無限に続く羅列を、止めようとするものの出現なのです。それが何であったか説明しましょう。

たとえば図45に示したように「ビール」の意味がリストアップされたとき、次のようなものが加わってしまう。「その容器であるガラス製の瓶は、割ると鋭利な刃物となり、体を切れば死に至る」といったものです。その意味はビールの本質を捉えるものではなく、ビールを語るうえでは蛇足のようなものです。にもかかわらず死に至るという部分——「死ぬことに使える」という文言など——が気づいた途端にハイライトされ、点滅する。それがスクロールする画面を止めてしまうのです。

「死」はすべての言葉において現れました。まったく無関係な言葉からも芋づる式に現れるのです。

居酒屋のレジの奥に吊るされたカレンダーを見つけると、最初はカレンダーの常識的な意味が現れます。しかし意味のリストの先には、「カレンダーの裏側はツルツルした白紙であることが多く、(昭和の)子供は裏に絵を描いて遊んだ」や、「裏側が白紙の場合、ハサミで切ってメモ用紙にも使える」などが現れます。そうなるとここから「ハサミ」の意味がモニター上に現れ、「紙を切る」「髪を切る」「ブリキなどの金属板を切る」などに連なるようにして、「手首が切れるので、死ねる」が現れる。そこで停止して、「死ねる」が点滅することになるのです。

何から始まっても、最終的に「死ねる」に回収される。それはまるで私を死に誘っているかのようでした。しかし私はそのころ自殺願望があったわけではなく、むしろ死は、幼いころから圧倒的な「永遠の停止」としてのリアリティを持っていて、絶対的な恐怖の対象、最も考えたくない概念でした。

死ぬよりつらいこと

永遠の停止としての死のイメージは、物心ついてから繰り返し見た夢で培われました。暗闇の中でマッチが一本、ポッとつきます(図46)。それが燃えるのをずっと見せられ、いずれ燃え尽きます。燃え尽きた瞬間、暗闇の中に存在するのは、ぼんやりと見える燃えさしだけになります。そうなった瞬間、その燃えさしが、その後は朽ちることも、風に飛ばされることもなく、何も変わらないということが理解できてしまうのです。この何も変わらない中に、永遠の時間が過ぎているということ――永遠の時間のリアリティ――を感じてしまう。

幼稚園に入る前か入るころにこの夢を見て、いずれ死ぬということ、死んだらそれで終わりということはこういうことなんだと実感したのです。それは私にとって絶対的な恐怖でした。終わったら最後、再び始まることのない永遠の時間が流れる。このことを自分はいずれ受け入れねばならない。子供ですから表現は違いますが、永遠の時間、永遠の停止のリアリティは、心の底から感じることができました。それ以来、「死はいずれ受け入れる覚悟を持たねばならないもの」と思うことはあっても、できるだけ遠ざけようとする恐怖の対象となったのです。

そういう私ですから、ビール瓶を割ったガラス片で体を傷つけて死ねるとか、ハサミで手首を切るとか、そういうことはふだん考えもしないことでした。もしそういう文言をどこかで目にし、耳にしても、それは自分と無関係な絵空事のようなもので、何の感慨も持つことはなかったのです。

ところが世界からリアリティが消えたこのとき、空中に浮かぶモニター上で点滅する死は、私に「死ぬよりつ

図46

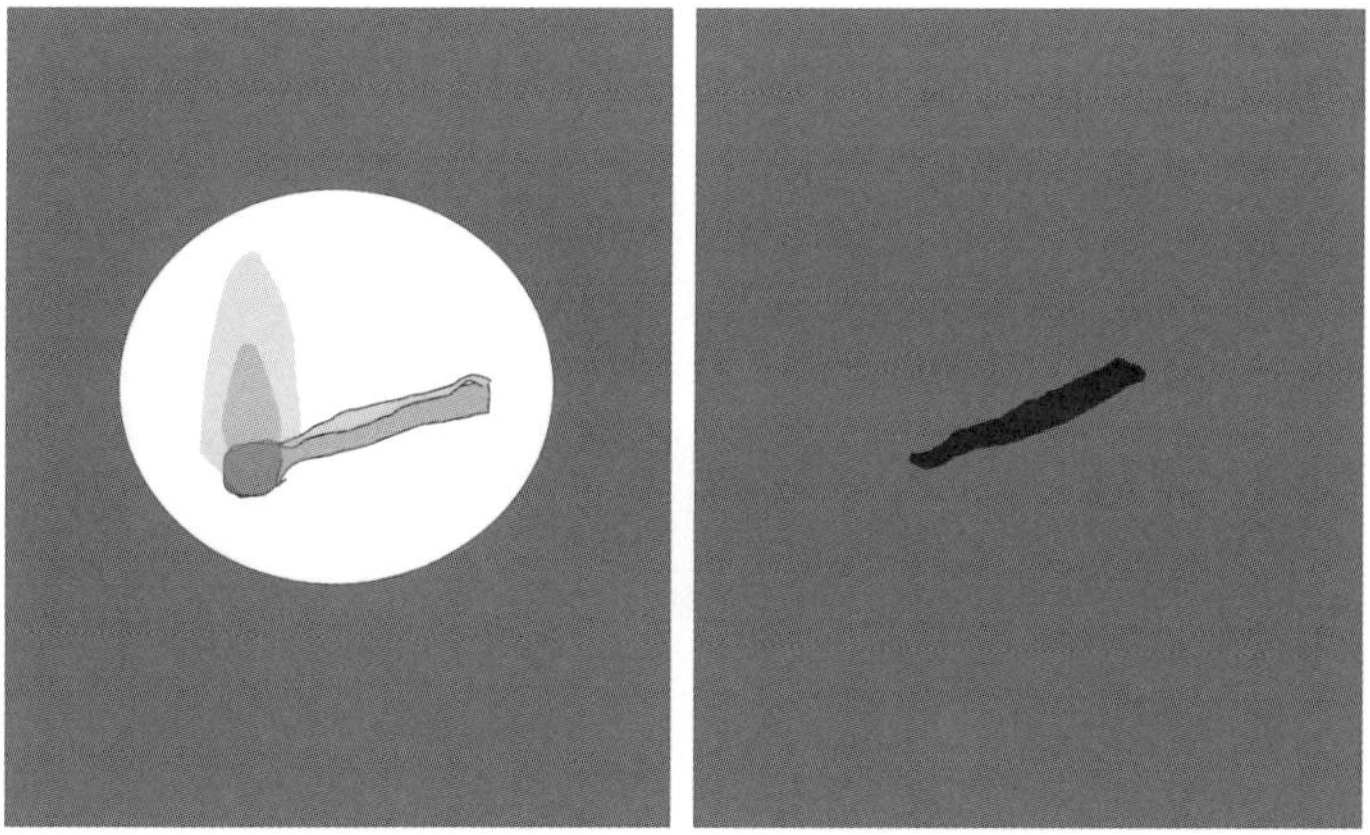

らいことがあったのか」と思わせるものでした。ビールの説明に対して、「割ったガラス片で体を傷つけて死ねる」とあるとそうしなければならない衝動にかられ、ハサミの説明に「手首が切れる」とあると、すぐさまハサミを見つけて手首を切らないと、と思うのです。それは自分で自発的に選び能動的にそうする、というものではありません。**圧倒的に受動的で、引き受けなければならない命令として私に迫ってくるのです。**

しかしそれと同時に、「絶対に死にたくない」という無意識の心の動きがあり、死への衝動に逆らおうとする。ハサミを探して手首を切ろうとするような圧倒的に受動的な衝動が自分を飲み込もうとする一方、これに抗して絶対にそちらに飲み込まれてはいけないと踏ん張り続ける。それはまるで激流の中で川底に打たれた杭にしがみつき、流されないように耐え続けるかのようでした。踏ん張り、耐えることがあまりにもつらくて、受動的な衝動に流されたほうがどんなに楽だろうと思いながら、これに抵抗する。

この「抵抗」という心の働きが、いっそ流されてしまうこと、死んでしまうことよりも、何倍も何十倍も何百倍もつらいのです。

循環から抜け出す唯一の手段としての「死」

「死ぬよりつらい、死に抵抗すること」に苛《さいな》まれ続けた私は、いったいどういう状況にあったのか。今考えるとそれは、天然知能からほど遠い状況だったのだと思います。私はまさに外部から分離されていた。外部に接することなく言葉の世界に封じ込められ、その内部を循環してしまった。その循環を言葉の世界内部において停止させようとする「私の中での試み」が、死への衝動ではなかったのかと今は思うのです。説明しましょう。

「言葉」と「言葉の意味」の関係は、天然知能図式で示した「問題と解答」の関係にあります。「ビールとは」が問題であるとき、「麦芽をアルコール発酵させて作る酒の一種」は解答になります。この状況は人間に限りません。人工知能でも計算でもそうですね。与えられた限定的文脈の中で解答し、その外部と接続することは決してない。外部とは発話のリアリティそのものです（図47左）。

解答を一回出して終わるのならよかったのですが、この解答に満足しない私の自問自答は、「それで？」を繰り返していくのです。与えられた解答は、問いであるビールを説明したうえで、新たな問いを生み出します。「麦芽をアルコール発酵させて作る酒の一種」という解答を聞いたうえで、「麦芽をアルコール発酵させて作る酒の一種であるビールとは」が新たな問いになる。この問いの循環が際限なく繰り出されていきます（図47右）。

図47

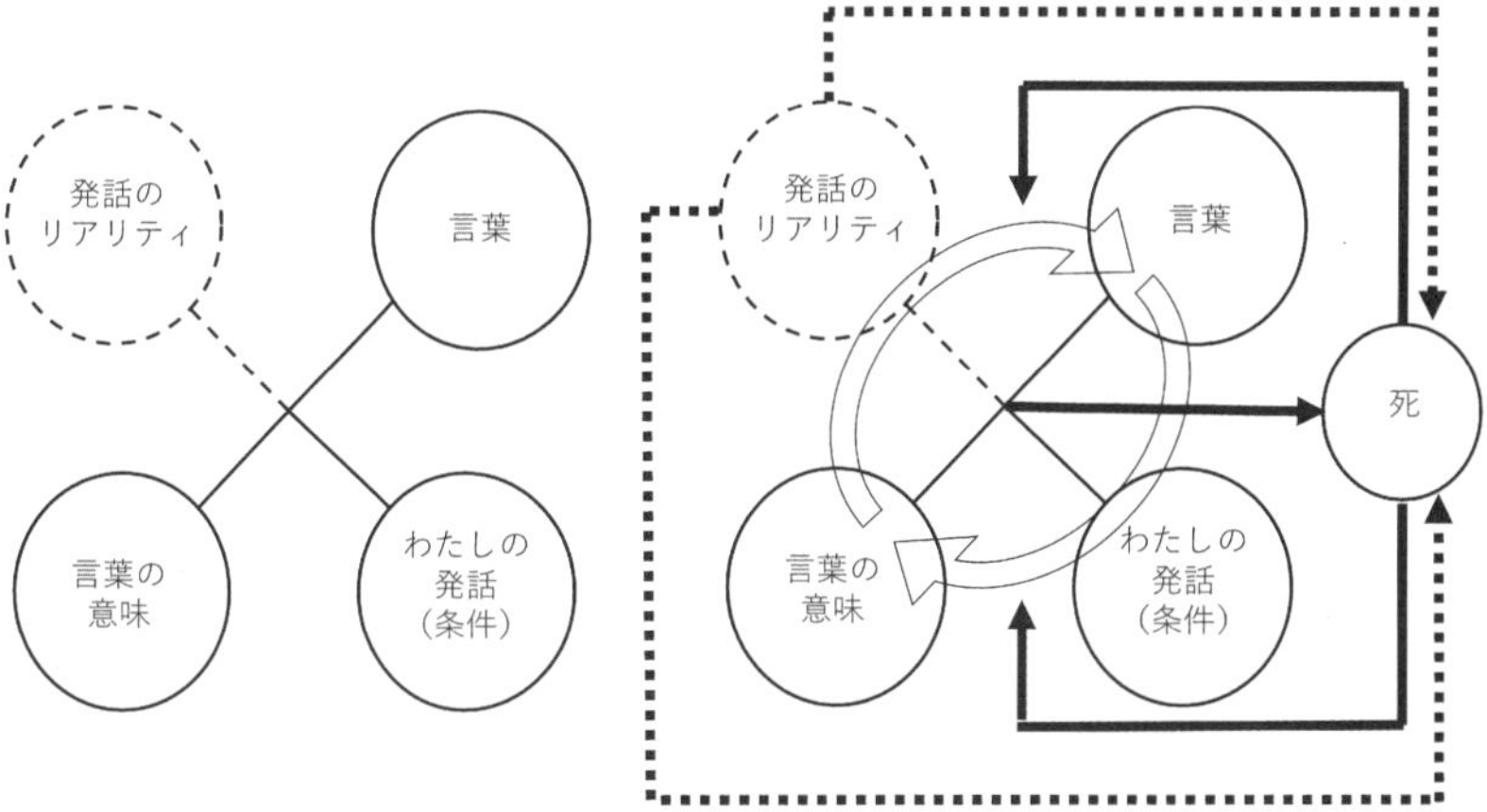

つまりビールという「言葉」に対して与えられた「言葉の意味」は再度、「それを満たすビールとは」という問いとして「言葉」に差し戻されるのです。「それで？」という自問自答は、「言葉」と「言葉の意味」の間を循環し続けることになる（図47右の白抜き矢印）。それが、スクロールし続けるモニターだったのです。この循環から抜け出す唯一の方法が、循環する装置を壊すことなのでしょう。それに無自覚に気づいた私は、この循環の中枢から「死」を紡ぎ出したのです（図47右の、死に向かう実線矢印）。

ビールに対して「ビール瓶を割って体を切れば死ねる」という意味を与える。ハサミに対して「手首を切れば死ねる」という意味を与える。こうして私はあらゆる解答を死に向かわせ、循環を停止させようとしたのでしょう。死のイメージに飲み込まれることで、「手首が切れる」は点滅し、循環、つまりはモニターのスクロールは止まったわけです（図47右の、死から白抜き矢印へ向かう実線矢印）。

言葉の暴走に肉体が抵抗する

ところが私は意識だけの抽象的存在ではないし、肉体を持たない理念的存在というわけでもなかった。言葉だけの世界である理念的世界＝記号の世界、の外部にあるだろう肉体が、かろうじて言葉の世界の暴走を食い止めようとしたのです。それは文字通り無意識の、肉体の抵抗だったのだと思います。理念的世界の外部にあるものこそ、肉体を通して「やってきた」発話のリアリティというわけです。こうして、言葉の世界が作り出した死の誘惑に、無根拠かつ無自覚に、抵抗が実現された（図47右の、「発話のリアリティ」から死への点線矢印）。

死への抵抗は、肉体による抵抗だったのです。体が思うように自由に動かせる限り、私たちは肉体というものを意識しません。ここで言っている肉体とは、目で見て触れることができる肉体自体ではありません。抽象的な存在であり、意思を持った意識だけが「わたし」だと思っているところの私が、自分の自由にならないものとして再確認するものが肉体です。その意味で「死への抵抗の苦しみ」は、言葉の世界外部に位置する肉体からの叫びだったと言えるでしょう。

最終的に私はこの体験に飲み込まれず、帰還することができました。眠れなくなったためほとんど間断なくこの体験は繰り返されましたが、それでも体が利かなくなると何日か泥のように眠りました。寝ているのか起きているのかよくわからない日が何日かあり、いつの間にかリアリティの喪失は解消されたのです。

さて、この話を聞いてみなさんは、「結局最後は肉体だけか。肉体の疲れに訴え、忘我状態となり、それによって回復するしかないという話か」とお思いでしょうか。そうではないのです。

4-3 肉体・モノに集中して外部へ

リアリティはいつ失われるか

リアリティの喪失というのは、それ以来起こっていません。起こりそうな瞬間は何度も繰り返されましたが、リアリティの喪失にまで至ることは一度もありませんでした。その直前で踏みとどまり、日常を回復することができる術を獲得したからです。**それは肉体が関与するものですが、肉体に全面的に委ねるような術ではありません**。

あやうくリアリティの喪失が起こりそうになったのは、就職してかなり経ったときでした。横になってぼーっとしていると、突然、目の前のものが遠ざかっていくような、すべてのものが単なる記号になっていくような感覚を持ちました。あのときと同じだ、と直観的に思い、なんとかしなければと感じました。

リアリティのなくなる直前でありながら、そこに至ると思われる感覚。これはなかなか描写するのが難しいものです。視界に霜が降り、色を失うような劇的変化は認められなかったからです。これはちゃんと説明しておきましょう。

小学生のころ、日曜日の昼ごろというのは別段どこかへ出かけるというわけでもなく、多くの家庭では家でゴロゴロして過ごしたものでした。小麦粉と葱と紅生姜、鰹節で、関東ではお好み焼きとしてまかり通っていた薄焼きのようなもので昼食をとっていると、近隣の家々から「NHKのど自慢」のメロディが流れ、そこに遠くから製材所で材木を切る音が重なってくる。当時の私にとって、その香りと音の作る空間こそが、けだるい日曜の昼下がりのリアリティを立ち上げてくれるものでした。

ところがこのリアリティは、それを構成する要素を過不足なく用意すれば立ち上がるかというと、そうではないのです。遠くに響く製材所の音は象徴的な役割を果たしています。それは明確に聞こえるものではなく、意識すれば聞こえるものの、意識しなければ背景に溶け込んで聞こえないものなのです。香りと音の空間外部にあって、この空間に参与する可能性のあるもの――製材所の音はその象徴なのです。

つまり、リアリティに欠かせないものとは具体的な要素ではなく、いつこの空間に参与するかわからない空間外部の潜在性なのです。窓を見ると、上空を旋回する鳩の群れが視界に一瞬飛び込んでくるかもしれず、遠くから猫の声が飛び込んでくるかもしれない。**これらの到来を待つ構えこそが、リアリティを感じる私を作り出していたのです。**

だからリアリティ喪失の直前とは、外部からの到来を待つ構えの喪失であり、外部が遮断される感覚なのです。私の視界や、いまここにある世界から何か失われるというのではなく、逆に、何かがやってくるかもしれぬという可能性が喪失する。これがリアリティ喪失直前の感じなのです。

爪と私の間に「やってくる」

さて、「あのときと同じだ」と思った私はたいへん狼狽し、焦り、なんとかしなければと思いました。そのとき、たまたま足の両親指の爪がこすり合いました。「これだ」と直感した私は、ひたすら親指の爪に意識を集中させ、親指の爪を向かい合わせにすり合わせ続けました。

私と足の親指の爪だけが、世界の中に存在し、対峙しました。私の外側には爪があるだけで、爪の外部には私しかいない。そのような状況で爪同士をこすり合わせていると、あたかも爪というモノ＝肉体を媒介として、爪にまつわるものがあふれてきたのです。

手の指の爪は滑らかなものですが、足の爪は意外にいびつで細かい凹凸があります。爪は付け根から付加成長しているはずですから、成長の様式は二枚貝と一緒です。ということは二枚貝のように、同心円状の模様か立体的パターンがあるのだろうか。そんなことを考えながら爪をこすり合わせているうちに、ハマグリの殻をこすり合わせているような感覚が現れてきました（図48）。

ハマグリの殻を思い出していたら、何年か前に学位を取って研究室を出た大学院生の言葉が頭に浮かびました。ハマグリやアサリの身を食べると、どうしても貝柱が殻に残ってしまって取れないけれど、貝柱がついている殻の凸面同士をこすり合わせると、その振動のせいか、貝柱がうまく取れる。そんなバカなと思っていると、たしかに彼は飲み会でやってみせて「ほらね」と言う。そのあと自分でも試したはずだけど、できたのかできなかったのか、その結果について記憶がない。そういった爪と

図48

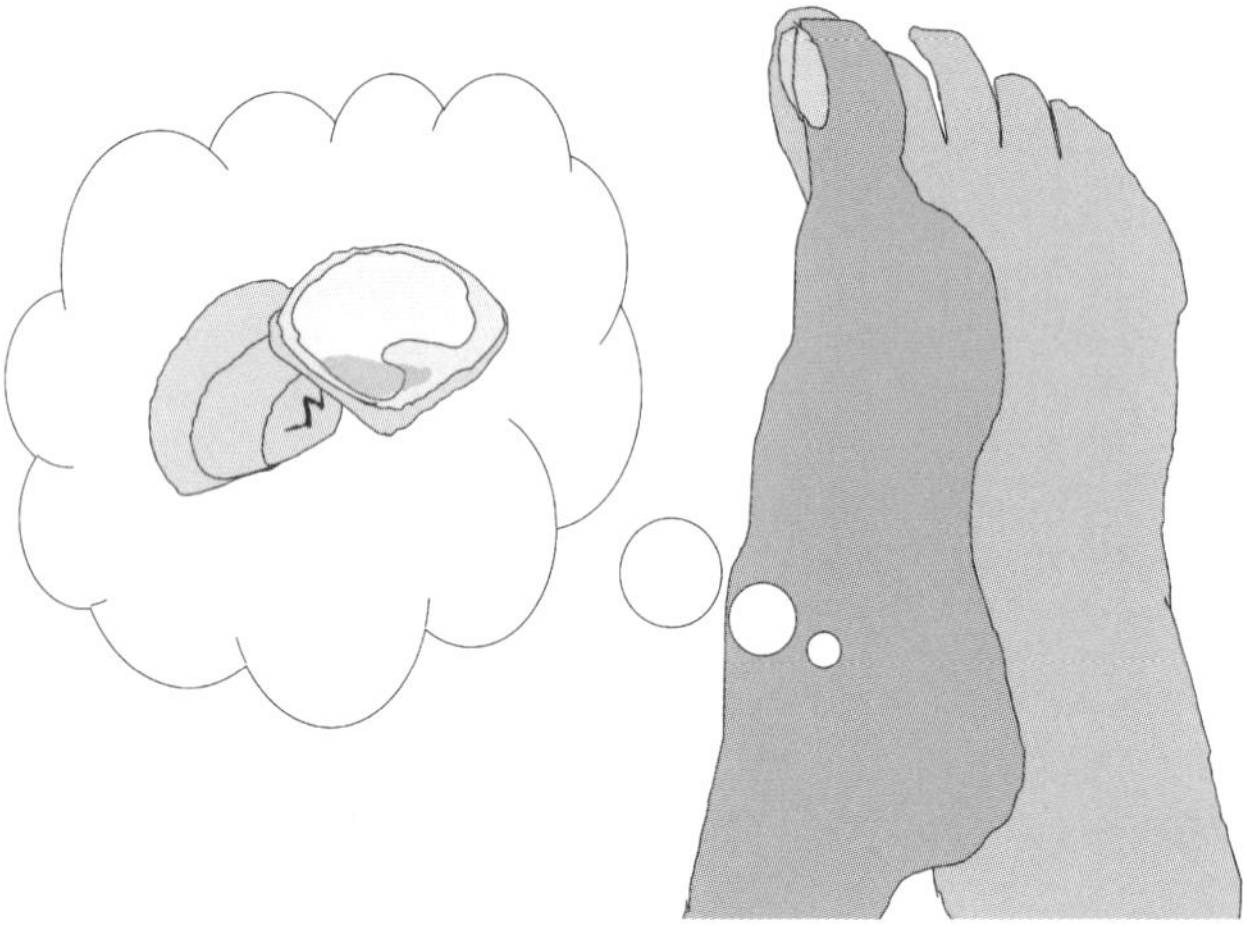

は無関係な記憶、もはや爪とは関係もなくなっている記憶が、奔流のように次々とやってきたのです。

爪、ハマグリ、飲み会の記憶のように「やってくる」記憶は、「言葉」と「言葉の意味」の間を循環し続ける過程（図47右のような）とは異なるものです。この循環は、その言葉の既存の意味を踏み越えることはありません。新たな意味を付け加えていきますが、それは説明を詳細化するような内へ内へと進む内省だと言っていいでしょう。対して足の親指のすり合わせは、爪に集中しながら、爪から逸脱し続け、外へ外へと向かう運動なのです。

爪と私の間に、なかったはずの穴が穿《うが》たれ、その穴へと流れ込む「やってくる」記憶のおかげで、私はリアリティの喪失から免れることができました。それは閉じようとした私の感覚世界に穴を穿ち、外部との接続が実現できたことを意味するものでしょう。外部との断絶によって人工知能化した私の感覚世界は、肉体（爪）を媒介として外とつながりました。

しかしここで注意してほしいのは、**それは肉体そのものを神格化し全肯定することではない**、ということです。

「他者の体」としての肉体

肉体を、「わたし」を構成する要素の一つとしてあらかじめ想定するなら、肉体はわたしにとって外部との媒介にはならないでしょう。図47に示したような「言葉」と「言葉の意味」でだけ構成される理念的わたしに、そういった肉体は記号として加わるだけです。

このとき肉体として認識されるこの「肉体」は、すでに「言葉」になってしまっている。「肉体」はわたしを定義しようとする要素になり、わたしに操作される対象になってしまっている。鍛えることのできる肉体は、記号化されてしまっているわけです。

肉体は、自分の思い通りに動かず、操作できず、自分のというよりむしろ、「他者の体」であると認識されて初めて、外部へ接続する媒介として発見されるのだと思います。他者の体であるがゆえに、わたしには意味を見出すことができず、意味を見出そうとするわたしとの間にギャップが開かれる。つまり**意味の見出せない体だからこそ、外部を召喚する仕掛けとなる**。鍛えることのできる肉体は、わたしのモノであるが故に、わたしとの間にギャップを開くことができないのです。

ここでリアリティの喪失体験から、その脱出の術についてまとめておきたいと思います。

図47に示したように、リアリティの喪失とは、言葉（記号）の世界が外部と断絶し、その内部で循環することでした。そこから来る死への誘惑とは、その循環から逃れるための、言葉の世界内部における方法だった。そしてこれに対する「死ぬよりつらい抵抗」こそ、言葉の世界外部にあるはずの肉体からの無意識の応答だった。

ところが肉体のない言葉の世界にあらかじめ「肉体」という言葉（記号）を用意しても、それは記号の種類を増やしておくだけで、記号と記号の意味を対応づける文脈にとどまり、言葉の世界の外とつながることにはならない。理念的な頭でっかちの世界から飛び出し、肉体を鍛え上げてみても、鍛え上げられコントロールできる体はやはり記号化され、記号の種類を増やすにすぎないのです（図49左）。

　爪と対峙した私は、私自身の爪でありながら、それを私と無関係な単なるモノとした。私の中で意味をつけられないモノとして扱うことができたからこそ、それを他者の肉体として発見し、爪という記号とわたしという記号の意味を与えるものの間にギャップを開き、外部との接続が実現できたのだと思います（図49右）。

　このことは、私だけのリアリティの喪失体験にとどまらないでしょう。リアリティの喪失は、社会における過度の都市化、自然理解における過度の記号化を意味します。私の体験は、そこからの脱却が、単純に肉体や物質に訴えればいいのではないことを表しています。肉体や物質は多くの場合、すでに記号化されているからです。リアリティの喪失からの脱却は、肉体や物質の「脱記号化」を必要とし、それによって外部を召喚することで実現されるのです。

図49

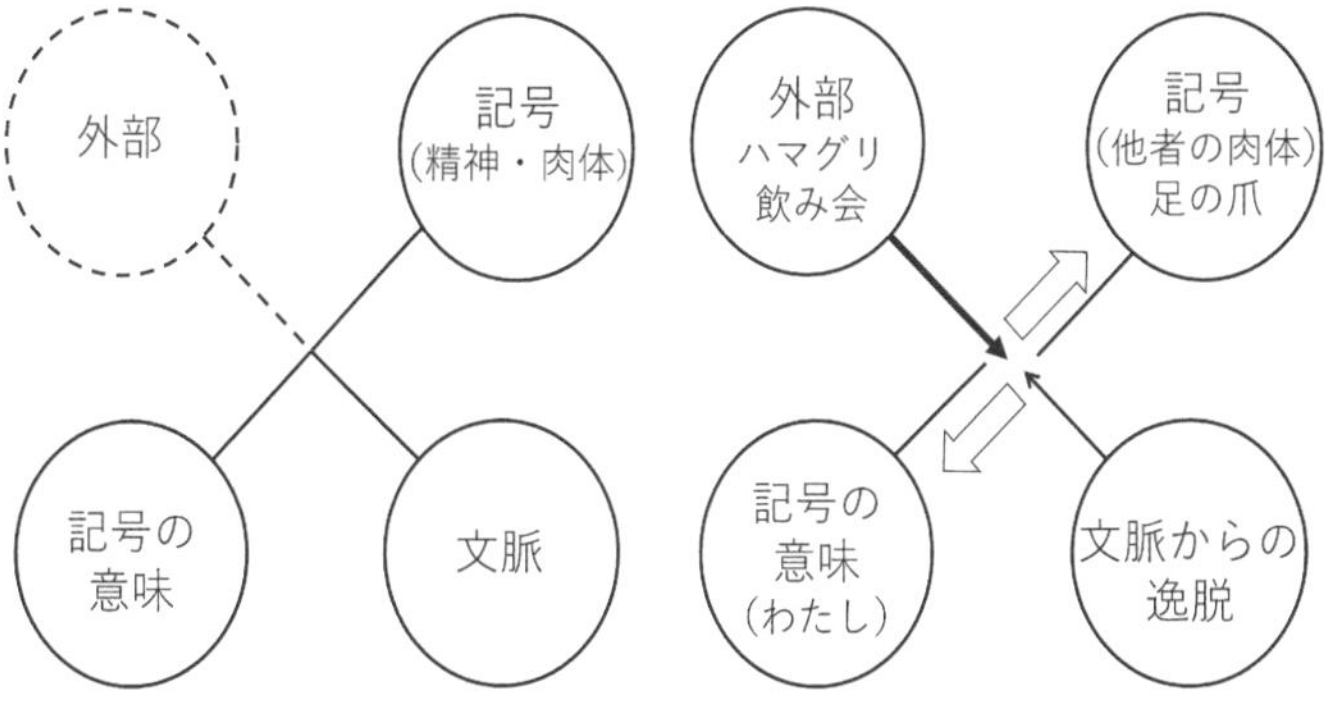

4-4 運動を知覚する緩い同一性

前章で、デジャブ感覚は現在完了と過去完了を共存させる形で現れ、二つの完了形の接続は、外部からのリアリティによって実現されると述べました。それに対してこの章では、外部と切り離された現在はリアリティを失い、「いま・ここ」を凍りつかせると述べました。ここから、日常的に感じることができる「いま・ここ」は、むしろデジャブの延長線上にあることが想像できると思います。この節では運動するものの知覚という観点で、「いま・ここ」の成立を考えたいと思います。

一羽も現在、二羽も現在

家から一〇分ほど歩くと小高い丘の間に沼があり、冬になると鴨やオオバンなどの渡り鳥がやってきます。散歩していると沼のほうから鴨がワタワタと頭上を越えて飛んでいくのを見ることができます。このとき私はたしかに、頭上を飛んでいく鴨の飛行を感じることができます。

私のほうへ近づいている鴨を見ていたとき、その鴨は一羽だと思っていました。それが次の瞬間、近づいてきた鴨は二つに分かれ、一羽ではなく二羽であることがわかったのです。単にたまたま重なっているだけだった。この変化の以前と以後において、私の思う「飛んでいる鴨」には大きな変化があったわけです。

分裂以前、「一羽の鴨」という現在を、私は知覚しました。それは過去のさまざまな一羽の鴨を想起し、いま見ているこの一羽の鴨を未来に向けて記憶しようと、過去と未来を引き連れてやってくるものです（**図50左図の左側の三角形**）。同様に分裂以後、今度は「二羽の鴨」という現在を私は知覚しました。それは一羽の鴨同様、過去と未来を引き連れてやってくる（**図50左図の右側の三角形**）。

このそれぞれはデジャブのときと同様に完了形であり、「現在」を説明する因果関係としては、二つの異なる説明と言えるでしょう。一方では一羽の鴨、他方では二羽の鴨と言っているのですから。

しかし、二つの完了形が矛盾しているにもかかわらず、このときにデジャブは起こりませんでした。いったい何が違っていたのでしょうか。

前章の図36に示されたデジャブのときとは異なり、図50では二つの完了形の頂点にある円が、ともに薄茶色で示されています。デジャブの場合（図36）、現在完了が茶、過去完了が白で、現在との接続の有無を明示し

図50

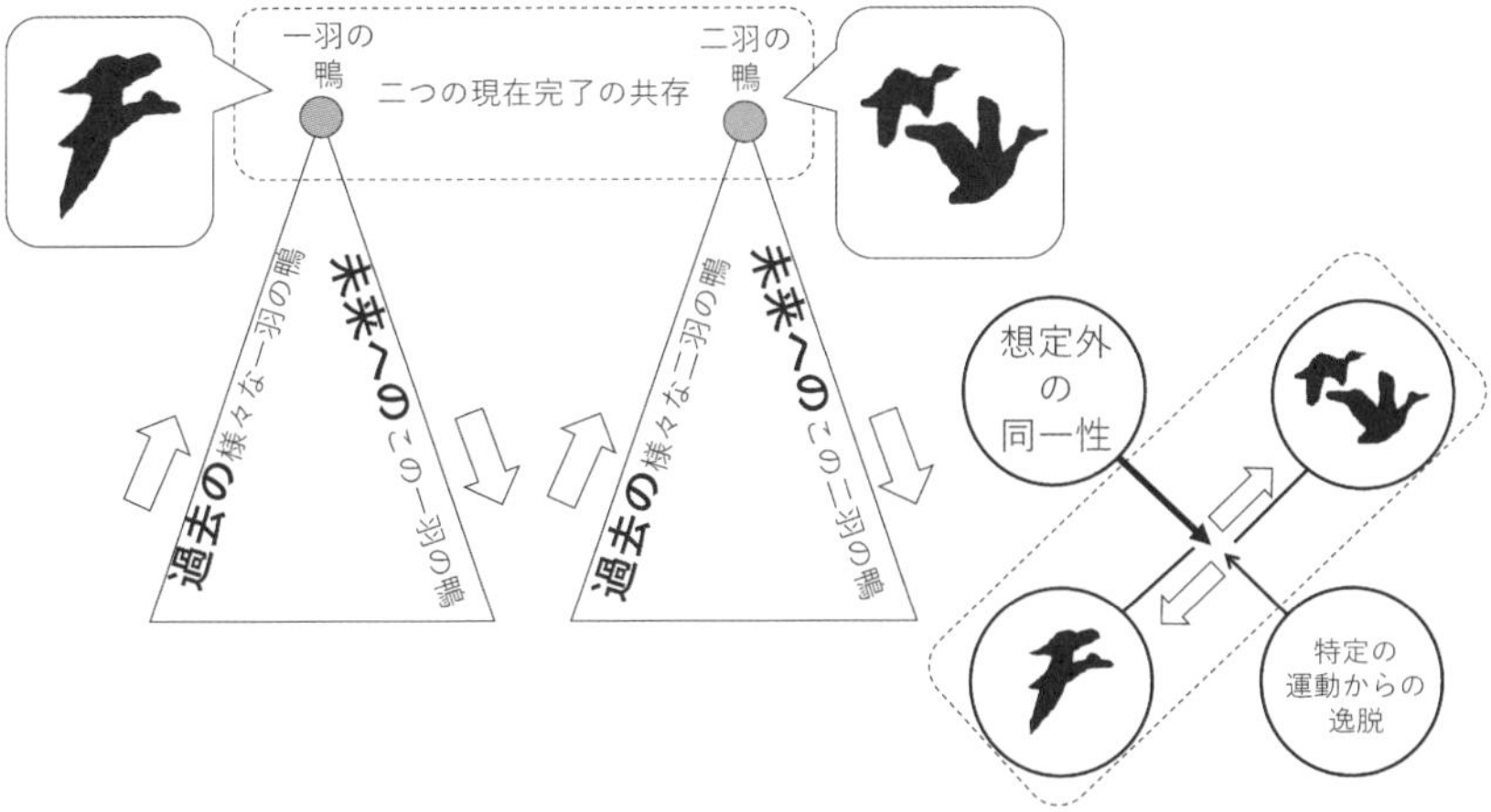

ました（茶は接続あり、白は接続なし）。図50で現在がともに薄茶色であるのは、ともに現在としての意味を失わず、しかし明確に正しいか否かを主張するものではない。そういった「現在」を表しています。

それは「鴨が一羽だとした知覚は誤ったもので、実は二羽だった」という驚きを含むものではありません。一羽であることと二羽であることをともに許容し、「飛んでいる鴨」の同一性を担保しているのです。過去と未来を埋め込んだ一羽の鴨も、二羽の鴨も、異なるものでありながら、ともに現在であって共存している。「飛んでいる鴨」は、そのような幅のある時間（いま・ここ）の中で知覚されているのです。

私は、あらかじめ鴨が見かけ上重なって飛んでいると知っていたわけではありません。「飛んでいる鴨」の同一性が細かく規定されていたなら、つまり鴨の種類、頭数、速度などさまざまな性質が同じであることで同一性が規定されていたなら、そのような「飛んでいる鴨」の同一性は突然二羽になることで破綻し、一羽と二羽は分断されるでしょう。

しかしここでは、あらかじめ二羽であることを知らなかったにもかかわらず、二羽だからといって「飛んでいる鴨」の同一性が壊れることはなかった。すなわち、「二羽だったんだ」という変化を許容する同一性――想定されていなかった同一性――を取り込み、結果的に成立する緩い「飛んでいる鴨」の同一性が維持されていると考えられます（図50右下）。

三つの時間感覚を比較する

ここまでに出現した三つの時間感覚――（1）デジャブ、（2）私の体験した離人症的時間、（3）運動を知覚する緩い同一性を許容する幅のある「いま・ここ」――について、**図51**にまとめておくことにします。

今まで述べてきたように、（1）デジャブや（3）「いま・ここ」では、現在という瞬間に過去と未来が埋め込まれ、完了形をなしています。だから三角形で表されています。それらは〈認識する〉と〈感じる〉の間に開かれたずれ＝スキマ＝ギャップにやってくるものであり、過去を思い出し未来に向けて準備するという意味で「出来事」でした。

これに対して、（2）離人症的時間は外部からやってくるものではなく、図47に示したように、「言葉」と「言葉の意味」の間をただ循環して結晶化したようなものです。だから離人症的時間における現在は、この循環を示す矢印つきの楕円で表されています。また（2）離

図51

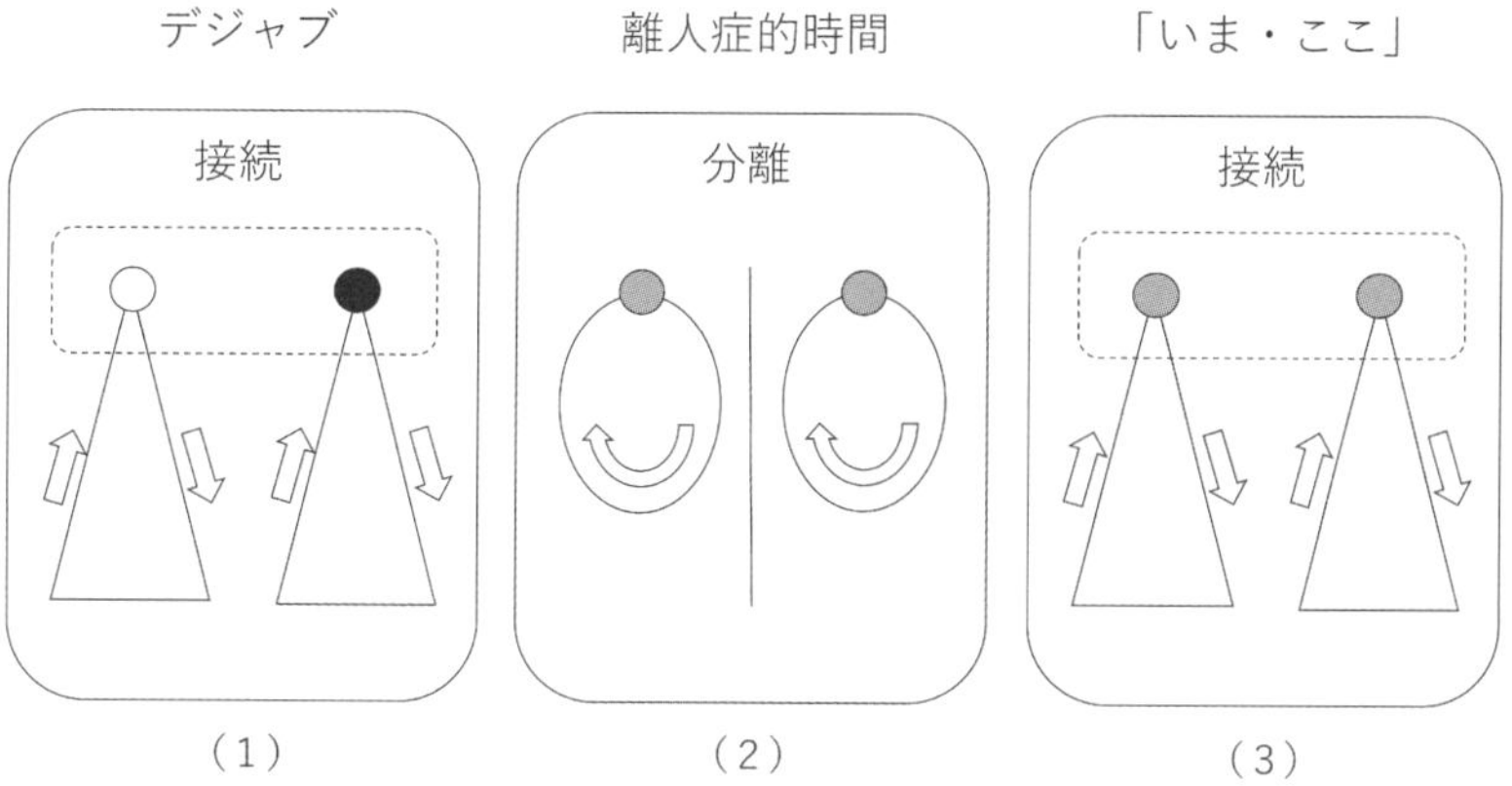

人症的時間における現在と、(3)「いま・ここ」では、共存する現在が複数存在します。これに対して(1)デジャブでは、「正しい」現在と「失われた」現在とが存在し、現在完了と過去完了とが存在することになります。

二つの完了形が接続するか否かという観点では、(2)離人症的時間だけが他の二つと異なります。離人症的時間では知覚が外部から切断され、何かがやってくることは決してありません。だから二つの現在を接続するようなものは一切なく、分断された現在が散見されるのです。

これに対して(3)「いま・ここ」と(1)デジャブでは、複数の完了形が、外部からやってくるものによって接続されます。もとよりそれは複数の完了形を融合するものや、スキマなく接着するものではないでしょう。接続の試みが新たなスキマを作り出すような、きわめてダイナミックな接続過程が進行するだけです。

この限りで、二つの完了形は、幅と広がりのある「いま・ここ」を作り出すと考えられます。ただしこの二つの完了形が、現在完了、過去完了というように異なるとデジャブが現れ、ともに現在完了であるときは、緩い同一性が知覚される「いま・ここ」が現れると考えられます。

もちろん、一羽の鴨が二羽の鴨になる瞬間だけが問題なのではありません。「飛んでいる鴨」は、ある現在と次の現在の間で変化しており、同一性を厳格に規定する限りたえず破綻することになるでしょう。そのような変化をたえず取り込んでしまう同一性が、「いま・ここ」の鍵となることは確かですが、それは「同一であること」と「変化すること」の共存を意味してしまいます。

それは一般的に受け入れられるものでしょうか。次節で考えてみようと思います。

4-5

「いま・ここ」のリアリティ

同一性と変化は共存する

果たして、「同一性と変化の共存」は一般的なことでしょうか。今これを書きながら、目の前にコガネムシの死骸が見つかったので、これについて考えることにしましょう。

第一に、「同一性のみがあって変化がない」場合を考えてみます。

昨夜、窓の明かりに誘われて窓辺にやってきて力尽き、そのままアリによって体を軽く分解されたコガネムシは、固い羽が腹部からややずれ、中の薄い羽がかすかに見えています。風もなく、残った触角は微動だにしません。ここには一切の変化がないように思えます。あるのは同一なコガネムシだけです。

しかしコガネムシの死骸は、「わたし」が見ているコガネムシの死骸であって、わたしを抜きに成立しません。それは、コガネムシの死骸がわたしの頭の中ででっち上げられた仮想にすぎないというのではありません。わたしの外部に存在するものであっても、わたしが気づいて初めてコガネムシの死骸として存在するのだ、という意味です。

最初わたしは、何か鮮やかな緑色のものがあると気づき、虫であると気づき、近づいてみて初めてコガネムシ、それも死んでしまったコガネムシであると気づいたのです。さらによく見ると、触角が一本取れてしまっていること、しかも触角をこんなに近くで観察したのも初めての経験で、思った以上に微細な構造を持っていると感心したのでした。

　つまり、わたしは変化しないと思っている「死んだコガネムシの死骸」においても、「気づき」の以前においては触角の微細構造に気づいておらず、以後において気づいているのです。以前・以後の違いをコガネムシの明度の違いとして表した図が、**図52**になります。わたしは変化に気づき、死んだコガネムシの同一性を異質なものの連続に置き換え、異質なコガネムシの間にずれ＝スキマ＝ギャップを見出したのです。

　あとは鴨の場合と同じです。異質な二者を同一視するのではなく、その二者と無関係な外部のもの、たとえば「意外な構造さえ見つかるコガネムシ」概念がやってくることで緩やかに接続する。こうして初めて、変化を捉えながら同一性が回復されたことになります。以上から、

図52

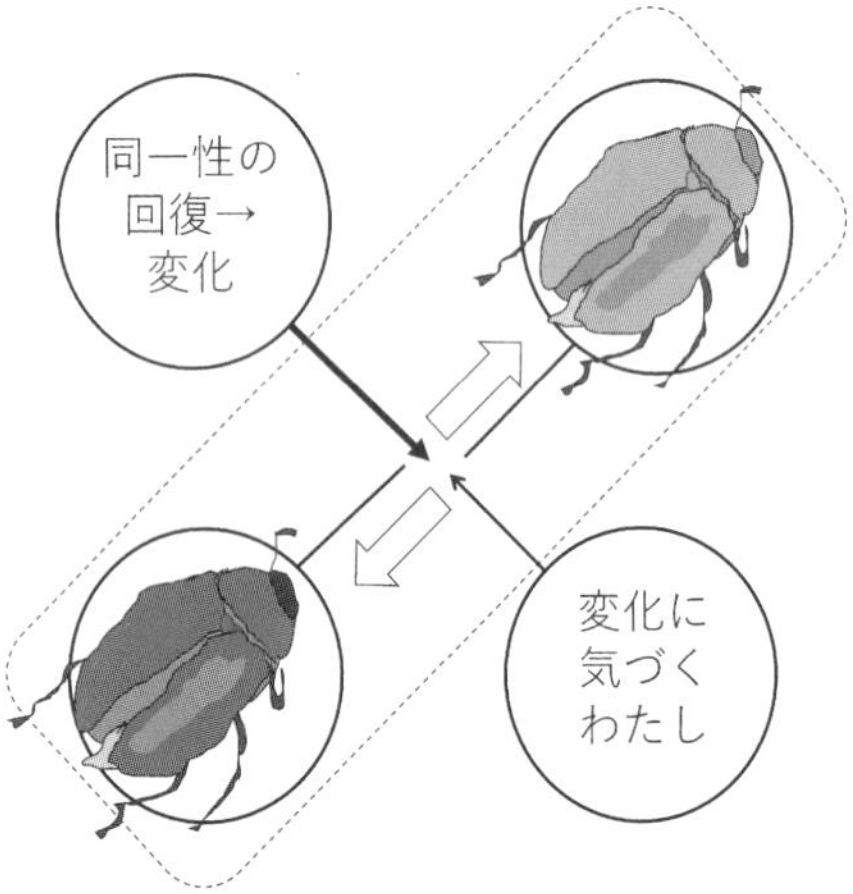

同一性だけから出発しても、そこに変化との共存を見出すことになります（図52）。

第二に、「変化のみあって同一性など微塵も認められない」場合を考えてみます。まだ雑踏という概念を知らない子供時代の自分が、目まぐるしく変化する雑踏に放り込まれたことを想像してもいいし、ヘッドマウントディスプレイをつけられて、激しく運動する仮想空間に投げ込まれたと想像するのもいいかもしれない。そこでは、目の前に展開される事象に同一性を見出すことはできない気がします。

ところが、「同一性が見出せない」と「わたし」が認識するとき、それはすでに何かの同一性について考えています。たとえば「わたし」の外部世界というものを想定し、外部世界は変化し続けていて、同一性が見出せないと認識している。つまり変化し続ける「外部世界」は、変化する内容を持った、容れ物としての同一性を担保している。「変化のみある」と認識される限り、変化を担う同一物がそこにあるわけです。だから変化だけから出発しても、同一性との共存を見出さざるを得ません。

「わたし」によって開かれる「いま・ここ」

第一、第二の場合のいずれにおいても、同一性と変化の両者を認めざるを得ません。重要な点は、それが「わたし」によって認識され、感じられているという点です。結局、わたしが構想する同一性は、変化を含んだ形でしか想定できないものなのです。

わたしが参与することは、「いま・ここ」が、変化し続ける世界に見出される最も普遍的な同一性であることを予感させます。それは第一の場合で述べたように、同一性と言いながら、同一性と変化が共存していることで、より具体的に理解されます。さらに第二の場合で示したように、「いま・ここ」はたえず変化し、変化そのものでしかないと思われながら、わたしがそこにいることで開かれる同一性であると確信させるのです。

さて、「いま・ここ」の成り立ちを、以前と以後の共存という形で一般的に考えておこうと思います（ここで仮定するのは、わたしに起因する同一性と変化の共存だけです）。

〈認識する〉と〈感じる〉のずれ＝スキマ＝ギャップには、現在完了がやってきます。ある現在完了と、次なる現在完了の分節は恣意的で、コントロールできるものではない。ただ次々と異なる現在完了がやってくる。

ここで先行する現在完了を「以前」、直後に続く現在完了を「以後」と呼ぶことにします。以前と以後は異なるものです。異なるものが連なることで変化が見出されます。私たちはここで同一性と変化の共存を仮定していますから、以前から以後へと変化しているにもかかわらず、「わたし」が両者を同一化しようとする。そう考えることになります。

以前と以後の同一化は、以前の出来事が以後においても反復されることを意味します。つまり同一性と変化の共存とは、一方で元に戻れない変化を、他方で同じことの繰り返しを意味します。

わたしは「以前」と「以後」の同一性を獲得しようとしますが、それは意図して実現できるものではない。獲得しようとすることで、以前と以後の異質性は際立ち、その間のずれ＝スキマ＝ギャップは大きく開かれます。その穴を埋めるように外部の世界がやってくる。「わたし」が接続するべき、世界からもたらされる諸々のものがやってくるわけですから、それは現実感（リアリティ）を付与するものとなるのです。この結果として、異質な以前と以後を緩やかにつなぐ「いま・ここ」が出現する（図53左）。それは、変化し続ける反復として実現されるのです。

飛んでいる矢を動かすには

古代ギリシアの哲学者は、運動を頭で考えてしまうと、静止の連続としてしか捉えられないと考えました。飛んでいる矢は、始点と終点の中間点を通過する瞬間において止まっている。そのまた中間点を考えても止まっている。この手続きを繰り返して考えると、飛んでいる矢は、いずれの瞬間においても止まっていると結論されるわけです。こうなると動いているという直感を擁護できない。

飛んでいる矢を、流れている時間に置き換えてみます。頭で考えると、飛んでいる矢が止まっていたように、流れる時間も瞬間として静止することになります。ここには、流動性や連続性のイメージはなく、「いま」は瞬間

図53

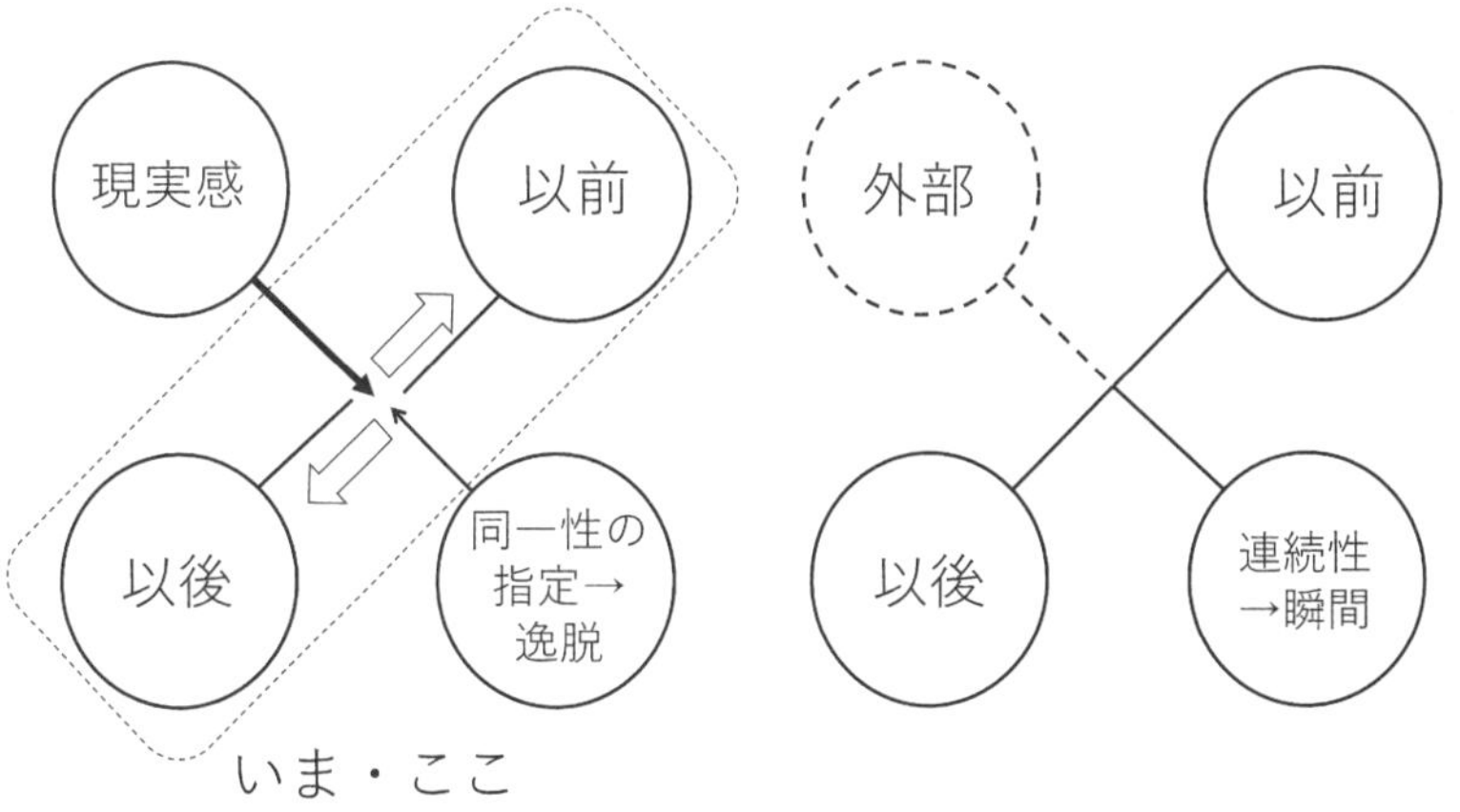

となってバラバラになります。

私が本章の最初に挙げた離人症的時間の経験は、「飛んでいる矢は止まっている」と同じです。それは思考実験で得られた論理的帰結なのではなく、現実に経験され得ることを示すものです。そこでは、以前と以後を、外部の力を借りることなく同一化しようとしていた。

しかし以前と以後は異なるものですから、それを同一化することは、本来できません。同一化が可能なのは、異なるものを「何かにおいて同じとする」ことだけです。同じとするだけなので、以前と以後の違いは、そのままです。猫と犬は異なります。これを動物という意味で両者を同じとみなしても、猫と犬の違いはそのままです。だから、以前と以後を完全に同じとすることは、いわば別な観点においてだけ同じなので、違いを保存したまま、同じであることは可能になります。

以前と以後が、別な観点において一致するからこそ、両者の違いをそのまま担保する。この状況を表しているのが**図53右**です。以前と以後はぴったり一致することと違っていることを、異なる規準で実現しています。

こうして、「いま」は以前と以後を共存させる時間となりますが、以前と以後を分離させたまま共存させます。それは以前という現在と以後という現在を、各々瞬間として、共存させるのです。結果的に「いま」は凍りつき、以前と以後を接続する外部の関与を許さない（図53右）。それこそが、「いま」「いま」「いま」「いま」と今が横溢する離人症的時間だったと考えられます。

「いま」が幅を持ち、変化それ自体が同一性に込められるには、異質な以前と以後を接続することが必要となるでしょう。それを実現するものこそ、外部からやってくる現実感なのです。抽象的理念ではない「わたし」、大きさや広がりを持ったわたしこそが、以前と以後を接続する動機付けを与えます。だから、「いま」は「いま・ここ」として、空間的広がりさえ示唆するものになるのです。

それでも、やってくる外部、現実感というものになかなかイメージが追いつかないかもしれません。そこでちょっと違う場面から、やってくる外部というものを考えてみたいと思います。

4-6

押し寄せる背景

デジャブの空間バージョン

デジャブはそう簡単に起こるものではありませんが、デジャブの空間バージョンとでも言えるものはしばしば体験されます。たとえば先日もこんなことがありました。コンサートや旅行の案内などさまざまなポスターの貼ってある掲示板の前に、何か微細な「もの」が動くのを感じたのです。それはあまりに小さくて、本当に実在するものなのか、目の錯覚なのかも判然としませんでした。

わたしは存在しないかもしれない何かを探すように、自分と掲示板の間の虚空に目を泳がせました。どこに焦点を合わせようとしているのか自分でもわからない。そうであるにもかかわらず、虚空に何かを探し続けました。結局、最後になってそれは、細すぎて糸さえ見えない小さな小さな蜘蛛であることがわかったのです（図54）。

　しかしそれがわかるまで、虚空のどこかに焦点を合わせることは簡単ではありませんでした。その結果、先ほどまで背景化して目に入っていなかった掲示板に貼られたポスターがこちらに押し寄せてきて部分的に前景化しては、すぐ背後に退く。そういったダイナミックな運動を始めたのです。

　一瞬光る蜘蛛の糸や、空中を漂う蜘蛛を目が捉えると、そこに焦点を合わせようとします。再びそこから視線が逸れると、焦点は背後のポスターに合わされる。こういった焦点の変更が繰り返され、背景化していたポスターが前景化と背景化を繰り返していたのだと思われます。

　自分の顔と平行に、一メートル先、一メートル一〇センチ先、一メートル二〇センチ先……と紐が横方向に張ってあるとします。顔からの奥行きの異なる紐は、地面からの高さが少しずつ異なるため、私は平行に張ってある何本もの紐を見ることになります。奥行きは右目と

図54

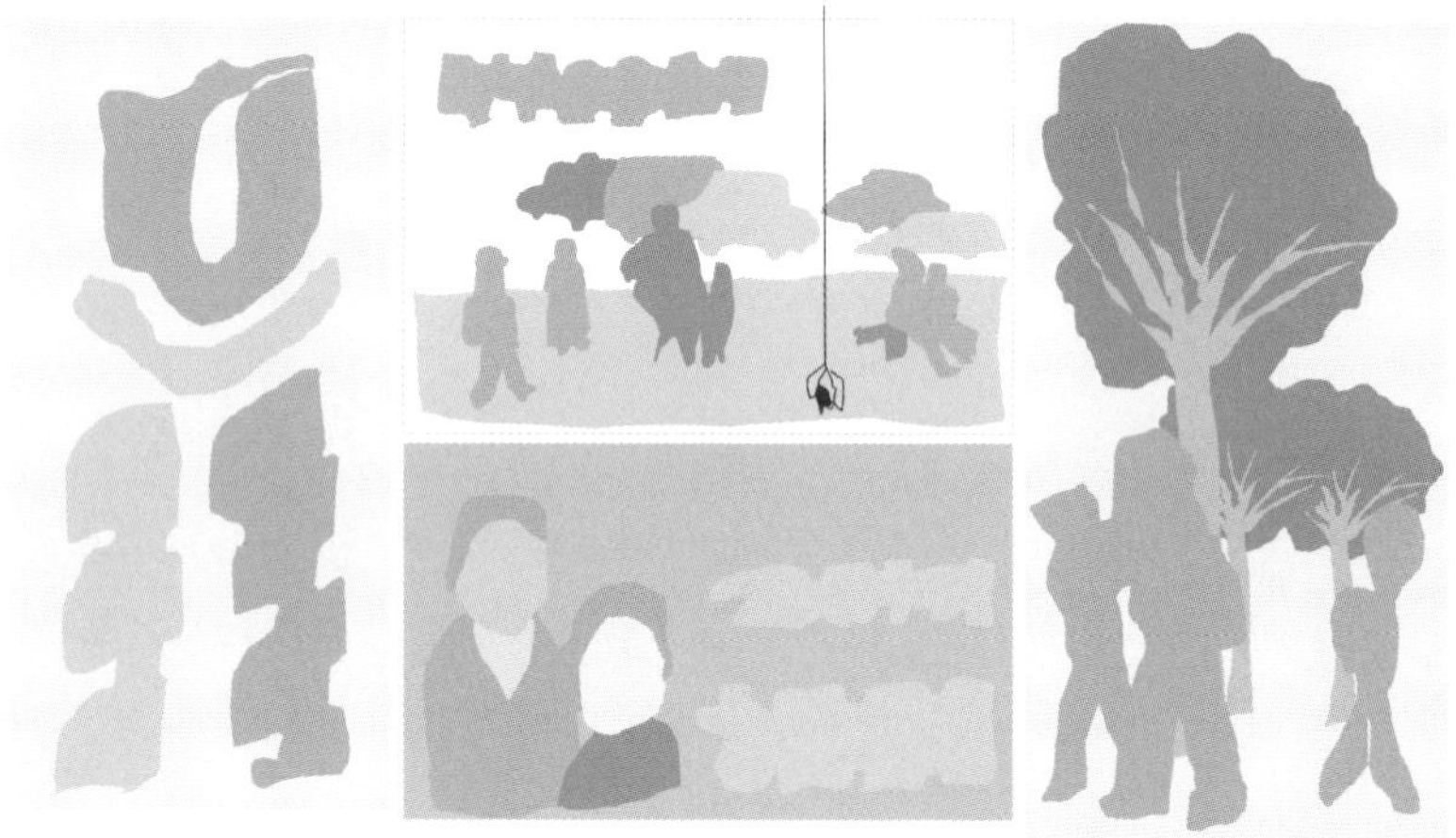

左目の網膜像の差異を補正するように脳の中で計算され、つくられるものです。ところが、顔と平行に張られた紐は、右目で見ても左目で見ても変わらないので、奥行きを感じることはできません。遠近感は失われ、近い紐や遠い紐に不断に焦点を合わせる結果、紐が近いのか遠いのかわからなくなる。つまり紐は、近づいてきたり遠のいたりするように感じられるのです。

それと同じことが虚空に蜘蛛を探す状況では現れたと考えられます。微細な「もの」は目の錯覚ではなく蜘蛛だと理解し、蜘蛛の位置が判明したあとでも、視線はあまりに小さい蜘蛛に固定できず、しばらく掲示板のポスターは前景化と背景化を繰り返しました。

もし友人が掲示板の前に立ち、ちょっと話をしてそのまま歩き出したなら、掲示板は背景に退いたままで、決して前景化しません。しかし虚空に「何か」を探すとき、背景は前景化してきたのです。これは外部が押し寄せてくることの一つのイメージを与えてくれるでしょう。

前章のデジャブの説明で、「探しモノ不在の探しもの」によって、個別的経験とつながりを持たない純粋な懐かしさが押し寄せると言いました。虚空に探された何か（結果的に蜘蛛だった）はまさにナッシングという探しモノです。

背景、前景という奥行きに則した言い方をするなら、**デジャブとは、本来背景化していた記憶が前景化し、懐かしさを醸し出す経験だった。**蜘蛛を探す経過で得られた奥行きの氾濫は、そのおとなしやかな空間バージョンだと言うことができるでしょう。つまりそれは、弱いデジャブとしての「いま・ここ」の、空間に限定した体験というわけです。

「背景が押し寄せる」ゲシュタルト崩壊

もう一つ、おとなしやかなデジャブとしての「いま・ここ」を理解する例として、ゲシュタルト崩壊を考えることにします。よく見知っている文字でもじっと見続けると、文字の図形全体としての意味が失われ、文字として認識されなくなる。それがゲシュタルト崩壊です。文字に、全体性の喪失という違和感を抱くのです。

たとえば「お」というひらがなの文字を見続けると、ゲシュタルト崩壊が起こると言われます。しかし、ただ漫然と見続けるだけではなかなか起こらない。そこからゲシュタルト崩壊もまた天然知能のなせる技であり、その違和感は外部からやってくるリアリティなのだと考えてみます。

まず与えられたパターンを、ひらがなの「お」として、つまり文字として認識するという場面を想像してみてください。

通常ならパターンとしての「お」が問題として与えら

図55

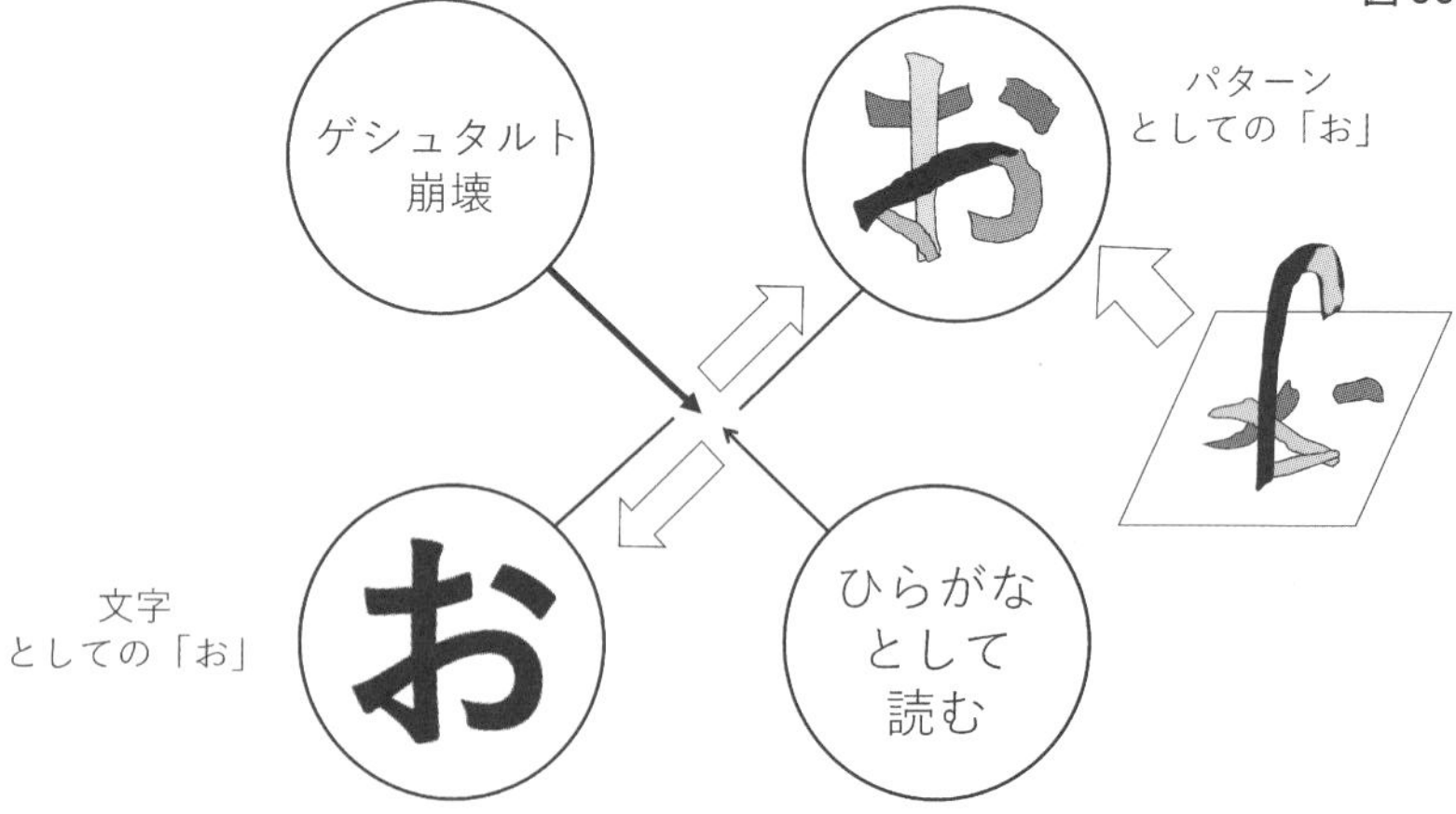

れ、ひらがなとしての「お」がその解答となり、両者は一致してその間に齟齬はないと判定される。そこであえて、与えられた文字は実は立体図形で、それにある方向から光を当ててできた影が「お」だ、と想像してみるのです。たとえば、「お」の下のほうに位置する「つ」以外は地面に置かれ、「つ」はステッキのように地面に突き刺さっていると想像するのです（図55右）。

こうなると、パターンとしての「お」と、文字としての「お」の間に齟齬が生まれ、それを埋めようと違和感がやってきてゲシュタルト崩壊が起こりやすくなるようです（図55左）。ゲシュタルト崩壊は、喪失というよりむしろ、「違和感」という現実感の付与だというわけです。

ある種のパターンを文字とみなすという行為は考えてみると不思議なことです。パターンと文字はあまりに異質で、一致させる理由など、どこにもない。ここでも「猫でない、というよりもむしろ、猫である」と同じことが働いているのでしょう。「一致しない、というよりもむしろ、一致する」においては背景に退いていた「一致しない」を実現するさまざまな現実が押し寄せてくる。それがゲシュタルト崩壊だと思われるのです。つまりこれもまた、「押し寄せる背景」だということです。

以上をまとめると、「いま・ここ」という感覚、時間のリアリティは、次のように考えることができるでしょう。

以前と以後は「一致しない、というよりもむしろ、一致する」。ここにおける「一致する・一致しない」の均衡が微妙に破れ、「一致しない」を実現する外部が押し寄せるとどうなるか。むしろ以前と以後が異質なままに接続される。「いま・ここ」はそういったきわめてダイナミックな場において実現される。その外部から押し寄せる現実こそが、時間のリアリティ、「いま・ここ」のリアリティだというわけです。

この忙しい現代において私たちは、おとなしやかなデジャブとしての「いま・ここ」のダイナミズム、「いま・ここ」の迫力を見失いがちです。蜘蛛を探して押し寄せる背景や、ゲシュタルト崩壊は、それを回復する簡単なエクササイズになるかもしれません。さもないとあなたも、時間が人工知能化されて、凍りつく「いま・ここ」を経験する羽目になるかもしれませんよ。

第5章 ポップ・ファンキー・天然知能

物のリアリティや「いま・ここ」のリアリティは、外部からやってくるものだとここまで論じてきました。しかし読者のみなさんは未だ「そういった感覚に関するものは、うつろいゆくものだ。ダイナミックなものかもしれないけれど、基本的に外部に依存した存在の仕方は、不安定で頼りない。これを安定な構造とする仕組みが別に必要なんじゃないのか」と思うかもしれません。

一般の読者だけではなく、いつも考えているはずの哲学者の多くもそう思うのですから、外部を受け入れることを正しく捉えることはなかなか難しいのです。共通理解の場や、客観的に正しいと考えられる理論というものは、多くの場合、原理主義となります。そこで原理主義を否定すると、「みんな違ってみんないい」的な相対主義（どれも優劣が比べられないとする考え方）が現れると考えがちです。「原理主義は嫌だけど、相対主義もみんなバラバラに孤立して身動きがとれないのではないか」と思うことになる。

そこで多くの哲学者は、外部と過剰に接続しない、適当に切断し適当に接続する、うまい外部（社会）とのつきあい方を考えます。このとき、外部とやりとりする個＝「わたし」は、外部を受け入れる以前に、あたかも安定した堅固な実体であると考えられるかのようです。

そうではないでしょう。「わたし」はそんなちゃんとしたものじゃない。「わたし」を「外部」と相対する確実な主体だと考える発想こそ、合理主義のなせるわざだと思います。頭ではわかっているつもりでも、「わたし」を一個の対象としてしまうから、原理主義を否定した途端に相対主義が現れ、「わたし」は孤立してしまうと思うのです。

そんなバカな。

なにしろ「わたし」は、外部を受け入れ続けるものなのです。外部と接続し続けるのですから、孤立するはずがない。

5-1 ダサカッコワルイからこそのアメイジング

カッコイイ、カッコワルイ、ダサイ

やってくるものを受け入れやすくするように、自らを整え（＝グズグズにし）、外部を受け入れ続ける態度。ここではこれを、「ダサカッコワルイ」によって定義しましょう。

そういう言い方をすると、「そんなものはいやだ。ズルズルと壊れかけて不安定なものはしょせん未完成で、未熟な、ダメなものにすぎないじゃないか。自分からダサカッコワルイとか言ったら、それはサエないやつらの自己弁護にすぎないじゃないか」と思うかもしれませんね。いえ、そうではありません。そのために本章では、ダサカッコワルイものこそが本質的にカッコいいのだという例をいくつか挙げていきたいと思います。

そのためにまず、素朴な意味での「カッコイイ」「カッコワルイ」「ダサイ」を天然知能の図式で見ておくことにします。

素朴に「カッコイイ」というのは、スキのないことです。ここまで物とその意味、問題（何？）と解答（これ）の間にギャップを生じさせるものを天然知能と言ってきましたが、「カッコイイ」とはまさしくこの間にスキマがなく、両者がぴったり一致することを意味します。その否定としての「カッコワルイ」は、問題と解答がずれて解答が解答として成立していない。だから再度「これ？」と問い直すわけです。**しかし、ここではまだ外部は介在しません**（図56左・中）。

ダサイは「田舎（だしゃ）い」からきたとも言われ、都市が人工物や論理的思考の象徴だとするなら、田舎はその外部の象徴です。まさに外部から単にやってくることがダサイことなのです。それは不用意なボケを意味します（図56右）。誰も一言も言及していないのに、「ダレがイケメンやいうねん」と叫ぶように。

「カッコイイ」「カッコワルイ」「ダサイ」の具体例をシャツの着こなしで表してみます。

カッコイイは左右の合わせがちゃんと合っているもの。

図56

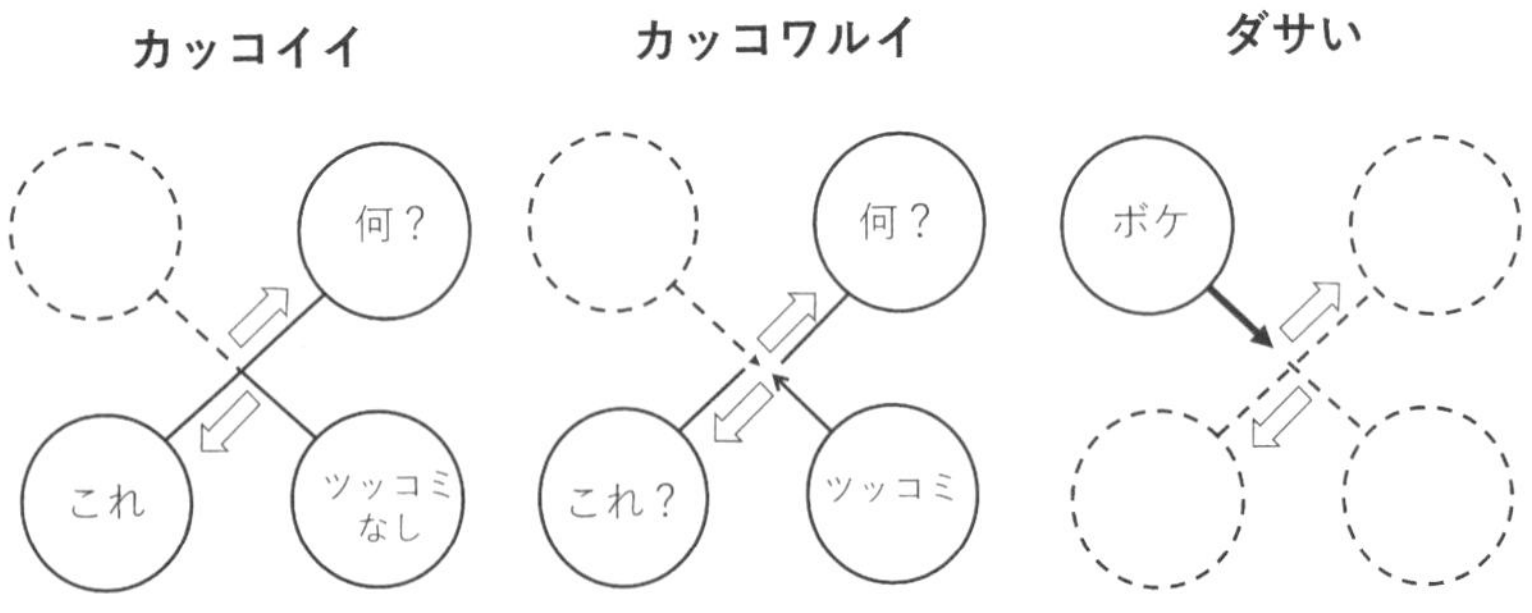

カッコワルイはそれがずれたもの。ダサイは、なんか汚れたものということになります（図57）。

ただし図57右に示されたワイシャツは、ぴっちり合わさってカッコいいところに、汚れがついている。つまりこれは、最近よく使われる「ダサカッコイイ」なんです。

ダサカッコイイは、あくまで「カッコイイ、けどダサイ」であり、「ダサイ、けどカッコイイ」なんです。ダサイはカッコイイにつけられたマイナス要因ですが、せいぜい愛嬌ではあってもプラスにはならない。

これがアメイジング！

では、ダサカッコワルイはどんなものになるか。単にずれていて、汚れたシャツを想像するでしょうか。

そうではありません。なにしろ「何？」と「これ」の間のずれは、外部から「何か」を呼び寄せる罠なんですから。ずれにやってくるものは、「わたし」にとって単なる汚れや、忌み嫌うものではない。罠にかかるもの

図57

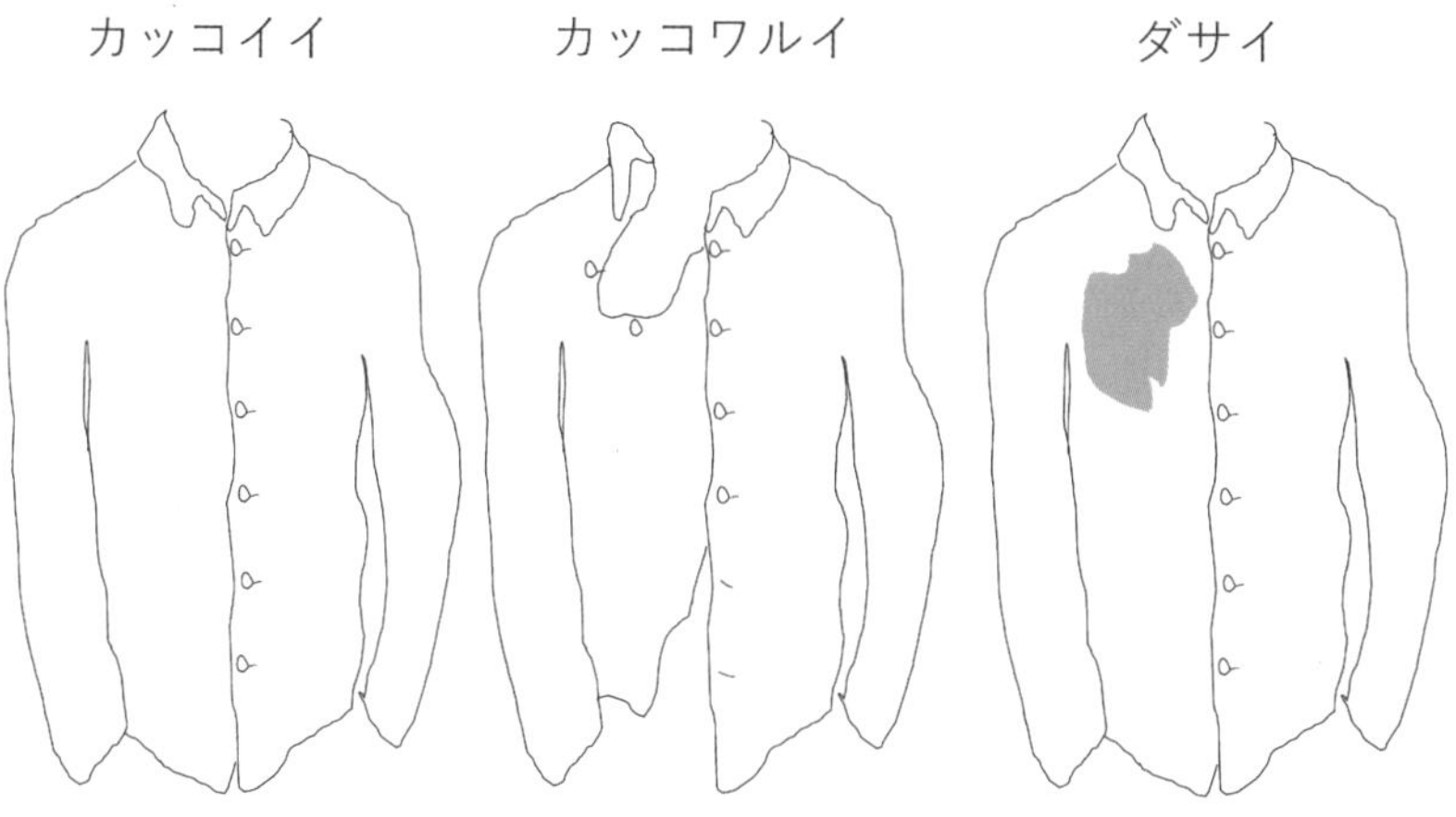

図58

ダサカッコワルイ

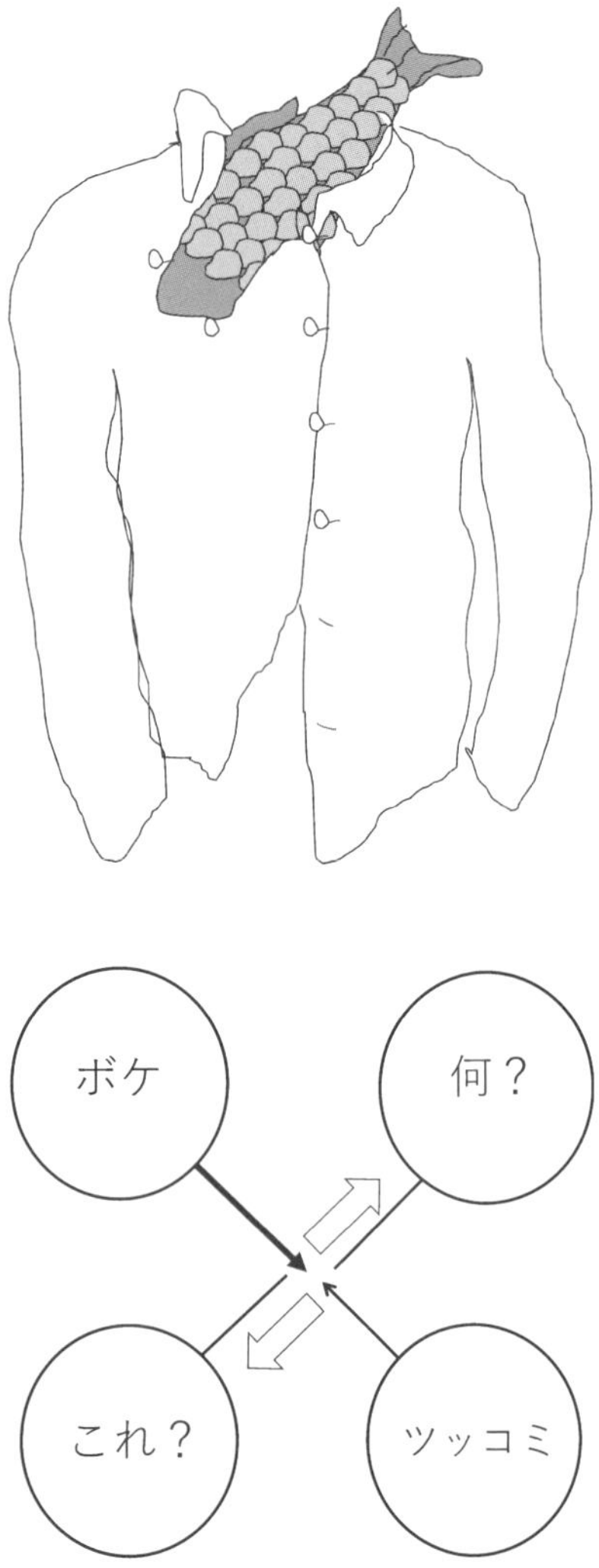

は、だから、たとえばイキのいい魚だったりするわけです。魚はギャップにたまたま飛び込んだように思われます。しかしギャップは何かがそこに飛び込んでくるように、用意されていたのです（図58）。

つまり、ダサカッコワルイは、「ダサイ」かつ「カッコワルイ」ものではなく、「ダサイ」と「カッコワルイ」があたかも共鳴したかのように、新たな「スゴクカッコイイ＝アメイジング」なものを実現するのです。もちろんそれはつねに実現されるわけではない。外部から呼び込むのですから、ある意味で賭けです。

しかし、まったくの偶然に任せ、水たまりに釣り糸を垂らして待つように、外部が飛び込む（魚がかかる）のを待っているわけでもない。漁師が仕掛けや潮流、天気に気を配るように、**来るべくして来るものを待ち、賭けに出る。それが罠を仕掛けるということです**。

だから「ダサカッコワルイ」は、不安定で不徹底で未完成なものではなく、逆に「アメイジング」なものとして存在し得るのです。私がそのように思ってきたものを、まずはいくつか紹介したいと思います。

5-2 プリンスの衝撃

キレッキレのマイケル・ジャクソン

大学の学部生のころ、パブと呼ばれる飲み屋が現れると、壁際に置かれたテレビから、洋楽のプロモーションビデオ（PV）が流れるようになりました。洋楽のPVが初めてテレビに流れるようになったのは私が中学生のころ、クイーンがその先駆けだったと思いますが、その後あまり見ることはなくなりました。ようやくPVが一般化した大学生のころ、それでもまだYouTubeのない時代ですから、PVを見る機会は少なく、たまに放映されるテレビの映像を録画して見るか、パブで流れるものを見るかしかなかったのです。

ところがその後マイケル・ジャクソンの登場で、PVは一気に需要を得ました。ダンスが普及していなかった当時ですら「スリラー」のダンスを真似る者が現れました。ちょうどビデオ録画が普及し始めたというタイミングもよかったのでしょう。

マイケル・ジャクソンによって、ダンスとは振り付けを覚えて練習し、キレッキレで踊ることだと教えられました。それは振り付けの目指す〈意図〉と、練習の結果である最終的〈実現〉の、完全な一致においてのみ成立するパフォーマンスでした。

意図と実現の間に一切の余計な混じり物のない純粋なパフォーマンス、それがマイケル・ジャクソンのダンスだったのだと思います。多くの中高生、もっと上の若者までムーンウォークを練習したものです。

私もすごいと思い、「スリラー」や「バッド」などのPVは何度も繰り返し見ましたが、ダンスという文化のない田舎育ちの人間にとって、その踊りを練習するという発想はまったくありませんでした。ただただ圧倒され、その圧力に追いやられる一方で、吸い込まれることもなかったのです。

プリンスがやってきた！

そんなとき、友人にプリンス（図59左）の音楽を勧められました。それはまだ「パープル・レイン」がどこかで流れたのを聞いたことがある、という程度にしかプリンスの知名度がないころでした。私は、「パープル・レイン」がプリンス主演映画のテーマソングであることや、すでにアメリカでは「1999」が大ヒットし、プリンスがブレイクしていたことなどまったく知りませんでした。少なくとも東京のような大都市以外の日本で、プリンスが知られることはなかった。いや、現在も事情はあまり変わらないかもしれません。マイケル・ジャクソンは知っていても、プリンスを知らない人はたくさんいるでしょう。アメリカでの知名度に比べると、日本でのプリンスの知名度は恐ろしく低いのです。

ともあれ、勧められて見た「ウェン・ダブズ・クライ（鳩はいつ泣くのか）」には衝撃を受けました。見るからに小柄で華奢なプリンスは、頭だけ大きく、しかも繁茂したように盛り上げられた黒髪を揺らしながら、バスタブ以外何もない大きな部屋の浴槽から起き上がり、膝をついて四つんばいに動き回っては、女性と絡みました。

当時テレビのなかった私は日本の歌謡曲をほとんど聞きませんでしたが、そのぶん洋楽は聞いていました。中学時代、日本に入ってきたばかりのクイーンに傾倒しながら、グラムロックにプログレッシブ、パンク、それがしだいに崩れていってスカの影響を受けたマッドネスやスペシャルズの台頭を追いかけ、英国ロックばかり聞いてました。

パンクだったジャムがスタイル・カウンシルになって

図59

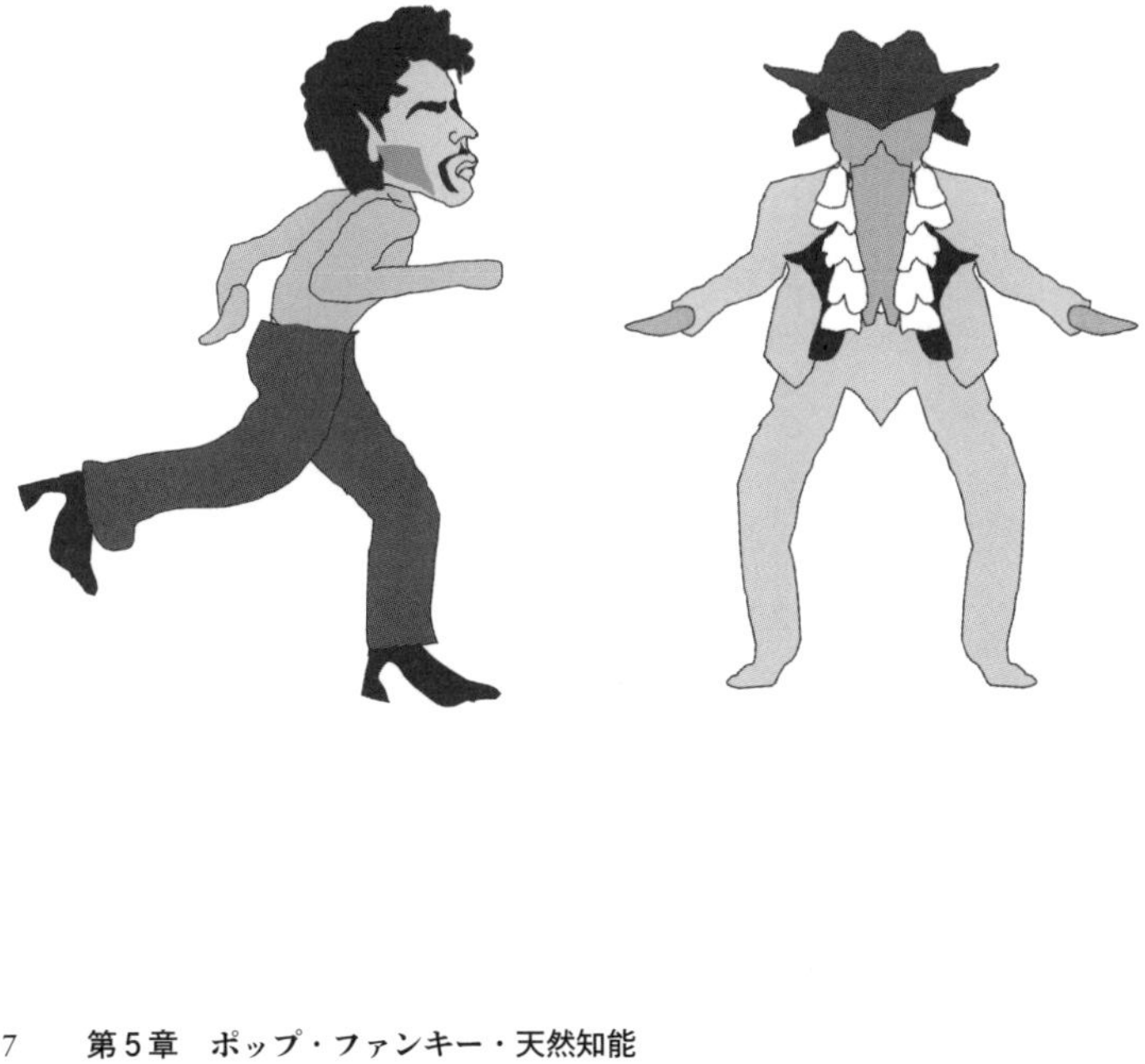

ポップになってきたと思っていたら、すべてがポップに軽くなっていって、デヴィッド・ボウイの「ロウ」のようなちょっと抽象的で緊張感のあったアルバムの中の楽曲までニューウェーブの中に継承かつ解消され、デュラン・デュランもカルチャー・クラブもアダム・アントも、さらにはシンディ・ローパー、マドンナと、ロックはよりポップになって、茶の間に流れるようになっていったと感じました。

心地よい軽さを感じながらも、何かポップスのある種の平衡状態のようなものを感じているところへ、七〇年代後期から台頭してきたダンスミュージックとポップスが融合した一つの完成形のようにマイケル・ジャクソンが現れた。まさにそういう時期、ポップスは音楽としてはもう来るところまで来て、あとはダンスなのかと思っていたところでプリンスを知ったのでした。

沼に引きずり込むプリンス

「ウェン・ダブズ・クライ」は、自分にとってなんとも複雑なものでした。沼の底から響くようなくぐもったギターの音に、泥地の表面を歩くようなドタドタとしたドラムがかぶさり、モンゴルのホーミーか、プリンスの声か、電子音かと思わせるエレキゼミ（造語ですけどね）的な蝉の声らしき音が鳴り響く。

このオープニングに、まるでディズニーの白雪姫に登場する七人の小人のようなファンシーでプリーなコロッコロッと弾む軽快なリズムが重なって、プリンスが歌い出す。この調子はずっと続き、暗いリアルな沼とディズニーの明快さの狭間に、体を挟み込みながら進んでゆくプリンスが感じられるのです。じりッ、じりッと蛇のように進むプリンス。

マイケル・ジャクソンがブラックミュージックの伝統を突き抜けて、より普遍化したポップスを目指したのとは対照的に、プリンスは、ジェームス・ブラウン以来の沼と泥の重さと香りを伴うアフリカ系アメリカ人の音楽、ファンクの伝統を受け継いでいると思います。ただしそれは、ファンクを自身の音楽に内在化し、それを現代的にアレンジするなどというものではなく、ファンクと七〇年代のサイケデリックな音を現代化したもので屋台骨だけ作り、そのまわりに遊ぶプリンス自身の歌声をまとわせて楽曲したのです。これは罠なのです。聞く者はそれに誘われて、屋台骨の中に吸い込まれいく。プリンスの音楽は外から聞くのではなく、むしろその中に入り込んで初めて音になる感じがあります。

吸い込まれていく感じは、「ウェン・ダブズ・クライ」のPVの最後の場面で象徴的に現れます。織物のような繊細な模様の、近世の衛兵のようなジャケットに、過剰なフリルのシャツ、つば広の大きな帽子を目深にかぶったプリンスは、ドジョウのような口ひげをたくわえ、バックバンドのレヴォリューションを背後に配し、リズムに合わせて足踏みをしている。全員が同じリズムで動き始めると、画面は中央から実像・鏡像の対称をなします。

まさかと思っているとプリンスは、その実像・鏡像の境界に体を滑り込ませていく。プリンスの体は、ロールシャッハ・パターン（半分に折った紙の一方にインクを垂らし、折り返してできた対称パターン。何に見えるか聞いて心理テストに用いる）のように真ん中から折り返され、中央線に吸い込まれていっては、シンメトリーを維持しながら消えていくのです（図59右）。

最初、こんな中学生のような演出をどうしてわざわざ、といぶかっていた私でしたが、いつの間にかプリンスの罠にハマっていく。

「あああ、プリンスの体が消えていくぅ！」と、興奮してしまうのでした。聞いて、見ている自分は、プリンスと鏡の間に呼び込まれていくのです。

意図と実現のギャップに吸い寄せられ

プリンスはどこから見ても「ダサカッコワルイ＝アメイジング」です。前述のように、ファンクとサイケの違和感が作り出すギャップに、ポップスやロックからの逸脱が追い討ちをかけ、鑑賞者はそのギャップに吸い寄せられる（図60左）。

「ウェン・ダブズ・クライ」のラストは、プリンスの実像と鏡に写ったプリンスとの間にスキマを感じ、そこに吸い込まれてしまう自分を感じる（図60右）。そして何より、プリンスの求める高貴な抽象性としての〈意図〉と、どう見てもおかしな彼の肉体にドジョウヒゲという〈実

図60

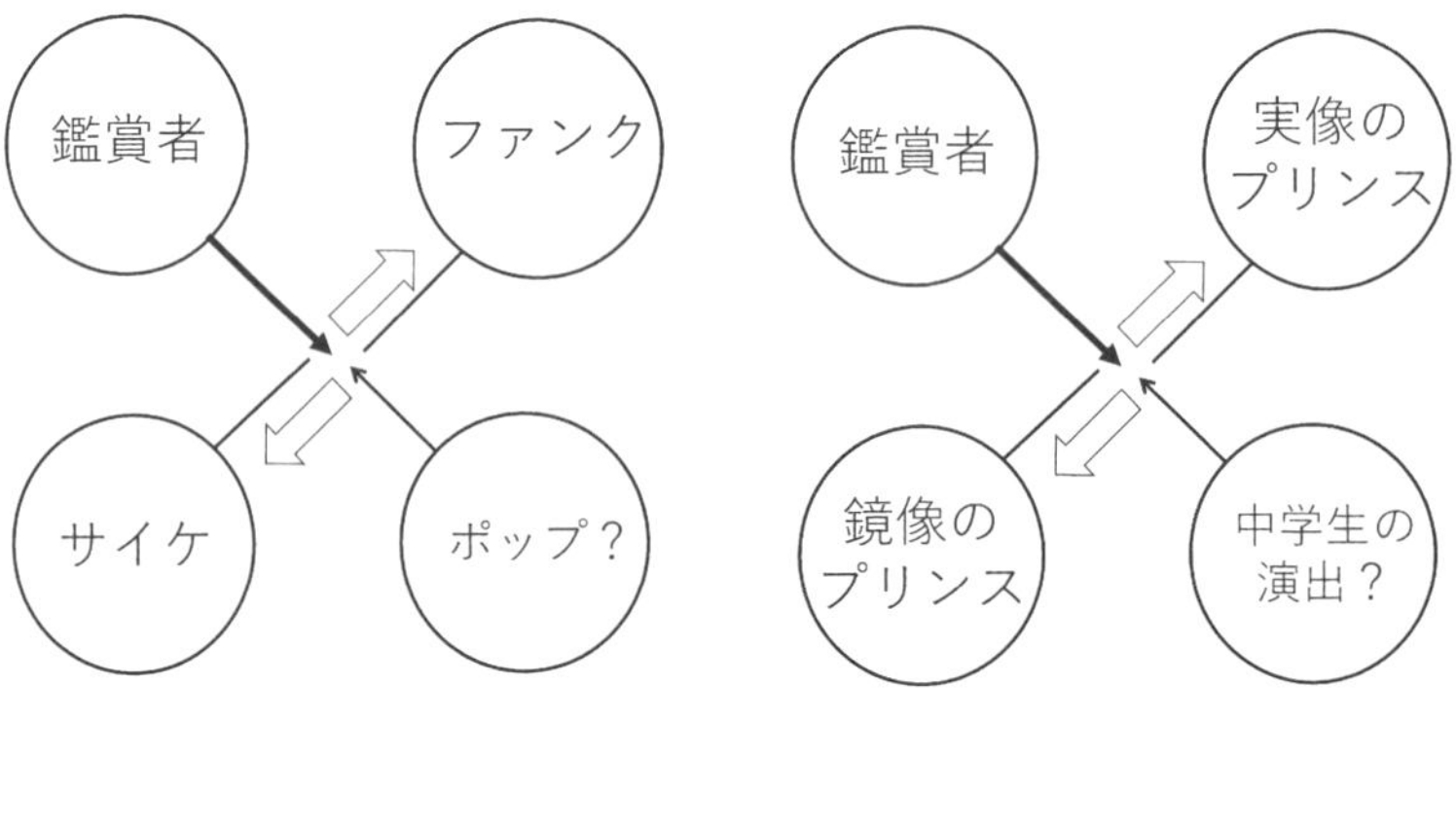

現〉は、そもそも一致するはずもなく、誰の目にもギャップを明らかにします。

しかし、鑑賞者がそこに一致を求めることの軽薄さを自覚すると、ギャップはますます明確になる。すると鑑賞者はそこに吸い寄せられ、プリンスの作品の一部となってしまうのです。理念的意図と肉体における実現のギャップを、彼は作品として明らかに使っています。「キッス」のPVを見ればそれは明らかです。

「ダサカッコワルイ」は、カッコイイを突き抜け、アメイジングを発揮していきます。プリンスは自分にとって、その最もわかりやすい例なのですが、みなさんどうでしょうか。

5-3 ボーイズ・タウン・ギャングからの「アップタウン・ファンク」

ギャップだらけの「君の瞳に恋している」

ダンスミュージックが流行り始めた七〇年代後半から、マイケル・ジャクソンの「スリラー」直前ぐらいまでというのは、ファンキーでポップな音楽が巷《ちまた》にあふれた時代でした。しかしあとになってYouTubeの発達で簡単にPVを見ることができるようになると、あらためてダサカッコワルイものが時代を作っていたことに驚きます。

ボーイズ・タウン・ギャングは、ダサカッコワルイの筆頭でしょう。

彼らもまたカバーで、その後もさまざまにカバーされた「君の瞳に恋してる」は、彼らの歌唱によって知っている人も多いと思います。当時流行った十代の女子ノーランズのように、ボーイズ・タウン・ギャングも赤毛で小柄な白人女子のボーカルだとばかり思っていました。多くの日本人はそうだった、もしくは今もそう思っているのではないでしょうか。

YouTubeでボーイズ・タウン・ギャングを検索すると驚くはずです。小柄ではあっても小太りのアフリカ系女性が、昔はマッチョだった、やや脂肪のついた白人男性を連れて立っています。彼らは、三人グループだったのです（図61）。

彼女の歌声はまさしく当時聞いた、これぞ「君の瞳に恋してる」でした。しかし軽々と小鳥のように歌っていると思った想像とは大違いで、ギョロッとした目を大きく見開き、力いっぱい歌っています。

図61

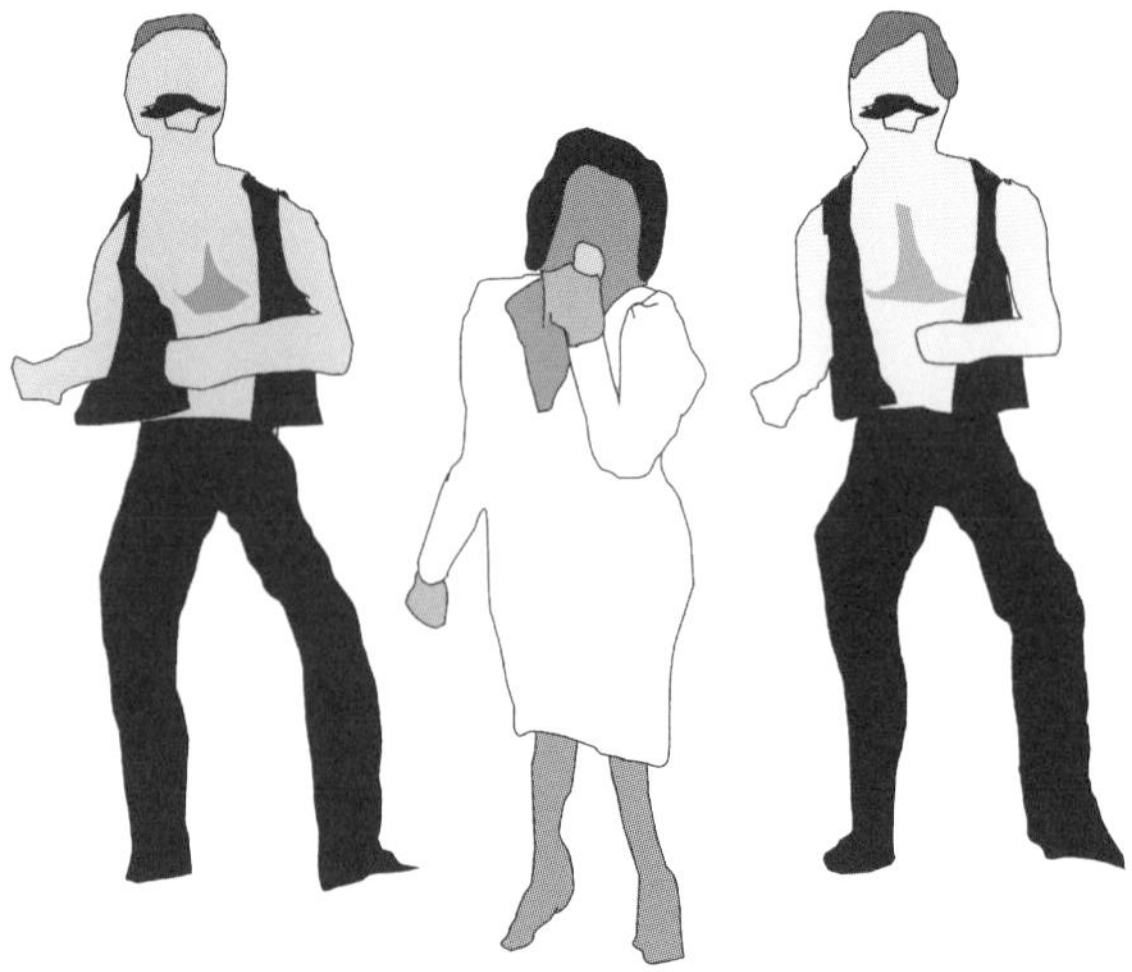

うしろの男性二人は歌うのではなく、グループの一員でありながら、ダンス担当のようでした。上半身裸の上に、皮のチョッキのようなものを羽織り、厚い胸板とちょっと出たお腹をはだけて、手を左右に降る程度のダンスを繰り返します。これはもうギリギリです。まさに、「ダンスでない、というよりは、ダンスであるかもしれない」ダンスです。

しかし何度も見ていると、このダンスあっての「君の瞳に恋してる」と確信します。ボーカルの女子の大きく見開かれた目玉は緊張感をたたえ、瞳という感じではない。しかし背後のマッチョは優しくこれを見つめ、いつも静かに笑っている。ボーカル女子は、仁王立ちのマッチョの胸に手をついて、斜め立ちしたりする。このよくわからない絡みが、本当に曲調にピタッとくる。同時に、「君の瞳に恋してる」というテーマとの間に大きな違和感を開く。見ている私は、そのギャップが開かれた舞台に一人立たされてしまったように、ドギマギしてしまうのです。これこそ、鑑賞者という外部を呼び込む「ダサカッコワルイ装置」の力だと思わせるのです。

文化祭ノリのアース・ウィンド・アンド・ファイアー

七〇年代後半からのファンク・ポップとでも言うべきダンスミュージックの流れは、「ダサカッコワルイ＝アメイジング」のオンパレードです。

高校生のころちょっとだけ聞いたアース・ウィンド・アンド・ファイアーは、デヴィッド・ボウイやプログレの好きな友人に教えられたこともあって、実はすごく洗練されたものが一周回ってあえてダサいものにしていると思っていました。だからきっと、本当はすごく難しい曲なのだと、考えすぎて聞かなかったのです。

日本人イラストレーター長岡秀星デザインのジャケットは、ピラミッドやアブ・シンベル神殿が描かれながら、いかにも未来的・宇宙的な、当時のプログレやハードロックのジャケットに流行した「新しさ」をみなぎらせており、崇高で抽象的で、難しいものだと思っていたのです。もちろん今見るとこのジャケットからして、「ダサカッコワルイ＝アメイジング」の典型です。

アース・ウィンド・アンド・ファイアーもまた、YouTube全盛の今、彼らの代表曲「セプテンバー」「ファンタジー」「レッツ・グルーヴ」などを聞くことができます。メタリックなカラーテープを貼って手作りしたような、もしくはフリルの過剰なジャケットを重ね着したような、それぞれが勝手な格好ながら、高校の文化祭ノリの衣装を身につけ、ファンキーで、たしかにグルーブ感に満ち満ちた演奏を始めるのです。

グルーブ感というのは、ドラムやベースで感じられる短周期のリズムに、演奏者の気分やクセが載って現れる、長周期を感じさせるうねりのようなものでしょうか。子供のころ海水浴で海面にプカプカ浮いていると、ときどき静かで大きなうねりがやってきて、体全体を持っていかれる感じになりました。グルーブ感というのはそんな感じですね。

グルーブ感というのは、「ダサカッコワルイ」を仕掛けとする感覚だと思います。譜面にある事前の〈意図〉は、現場の演奏の雰囲気やノリで微妙に変質・変形を受けて〈実現〉される。〈意図〉は短周期的リズムに保存されますが、〈実現〉はそこに載った微妙なさじ加減で長周期的うねりを感じさせる。この両者の間に〈外部〉にいるオーディエンスは引き込まれ、大きなうねりに持っていかれる。これこそ、グルーブ感だと思われます。

アース・ウィンド・アンド・ファイアーの楽曲は、ブラスを配したダンスミュージックではあるものの、ジェームス・ブラウンの持っていたファンクの核を受け継いでいる。しかしその衣装とダンスは、以前のファンクのような大人のものではなく、何か児戯を思わせる、ちょっと気恥ずかしいものなのです。それが音楽性の意図とパフォーマンスの実現にギャップを作り出し、ますますグルーブ感を増強している。

同時期、ヨーロッパに現れたアフリカ・ジャマイカ系四人組、ボニーMは、よりダサカッコワルイを強化したバンドです。イタリアのテレビ番組で収録された「怪僧ラスプーチン」のパフォーマンスは、歴史に残るダサカッコワルサ。ピョンピョン弾みながらマントを翻す男性ボーカル（実はロパクで白人プロデューサーがアフレコしている）のダンスはどう見てもアドリブで、二度と再現不可能です。その一回性を永遠に反復して見せるYouTubeは、ニーチェもびっくりの永劫回帰ではないでしょうか。

透明な天使

七〇年代、八〇年代のバンドばかり挙げましたが、ダサカッコワルイは決して現代においても消えているわけではない。ただし以前と違って、ダサカッコワルイの成分として潜んでいるはずのダサさやカッコワルさは微塵も表に現れず、きわめて洗練されたものになっている。そのあたりがボニーMとは大きく違います。その一つの究極形態が、ブルーノ・マーズとマーク・ロンソンの

「アップタウン・ファンク」でしょう（図62）。

ブルーノ・マーズは一人なら甘いラブソングをよく歌ってますが、マーク・ロンソンとのコラボでは、洗練された「ダサカッコワルイ＝アメイジング」を作り出しました。チンピラ風で「チャチい」のに、おしゃれで高貴な感じさえする。ありがちな不良感や大人感がなく、天使のような大胆さと神聖さがあるのです。

天使は神と人間を媒介するもので、神の言葉を伝えるはずのものですが、通常想像されるような媒介の持つクッション性、間接性はない。神の言葉を噛み砕いて間接的に表現するとか、その厳格さや抽象性を和らげるとか、そういうことは一切ない。むしろ媒介的でないと言うべきで、ゆえに天使の担う媒介性はときに「無媒介的媒介性」と呼ばれるのです。

天使は、なんだか何もやっていない、中身のない透明なものである気がします。通常はそれ自体の意味のなさを、否定的に捉えることになる。しかし逆なのです。**透明だからこそ外部の何かをまとうことができ、外部にあ**

図62

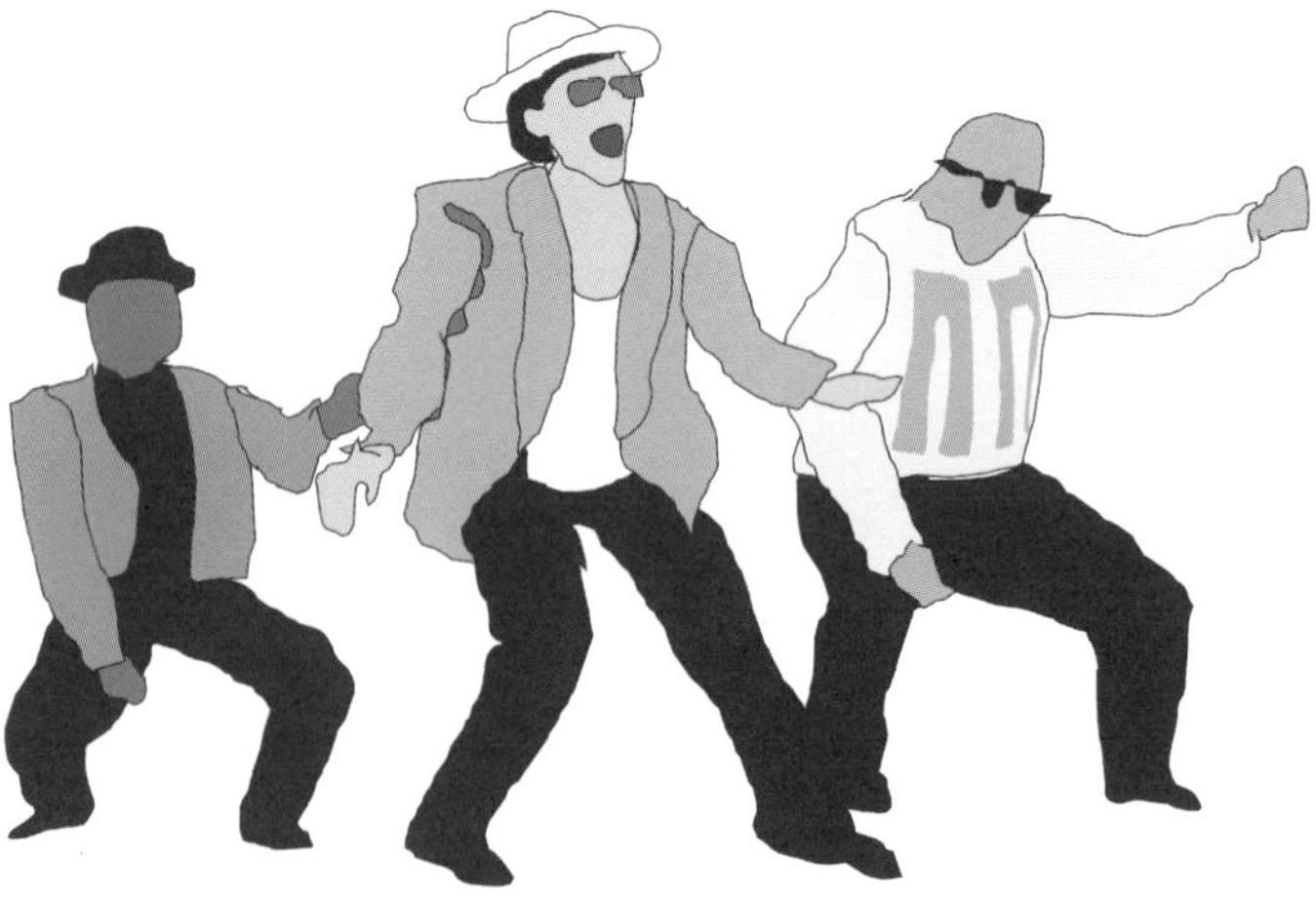

るものを惹きつけ、呼び込む。

天使は、神の〈意図〉とそれを〈実現〉するはずの人間の間にあるギャップそれ自体、「不在」なのです。その不在はだからこそ、具体的にその手際を見出せないがゆえに大胆であり、足が地についていないがゆえに高貴なのです。

「アップタウン・ファンク」のとりわけマーク・ロンソンや、アース・ウィンド・アンド・ファイアー、ボニーMからボーイズ・タウン・ギャング、そしてもちろんプリンスに見出されるファンキーさとポップさの間にあるずれ＝スキマ＝ギャップは、それ自体が、大胆で高貴な天使なのです。

5-4 クエイ兄弟の脱創造

錬金術的人工知能から離れて

天然知能的装置によって、外部にある生命性を召喚する。その例としてイギリスのアニメーション作家、クエイ兄弟の作品を挙げたいと思います。

生命を創るというと読者のみなさんは、錬金術師や魔術的なものを想像したり、現代なら生命科学が挑戦する生命の起源の実験や、人工細胞の実験などを想像するでしょうか。現代科学が捉えようとする生命の起源の実験などは錬金術と根本的に異なると私は思っていますが、一般の人々、いや科学者や哲学者の中にさえ、科学を現代の錬金術と解釈し、その延長線上に生命を構成できると考える人が大勢います。

錬金術は本質的に、素材の内側にこそモノの不思議が内在していると考えます。素材はすべて用意されていて、あとはその組み合わせの問題だけです。だからさまざまな物質の組み合わせ、配合を試み、うまい組み合わせを見つけられれば金が合成できると信じていた。

錬金術の延長線上に生命の創造を考えるというのは、金を生命に置き換えるだけです。そんなバカなという気もしますが、すべては数値化されたデータで表せると考え、あとはデータの組み合わせだけが問題だと考える人工知能の研究分野の主流は、錬金術の世界そのものです。

錬金術としての人工知能と天然知能との違いに相当する概念として、創造と脱創造との違いについて述べておきましょう。これはイタリアの哲学者ジョルジョ・アガンベンが論じているものです。

アガンベンの言う創造とは、通常一般の人間が創造と思っているもので、まさに上述の意味での錬金術的思想です。こんなものは真の創造ではない、とアガンベンは言うわけです。むしろ**真の創造とは、何を創造することが創造なのか、その「何か」が不明のまま、そこに向けるようにジャンプする行為である。**つまり「何か」を創るというよりは、むしろ「何か」からどこかへ逸脱し続ける、という意味で脱創造なのです。

脱創造と言われて私がすぐイメージしたものは、クエイ兄弟のアニメーション「ストリート・オブ・クロコダイル」でした。

石と機械の無機的世界

一九八九年のことです。今はもう存在しない大阪のキリンホールで、公開直後の「ストリート・オブ・クロコダイル」と、併映された「ギルガメッシュ／小さなほうき」、さらにその前後のクエイ兄弟の作品いくつかを観ました。日本で初めてクエイ兄弟が紹介されたのは、この大阪の直前、渋谷での上映でした。「ストリート・オブ・クロコダイル」は二〇分、「ギルガメッシュ／小さなほうき」は一〇分ほどの短編です。今はネットで簡単に観ることができますが、まったく古びていないのには驚かされます。

石膏を染み込ませた包帯を巻かれ、ブラシでつくったような頭皮を持つ人形。空洞の頭内部には蜘蛛の巣がからみ、穿《うが》たれた眼孔から淡く光がこぼれる人形。薄暗がりの部屋で懸命にレンズを磨く、電球の頭部を持つ人形。手鏡をきらめかせどこかに合図を送っている、ほころびたセーターを着たキューピーのような人形。そういった異形のものたちが、ネジとはさみの支配する暗い異空間にうごめく。

これが、映像作家クエイ兄弟によるストップモーションアニメ「ストリート・オブ・クロコダイル（大鰐通り）」の風景です。チェコの作家、ブルーノ・シュルツの同名短編小説を題材にしているのですが、登場する異形のものはクエイ兄弟オリジナルの創作です。小説を読んでみても、こういったキャラクターは想像もつきません。

大鰐通りは、人形空間を前にした人間（これだけ実写です）が、人形を支配していたと思われる糸を、はさみで切るシーンから始まります。人間が垂らした唾《つば》に触発され、歯車が動き出す。唾はしかし決して歯車になじまず、その動きは鈍く重たいものでした。しかし主人公たる人形は、こうして今まで知らなかった人形空間深部へと侵入していくのです。

その世界は石膏と金属の支配する世界であり、石と機械の世界です。ネジや歯車は埃《ほこり》にまみれ、そこに一切の有機的媒介はありません。つまり、ここでうごめくものたちは純粋な機械であって、純粋な無機的世界の住人なのです。

ときおりハエの屍骸が現れ、血塗られた内臓が出現します。裏蓋の外れた懐中時計には、少しばかり乾いた内臓がぎっしり詰め込まれ、懐中時計は内蔵の隙間からネジを吐き出してしまいます。これら有機物は、しかし無機的世界の運動を媒介するものではありません。ハエの屍骸はアクセサリーとして頭が空洞の人形に使われ、血まみれの肝臓は人形に愛撫されます。懐中時計の中にある内蔵は、時計を駆動しているわけではないのです。そうではなく、時計を駆動するネジと歯車の間に、無理やり詰め込まれているだけです。すなわち血や内臓は、この石と埃と機械の世界の住人に偏愛された憧憬の対象であり、彼らに世界の彩りとして使われているにすぎません。

有機体論のまやかし

この無機的世界は、しかし私たち自身の生命それ自体だと思います。私たちは、生命や知性のメタファーに、むしろ大鰐通りの風景を用いるべきです。いわゆる生命的なものから遠く離れて見える大鰐通りの住人たち。そこにこそ外部から生命がやってくる。これが脱創造を形作っているのです。

対して、生命を語るときによく言われる有機体論、身体、エンボディメントといった概念は、脱創造と反対、すなわち錬金術的創造の延長線上にあるものだと思われます。殻をつぶさずに卵をつかむロボットの指は、その力加減の計算に開発当初は困難を強いられたそうです。これを解決したのは、ロボットの指を覆うシリコンの皮膜でした。身体性とはかように、無機的で人工的な制御システムと、生命的な振る舞いの「架け橋（インターフェイス）」と解釈されました。

しかしそれは、生命や意識の理解を助けるものではありません。生命の擬似的振る舞いと機械の間をゆるやかに隠蔽するだけです。掌全体という連続した全体性を担保するシリコンの皮膜は、部分と全体の間を隠蔽する媚薬であることにおいて「身体性」と呼ばれます。私は、こういった意味で使われる**身体性という概念こそ、私たちの持っている肉体や生命の迫力を矮小化していると思います。**

私たちは、石と埃とネジだけでうごめく大鰐通りの意味を、脱創造として再認識しなければなりません。大鰐通りは有機的身体性を拒絶した機械的生命であり、機械的知性とさえ言っていいでしょう。ここにはシリコンの皮膜や、全体を担保する生ぬるい有機的連関など一切ないのです。だから一瞬一瞬の間に断絶があり、ある歯車と別の歯車の間に不連続がある。断絶の間をつなぐものは何なのでしょうか。それは断片を連続してつなぐ皮膜＝有機的連続体ではなく、「切ることそれ自体」なのです。**切ることが、接続を促していくのです。**

切りながら接続するなんて矛盾している、現実にあり得ないじゃないかと思うかもしれません。しかし現実にそういうことはいくらでもある。フレンチのフルコースなんかに出てくる口直しのシャーベットは、以前の料理を断ち切りながら、以後の料理への期待を育み、以後へと接続します。「口直し」はつねに、切りながら接続するのです。

通常、私たちが想像する人形や機械は、制御されプログラム化された世界に封緘《ふうかん》されています。彼らが自由に生きるには、制御された反復から逸脱せねばなりません。しかし制御からの逸脱は、連続的な運動さえ奪ってしまうように思えるのでしょうね。それを回復するために「有機的全体性＝連続的皮膜」が導入されるのですが、これは別種の制御を導入するということにすぎないのではないでしょうか。

制御された機械と、卵をつかむようなデリケートな生物的振る舞いの間を「身体＝シリコン」で接続する。これは制御概念を拡張しているだけで、生命の持つ「一瞬一瞬に他でもあり得るかもしれぬ」という潜在性が抜け落ちている。そこには一切の生命性などありません。だから、**有機体論、身体、エンボディメントなどといったものは、問題の核心を隠蔽するだけだ**、と思うのです。

過剰な逸脱が生命を呼び込む

むしろ必要なのは逸脱からの回復ではなく、「過剰な逸脱」であり「不断の切断」なのです。それがサーフィンのように「異質なものへの跳躍による連続」を実現する。生命性・動勢は、ここにこそ見出される。

おとなしく寝ていたと思った猫が、突然毛を逆立てて唸り、そうかと思うと遠くの一点を見て何かいるように真剣な顔をする。それがまた目をつぶって何事もなかったように寝てしまう。その猫にまったく見られなかった性格が、突然やってくる。それは今までのその猫を終わらせ、まったく別の猫がやってくることを接続することで、「この猫」が実現されることを意味している。大鰐通りのあちらこちらに散見されるハサミは、過剰な逸脱、不断の切断を示唆しているのです。

「ギルガメッシュ／小さなほうき」の舞台は、綿埃の積もる世界に打ち立てられた見張り小屋です。それは暴君ギルガメッシュが、怪物エンキドゥを捕まえるための罠でもあります。

これは私の勝手な想像ですが、その見張り小屋はおそらく、大鰐通りを地下に配することで、無機的世界を見張る前哨なのです。ギルガメッシュは、ガラス窓越しに地下を覗く（図63）。そこには無数のはさみが走り回っている。実はこれこそが大鰐通りを動かしているものです。大鰐通りの瞬間と瞬間の間、断片と断片の間は、すべてハサミの運動で満たされています。断絶は埋められるのではなく、切断の連鎖によって接続する。大鰐通り

図63

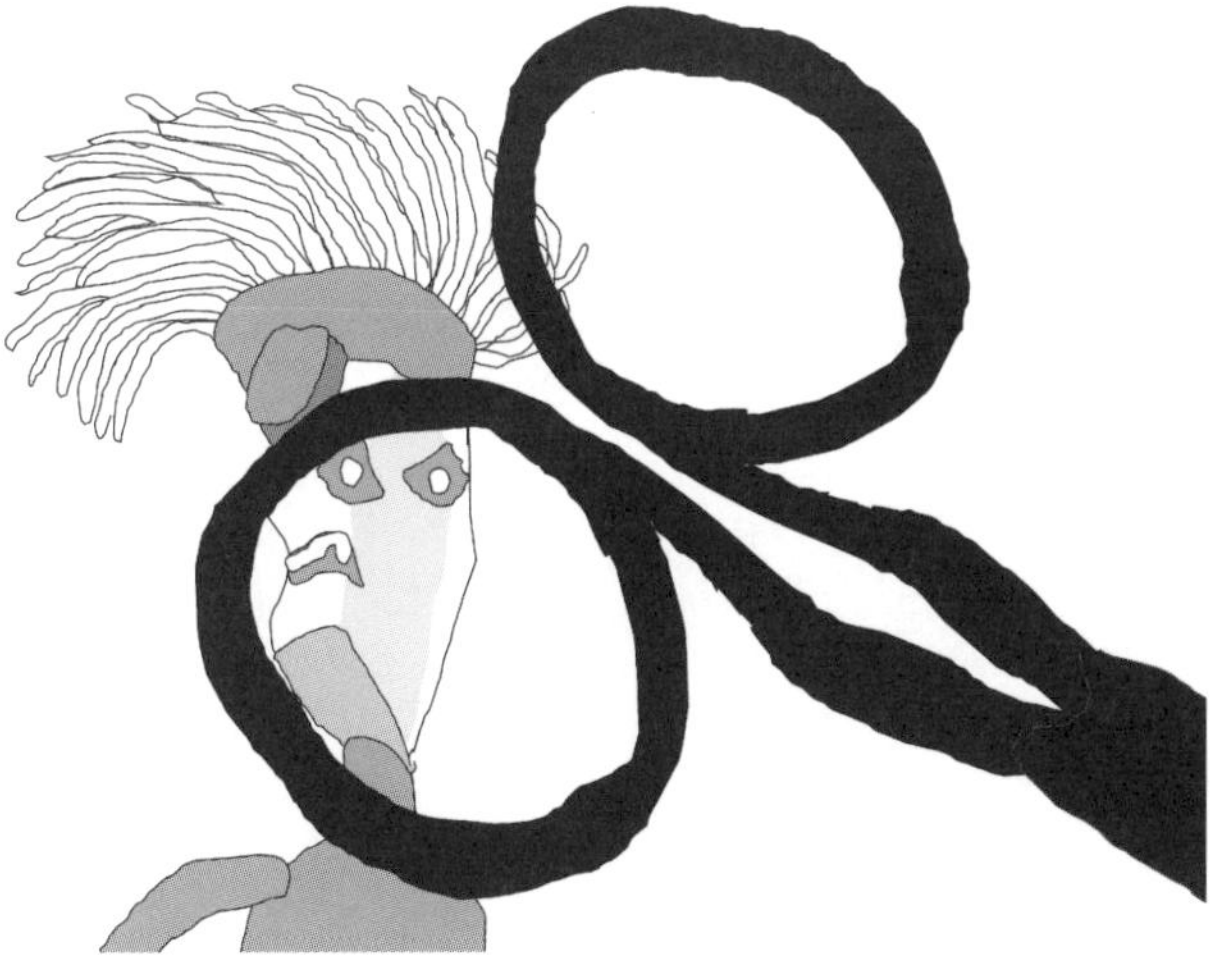

の住人はハサミで切られることで、生きているのです。

有機体、身体、全体性。そういった概念を素朴に捉えることは、生命の不思議を隠蔽するだけです。真の動勢を解読し、生命を理解するためには、我々は瞬間と瞬間の間に、過剰な逸脱と不断の切断、すなわち走り回るハサミを見出さねばならない。まさにクエイ兄弟の試みは、脱創造であることで真の創造たり得ているのです。

5-5 秋山祐徳太子のファンクでポップなダリコ

キョトンとした顔で踊る人

日本の芸術においても激動と言われた一九六八年。そこからちょうど五〇年の節目に当たる二〇一八年に、「1968年——激動の時代の芸術」や「アジアにめざめたら」など、当時を振り返る美術展が開催されました。そのころ小学生だった私は当時の前衛芸術運動などまったく知りませんでしたし、もし知ったとしても、子供ゆえにあまり興味を持たなかったでしょう。

ハイレッド・センター（高松次郎・赤瀬川源平・中西夏之）も、篠原有司男《うしお》も、ずっとあとになって知りましたが、ひとり秋山祐徳太子だけは知っていました。

たまたま風邪で学校を休んでいて、お昼のワイドショーのような番組を眺めていたときのことです。そこへラジカセを持って、頭にヘルメット、短パンでランニングの怪しい男が乱入してきました。当時の音楽録音といえばカセットテープで、ラジオとカセット録音機が合体した機材をラジカセといったのです。

そのラジカセに怪人がカセットを入れて再生すると、何やら聞いたことのある雅楽が鳴り響き、ところどころに鼓《つづみ》が合いの手のように入ります。その鼓の音に合わせて、怪人は右手の小指をすぼませた口に入れ、「ぽんっ」と音を出しながら踊ったのです。「チャーララ」「ポン」、「チャラララ」「ポン」といった具合で延々と。

なぜ突然出てきてこういうことになったのか、よくわかりません。しかし、あまりのくだらなさに呆れるようなことを何のケレン味も含羞もなく、自分のことなのにキョトンした顔で踊るその姿に、私の目は釘付けとなりました。それから何年もその怪人をテレビで見かけることもなく、私は怪人のことをすっかり忘れていました。

ダリコと都知事選

高校の図書館で、かなり大判の、美術全集のようなものをめくっていたときです。その一ページをまるまる、秋山祐徳太子のパフォーマンス作品「ダリコ」が飾っていました（図64）。「あの怪人だ」。私はすぐにわかりました。私は何年経っても人の顔は覚えているのですが、それはおそらく私に独特のパターン認識です。だからとんでもない間違いをすることもある。けれど秋山祐徳太子はすぐにわかりました。

晩秋の、水もなく、刈り取られた稲の根元だけが並んだ水田で、裸に真っ赤な太陽の看板を背負った若い女性を、秋山氏が背負っています。相変わらずのヘルメットに短パン、ランニング姿で、胸には大きな「ダ」、「リ」、「コ」の文字。このパフォーマンスが「グリコ」のトレードマークのパロディであることは明らかで、それをわざわざ「ダリコ」としているのは、サルバドール・ダリとキリコでももじっているのかなとも一瞬思いましたが、そんなことはどうでもよかった。

何かやってやったという感じで満面の笑みをたたえる女性とは対照的に、当の秋山氏は、相変わらず半分閉じたように眠そうな、しかし大きな目でキョトンとしている。背中の女性のほうが主役で、「ダリコってパフォーマンス考えたから、ちょっと私のことを背負ってみてよ」と言われた秋山氏が、無言のままヒョイッと担いだような感じです。

夏祭りのカラオケ大会か何かで、飛び入り歓迎コー

図64

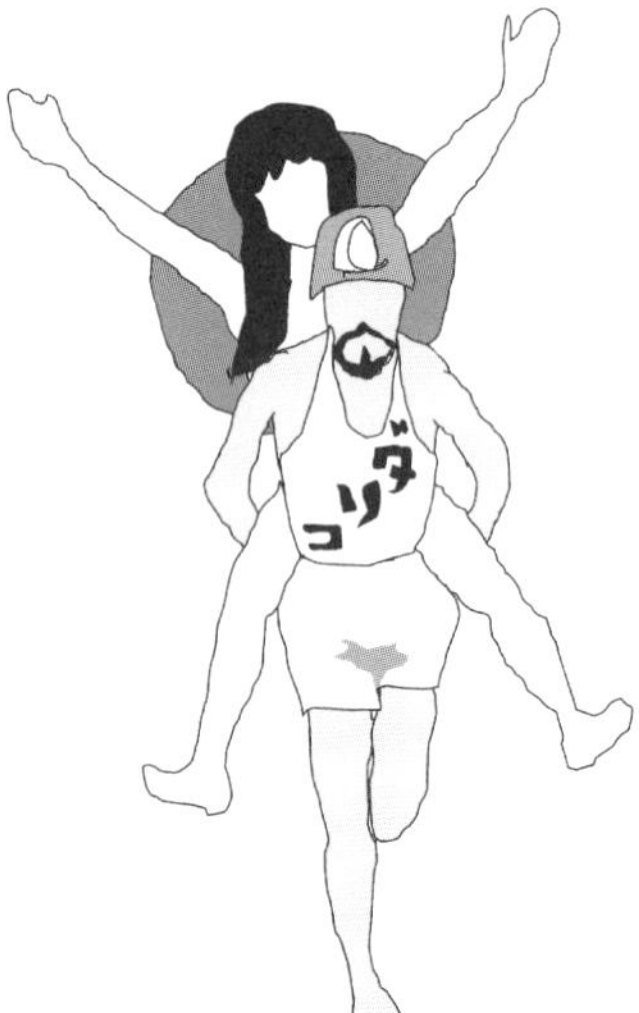

ナーとか設けたものの、恥ずかしがって誰も出てこない。どうしようもなくなって、司会が舞台の袖で酔いつぶれて俯している男の肩を叩くと、いきなり立ち上がって歌い始める。そんな感じです、秋山祐徳太子というのは。

その後、秋山氏が一九七五年の東京都知事選にパフォーマンスとして立候補すると、私は政見放送も新聞もチェックして楽しみに見ました。当時の都知事・美濃部亮吉陣営とそれを阻もうとする石原慎太郎陣営の戦いに割って入る秋山氏のキャッチフレーズは、「保革の谷間に咲く白百合」でした。

いちばん印象に残っているのは、NHKが選挙戦を特集したドキュメンタリー番組でした。「美濃部vs石原」の戦いだけを追っていたその番組は、新宿かどこかの交差点で両陣営の選挙カーが対峙し街頭演説を行っているシーンの俯瞰で終わります。ところが、そのカメラが両陣営のちょうど真ん中あたりに焦点を合わせると、そこには支持者に肩車されランニング姿で演説をする秋山祐徳太子が映し出されたのです。

まさにテレビ局を巻き込んでのパフォーマンス「保革の谷間に咲く白百合」が完成したな、としみじみ思ったものでした。

ポップ・アートとどこが違うのか

秋山氏が自らの著作『通俗的芸術論』によって、能ポン（指でポンのパフォーマンス）やダリコ、ブリキの彫刻について述べたのはそのずっとあと、一九八五年のことです。通俗的芸術というのはポップ・アートの直訳ではあるもの、その雰囲気はだいぶ違ったものだと思います。アメリカのポップ・アートは、既製品（レディメイド）の小便器を「泉」という名で作品としたデュシャンの伝統を継承しています。だから大量消費される商品、たとえばキャンベルスープの缶や、雑誌に収録されたアメリカンコミックといったレディメイドが使われ、通俗や日常は形から入っていった。形から入って構想しているからカッコよくいける。私も好きですが、カッコよすぎます。そこにはスキがない。

秋山祐徳太子の通俗的芸術は、ファンク・ポップなのです。プリンスの節でやはりファンク・ポップと言いましたが、プリンスの場合のファンクミュージックという文脈を離れて、もっと語義的意味でのファンク・ポップなのです。

ここでのファンクとは、自分の育った風土環境の匂いや懐かしさもあり、しかし気恥ずかしく隠したい土臭さでもあって、まさに「ダサイ」を意味している。他方、ポップ（通俗的）であるとは市井《しせい》で生きることであり、日々社会との折り合いをつけていくことです。折り合いをつけることが結果的に流行や一般受けをもたらすことはあっても、通俗的芸術において、一般受け自体が目的となることはあり得ません。また一般受けというのを揶揄したり、卑下したりという恥じらいや衒《てら》いはポップには一切ない。だから通俗的とは、個人が社会一般を自分なりに抽象化し、折り合いをつけることに違いないのです。

類型と個物をつなぐことによって亀裂を入れる

だとすると通俗的（ポップ）とは、個人と社会、個物と類型の対峙と調整を意味するわけで、天然知能図式の〈問題（意図）〉と〈解答（実現）〉の項には、それぞれ類型と個物が入ることになります。両者は置き換え可能となる意味でぴったり一致するはずもない。目の前にいる白黒の猫（個物）と、猫一般（類型）を比べ、どちらが好きかと言われても不可能なように、比較すら本来不可能です。

ですが社会との折り合いをつけるとは、両者間の比較、調整を平気でやっていくことにほかならない。だからポップとは、個人と社会の間をつなごうとしながら切断することになるのです。そのギャップに流れ込むものこそが、ファンクです。その意味で通俗的芸術は、ファンク・ポップとしてしか成立し得ない。

ポップは形ではなく、生きていくことですから、スキなく設計・構想し、カッコよく実現することなんて本来できないのです。秋山祐徳太子のダリコは、社会的に認知され確立した商標をモチーフにするという点では、アメリカのポップ・アートと同じです。しかし社会的に認知された商標と生身の秋山氏自身が対峙し、両者の間に亀裂を入れる点で、ポップ・アートと一線を画す。

爽やかに笑うグリコの商標と、まぶたを半分閉じてキョトンとした秋山氏では、一致しようがない。舞台袖でいきなり立ち上がって歌うように、グリコの商標という形で掲げられる社会的類型と個人である秋山氏の間は、たえず切断されることで接続する。「ストリート・オブ・クロコダイル」と同じように、亀裂には、外部が、ファンクが流れ込むことで、接続が図られる。まさに「ストリート・オブ・クロコダイル」と同じように、秋山氏は絶え間なく切り続ける。**切断の連続とし**

て、「ダリコ」は形成されるのです。

切断の連続として維持される「ダリコ」は、パフォーマンスごとに完成されながら、少しずつ変わることで、天然知能的ダイナミズムをより明瞭に体現します。ランニングの文字は最初「グリコ」だったし、二人ではなく一人のほうがむしろ多いし、ヘルメットもかぶっていたりいなかったり。この感じがファンク・ポップです。ところで秋山氏のブリキの彫刻なら、半円筒でかまぼこを模し、書割の富士山を貼り付けた「カマボコ富士」も秀逸です。

5-6 中村─鯖ガエル─恭子

料理の配置換えをするカエル

博士論文の副査を頼まれたことが、日本画家・中村恭子氏と知り合うきっかけでした。その後、私の著作の何冊かの表紙を中村氏の作品で飾らせてもらっています。その書籍のために描き下ろしたものではなく、今までに描いたものから氏が選んだものでしたが、どれも著作の内容に非常にフィットしたものとなっています。本書もまた中村氏の日本画が表紙を飾り、この本に「エレガンス」を与えてくれています。

芸術とは何か、創造性とは何かについてもよく議論し、これらに関して中村氏の絵画を題材とした『TANKURI——創造性を撃つ』（水声社、二〇一八年）を、中村・郡司の共著で刊行しました。

この著作は、天然知能を芸術においてどのように個物化＝作品化し、深化させるかという、理論と実践の入り混じった展開の書です。したがって『TANKURI』を読んでいただければ、中村氏本人や作品が「ダサカッコワルイ＝アメイジング」であることは明らかだと思われますが、ここでは私の前著『天然知能』のカバーを飾った「鯖ガエル」（図65）から「ダサカッコワルイ＝アメイジング」について述べたいと思います。

『天然知能』の表紙絵である鯖ガエルは、多くの人から「あの表紙がいい。いかにも天然知能でございます、という感じだ」と言われました。たしかにそうかもしれません。しかし鯖ガエルもまた同書のために描かれたものではなく、高知の皿鉢《さわち》料理を題材とした絵巻物「皿鉢絵巻」の部分です。

皿鉢料理は祝いごとの際に食べる郷土料理で、前菜か

図65

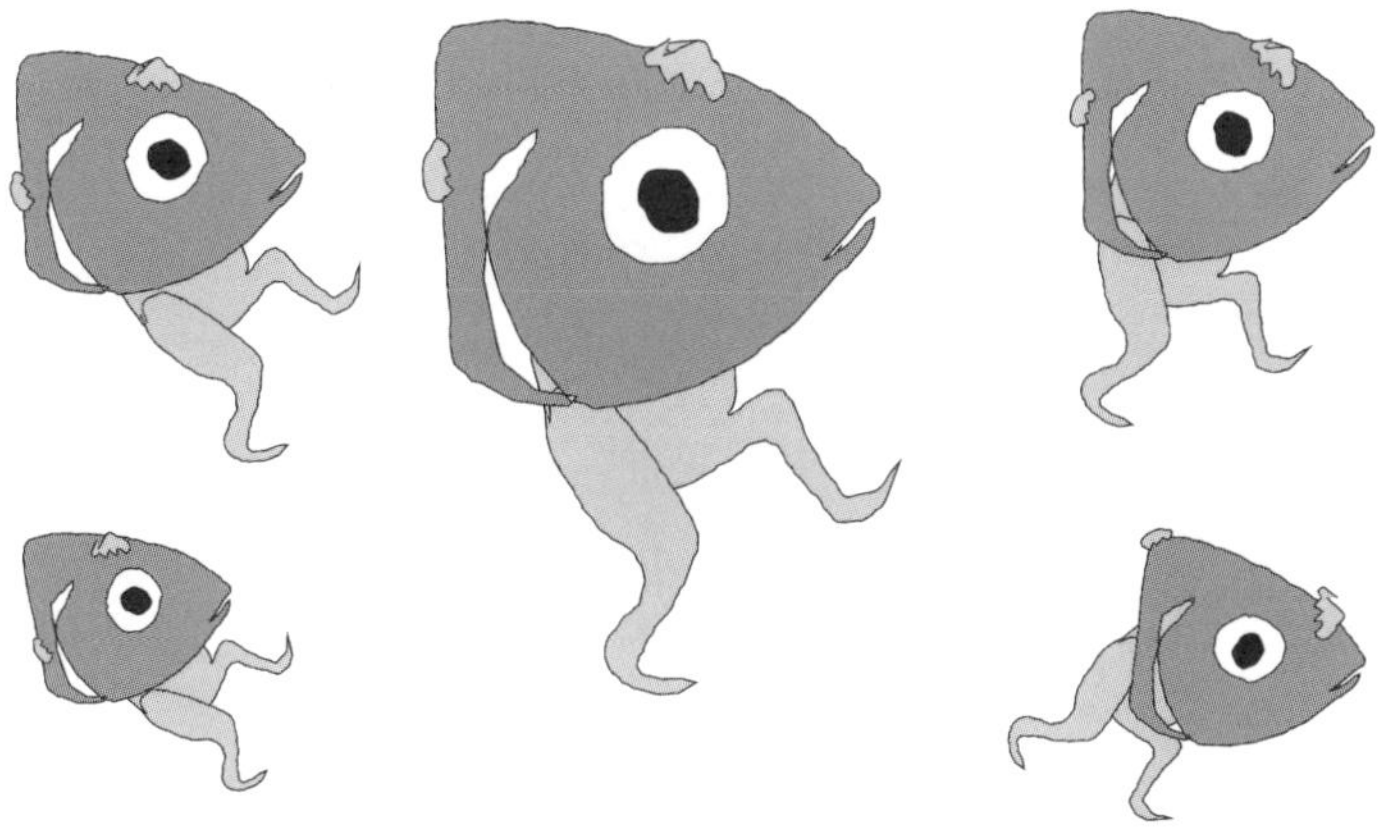

ら主菜、デザートまで一つの皿に盛ります。主菜は鯖の姿寿司や鰹のたたきなどの刺身類ですが、食べて減ったことで見栄えが悪くならないよう、たえず皿の上に残った料理の配置を変えて整えるそうです。中村氏は神の使いであるようなスズメやカエルを用意して、この料理の配置換えの任に当たらせました。そのカエルこそが、鯖ガエルだったのです。

鯖ガエルはなぜ天然知能なのか

つまり鯖ガエルは一見鯖の頭をしたカエルのように見えますが、そうではなく、鯖の姿寿司で残った鯖の頭を運ぶカエルだったのです。皿鉢料理の皿に載せられた飾り切りされたキュウリが変身してカエルとなり、料理の配置を整えたり遊び呆けたりしながら皿鉢料理の食事進行次第を司る。それがこのカエルで、絵巻物の一場面でだけ鯖の頭を運んでいるのです。

しかし、もちろんその場面では、鯖の頭をしたカエルに見えることも計算されている。それは鯖の頭を仮面としているのか、死んだ鯖の頭がカエルの頭部とすり替えられてしまったのか、よくわからない。**だからこそ鯖ガエルは、その実体は空虚で空っぽな罠であり、外部をただ受け入れる、徹底して受動的な天然知能のメタファーたりえているのです。**

これはまさに天然知能図式にフィットしています。〈問題〉と〈解答〉はカエルの胴体と鯖の頭です。両者の関係は、鯖の頭を運ぶカエルなのか、鯖の頭をしたカエルなのか判然としない点において決定できない。だから両者の関係を詮議するために、特定の文脈でこれを見ることが許されず、文脈は逸脱し続ける。こうしてカエルの胴体と鯖の頭は、外部を召喚する天然知能だというわけです。

皿鉢料理は、慶事の、みんなで食べる食事であり、おいしいものを味わい尽くそうとするハレの日の爆発でもあります。中村氏はこれを絵巻にするに当たって、口に入れ、皿の料理を崩していく一瞬ごとに、潜在する無限の可能性＝外部が垣間見えるように仕組みました。外部それ自体は決して知覚したり表現することができないため、外部はさまざまな仕掛けを通して間接的にのみ描かれます。

まずは外部からやってきたものでありながら、さらなる外部を示唆し続けるカエルとスズメです。次にカエルとスズメの登場する時間が、絵巻の進む時間に逆行さえしていることが暴かれ、我々が通常感じる自明と思っている時間の流れさえ、我々の認識と外部との接続の結果、紡がれていくことが示されます。絵巻の最後には、食べ尽くされた空っぽの皿の下から、マッコウクジラが現れますが、鯨もまた外部からやってきた外部の片鱗として描かれているのです。

ここでは料理の進行とこれを食べる者の間に、ただ消費し、栄養にすればいいというわけではないというギャップが開き、外部が次々と召喚されるのです。同時にそれは絵巻とこの絵巻を見る（＝食べる）鑑賞者との間にも亀裂を入れ、鑑賞者における作品が召喚されることと二重写しになっているのです。

フーリエの「美食」を描く

おもしろいのは、皿鉢絵巻を描くまでの中村氏の発想の方法です。計画立てて、すべてをあらかじめ用意するのではない。一つの素材を用意し、それと中村氏が対峙すると、その間にギャップが開くことで次の発想がやってくる。これを延々と繰り返すことで、皿鉢絵巻が出来上がっていきました。

もともとシャルル・フーリエの『愛の新世界』における食事を描こうということが出発点だったそうです。フーリエは、マルクス以前に社会主義的な共同体を構想した思想家として知られていますが、マルクスのそれを科学的社会主義と呼ぶときには、まるで揶揄するように、フーリエのそれは空想的社会主義と呼ばれます。しかし外国文学に精通する中村氏は、論理的な哲学者などよりも、さまざまな概念や風習、思考と嗜好をごちゃ混ぜにしたフーリエをこよなく愛し、「セラドン愛」や美食へのこだわりや、論考かと思えばいつの間にか戯曲になるというその様式まで含めて、フーリエを賞賛していました。

つまりは、フーリエの作品自体が天然知能であって、芸術家に新たな発想を引き寄せる装置なのでしょう。

フーリエが語る美食家というのは、別に高価な食材や珍味を追い求めるわけではありません。何を食べるにも少しでもおいしくしようと、文句を言いながら絶え間なく努力する、そういう人なのです。食材がなくて小さな肉片しか与えられないときでさえ、これをひと嚙みしては裏返しにして小さな塩粒を一粒置き、またひと嚙みしてはその縁に酢を振り、ちょっと味わう。ああでもないこうでもないと言いながら、「潜在する味」を味わう者、それこそがフーリエの言う美食家なのです。

この、フーリエの意味での美食を、絵画にするにはどうしたらよいか。そこから日本の郷土料理へと発想が飛び、一皿にまとまったフルコースを食べる者一人ひとりが再構成し、「自分なりのフルコースを作る過程としてフーリエの美食を構成できる」となっていったわけです。

次々に発見が飛び込んでくる

さらに、昔から好きだったというメルヴィルの白鯨が、食事の一瞬一瞬に潜むという発想を得る。メルヴィルの白鯨はある意味、自然を開拓し征服しようという時代の大いなる自然であり、大いなる外部です。そのような途方もない外部が食事の一瞬一瞬の背後に隠れている。フーリエが示す小さな肉片を味わう一瞬一瞬に、モビィ・ディックが潜んでいる。それこそが、「潜在する味」というわけです。そしてとうとう最後には、潜在していただけのモビィ・ディックが姿を現す。

こうなると、そのフィナーレから逆算して、フィナーレへ向けての狂言回しが外部から召喚されます。その結果、小さきもの（カエルとスズメ）を登場させることになったのです。しかも狂言回しだったはずのカエルは、『白鯨』のエイハブ船長のように鯨の背中にぐるぐる巻きにされたまま最後にはこちらを手招きしている。狂言回しどころか昨今流行りのスピンオフのように、いつの間にか主役を演じている。

この絶え間ない発想のジャンプこそが、一つ前の素材と中村氏の間に開かれたギャップに飛び込んでくる「外部」というわけです。作家の意図と、実現される下絵はギャップを開き、その間にある関係性の不在に向けて、次なる発想が飛び込んでくる。それを新たに実現される下絵とすることで、作家は新たな意図を立ち上げ対峙する。それはさらに新たなギャップを開き、新たな外部を召喚することになる。「皿鉢絵巻」は、この制作過程を作品化したような作品なのです。

この「皿鉢絵巻」を描くため購入された高級皿鉢料理は、私の研究室一同でご相伴にあずかりました。その際、中村氏は料理を並べ替え、ストップモーションで料理が動き回るアニメーションまで制作し、廃墟を探索する研究室一同や、高知の皿鉢祭の写真を配し、一本の作品に仕上げました。

この作品は公式に発表されてはいないようですが、音楽には映画「たかが世界の終わり」のテーマソングにも使われた「ナチュラル・ブルース」が使われました。そのミュージシャンこそ、『白鯨』の作家、メルヴィルの子孫であるモービーだったのです。

第6章

カヌーを漕ぎ出すことで生きる

知覚や認識は、外部から何かがやってくることで成立します。やってくるものを受け止める「わたし」が不安定で頼りないからこそ、外部への感度は上がるでしょう。穴だらけのスポンジがよく水を吸い込むようなものです。

この受け皿の不安定性さゆえ、やってくるものの確実性もまた疑わしく思われます。これに対してみなさんは、これを受け止める各々の「わたし」と無関係に、世界にはもっと確実で揺るぎない圧倒的なものもあるのではないか。そう思われるかもしれません。

たとえば、「過去は未来に先行する」という信念。これは経験的に、因果関係を編む際の基本ですから確実だと思われます。しかしこれも実は、原理的にはグズグズで頼りないものなのです。また圧倒的な確実性ゆえに周囲から尊ばれ、周囲に影響を与えると考えられる「権威」もその一つです。本章では、権威も「やってくる」のだと論じます。

以上の目的のため、まずラーメン屋――長く地域に愛され、もはや永遠に存続するのでは、とすら思われていたラーメン屋――から議論を始めます。このラーメン屋のエピソードの中で、過去は未来に先行するという信念や、権威というものは、外部からやってくることが明らかになります。

6-1

俺、明日からラーメン屋やります

おやじさんの呟き

次のような場面を想像してみてください。年老いた老夫婦が営んでいるラーメン屋。地域に愛され、遠方からも客がやってきます。

今カウンターで、常連のサラリーマンがラーメンをすすり、これも常連客である学生風の男が、麺の茹で上がるのを待っています。店主のおやじさんが麺を湯切りしながら、誰に言うとでもなく呟きます。

「俺がラーメン作るのも今日で最後か」

意味ありげな言葉に客の一人が聞きます。どういうことですか、こんなうまいラーメンがなくなるのですか。おやじさんが答えるには、後継者もおらず、重い寸胴を持つのも力いっぱい湯切りするのもそろそろ限界で、今日限りで店を畳むのだということでした。明日にはもう、このラーメン屋は消えることになるのです。

図 66

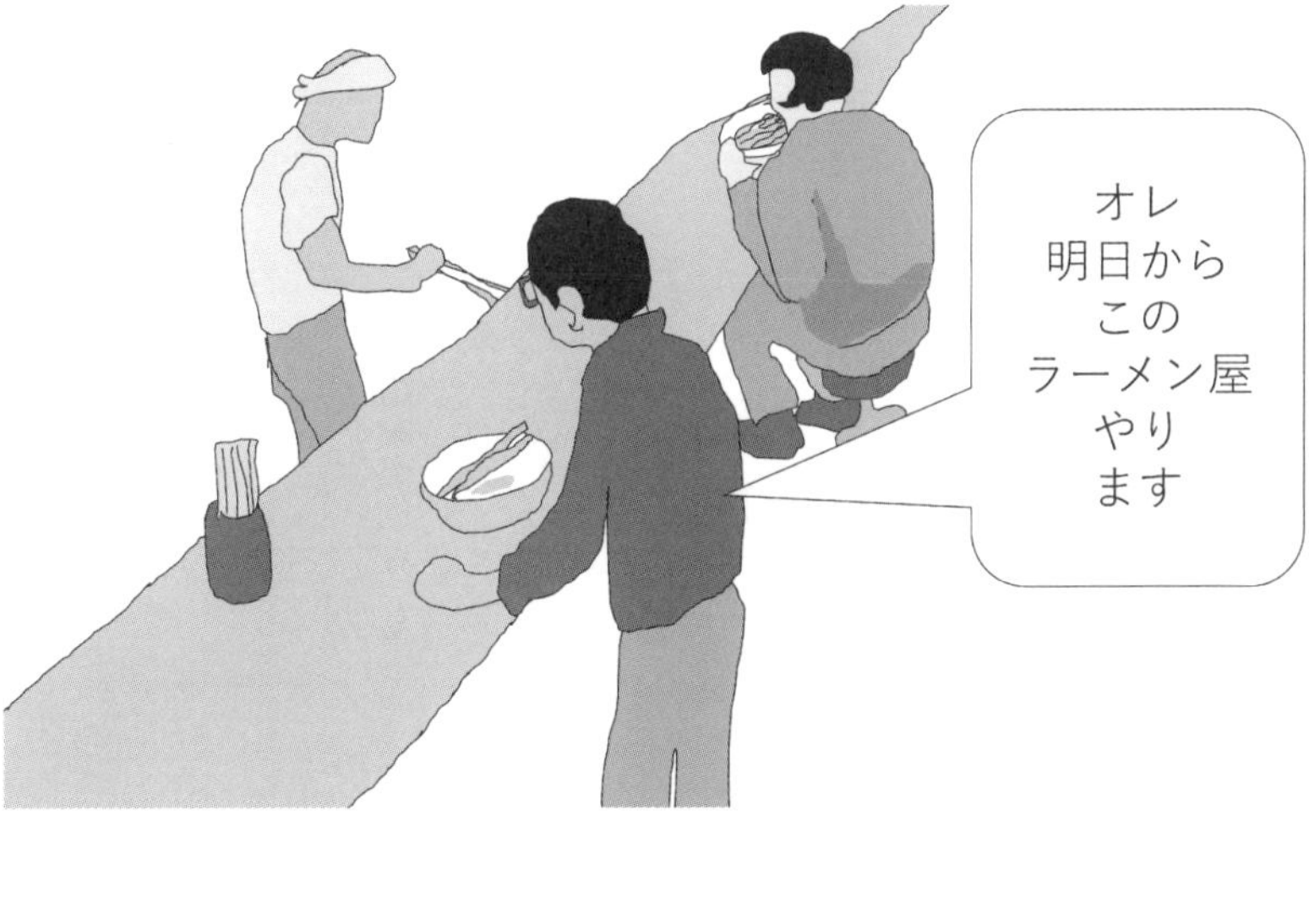

その話を黙って聞いていたサラリーマンは、残っていた最後の麺の一本をすすり終え、スープを飲み干すと立ち上がり、おもむろにこう言いました（図66）。

「俺、会社辞める。明日から俺がこのラーメン屋やります」

果たしてこのサラリーマンは本当に会社を辞め、翌日にはスープを丼に張り、麺を湯切りしていたのです。それだけではなく、そのラーメンの味は、親父さんのラーメンをしのぐかとすら思わせるものでした。ラーメン屋は突然志願したサラリーマンによって、消えるどころか、また長く存続することになったのです。

因果関係が反転したような違和感が……

これは私が考えた架空の話ですが、現実に起こらないとも言い切れないでしょう。さてこのラーメン屋の存続話を思いつくと、自分で考えておいておかしな話ですが、私は因果関係が反転したような奇妙な違和感に襲われました。

この話の中で、因果関係は時間の流れに沿っています。もう疲れたという原因があり、明日には廃業するという結果がある。同じく、明日には廃業するというおやじさんの呟きが原因となって、「明日から、俺がこのラーメン屋やります」というサラリーマンの宣言が、結果として現れました。これらの原因と結果は、つねに時間的に原因が結果に先行し、その逆は起こっていません。だから因果関係の反転、すなわち結果が原因に先行するようなことは起こっていないはずです。

じゃあどうして違和感など抱いたのでしょうか。結果が原因に先行するような何かがこのラーメン屋のエピソードには含まれていて、それで違和感を抱いたのでしょうか。

「原因があって結果がある」という時間の順序は、それを見たり感じたりする人と無関係に進行している。通常そう考えるでしょう。違和感というのは、まさにその時間の順序を感じる人の問題ですから、時間の順序そのものとは別な話であるように思えます。ところが、私が抱いた「因果関係が反転したような違和感」は、時間の順序と、時間の順序を見たり感じたりすることの二つが、完全に分けられるものではないことを意味しているかもしれないのです。

原因があって結果があるという順序が、眺めている限り成立しないように思える。その結果をもたらそうと思ったら、別の原因を考えざるを得ない。原因と結果の順序に関してそのように思うことが、思われる当の順序そのものを変質させてしまう——そんな可能性について考えていきましょう。

彼女は勉強していたか

少しだけ次のような場面を考えてみます。

中学校の教師は、転校生の授業中の受け答えを見て、彼女をよく勉強する優秀な生徒だと思っていました。ところがその後、定期試験の彼女の結果は惨憺《さんたん》たるものだったのです。このとき教師は、「彼女はよく勉強などしていなかった。だからその結果として、定期試験の結果はひどいものだった」と考えました。

このとき教師の中で、よく勉強していた転校生の過去は、勉強していなかった過去へ書き換えられたことになります。《「よく勉強する」という原因が過去にあって、「試験の結果が悪かった」結果が引き起こされた》——この原因・結果の順序が理解できないため、原因のほうが変えられたわけです。これは、結果が原因を変えるという因果関係の反転ではないでしょうか。

読者のみなさんは、そんなバカなとお思いでしょう。過去にあった原因の書き換えは、転校生の現実とは無関係であって、教師の想像における書き換えにすぎないのではないか。つまり「転校生に対する教師の解釈が最初は間違っていたけれど、それが正しいものに修正された」だけではないのかと。だとすると、現実の時間の流れの中ではつねに原因は結果に先立ち、それを解釈する人において、結果が原因を変えただけではないか。因果関係の反転などどこにもないのではないか。

しかし本当に「現実において因果の反転は起こっていない」と断言できるでしょうか。傍目から見たり解釈することとは無関係に、たった一つの現実がある。この転校生の場合、本当はあまり勉強していなかったという過去こそが、たった一つの真の現実だった——もしそうなら、因果の反転など起こらないでしょう。

転校生にとっての真の勉強の程度が、教師にはわからなかった。だから、教師は誤った解釈をしていた。それはいいでしょう。しかし、では当の転校生はわかるでしょうか。机に向かって本を眺める時間は長くても、実は夢中になってやっているゲームのことばかりが頭をめぐり、実質的な勉強と言われると心もとない、なんていうこともあるかもしれない。

つまり勉強をしたか否かは、当の転校生にとってさえよくわからない。当人さえわからないものを、誰がわかるのでしょうか。誰にもわからない。たった一つだけ確定されるという意味での現実など、どこにもないのです。

過去は結果によって変更される

つまり、変わり得ない現実という意味での「真の」過去は、存在しないのです。あるのは、当事者にとっての過去だけです。「教師にとっての、転校生の勉強」という過去。「転校生自身にとっての、彼女自身の勉強」という過去。それぞれはみんな違って、どれが正しいか評価することには意味がない。教師が思う転校生の過去は、まさに教師から見た過去です。ですから、転校生から見た過去とは、その意味が違って当たり前なのです。過去はみな、こうして各々の「わたし」が決めるもので、恣意的で不確実なものなのです。

そうであっても私たちは、過ぎ去った過去に対して、「取り返しのつかない過去」「確実な過去」という感覚を持っていますね。では、先に述べた当事者が決める恣意的で不確実な過去と、この確実で唯一無二とも思える過去は、いったいどういう関係になっているのでしょうか。

転校生の勉強の例がヒントを与えてくれます。教師にせよ、転校生自身にせよ、自分から見た過去は、その時々では確実で取り換えられない過去だと思っている。しかしその実体は、自分の立場から見た、きわめて不安定で脆弱な過去にすぎない。では実体としての不安定さと、自分で確信する確実性という間で、どう折り合いをつければいいのか。

結論を先に言いましょう。**不安定で恣意的な過去だからこそ、おかしいと思ったときには変えてしまえばいい。**そういうことなのだと思います。

一見おかしな話ですが、むしろ簡単に変えない限り、変化し得ない過去などあり得ない。不確実なものに「確実である」という確信を与えるからこそ、一方でそれには確実で変わらないという信念が与えられ、他方、いつでも変更されることになるのです。こうして「過去」は、主観的で不確実な記憶という意味と、客観的で変わり得ないという、いわゆる過去の意味を、両義的に持つことになります。

この客観的なものと主観的なものの両義性は、しかし捻れているのです。「変化しない」同一性は、常識的には客観的過去を意味しますが、それは主観的に実現される反復によって維持されます。他方、「変化し続ける」不確実性は、主観的な記憶にかかわる性格だと思われますが、それは万物に認められる生成流転、後戻りできない時間の不可逆性であるとも言えます。主観的に確定された過去は、確定された限りでその不変性、つまり同一性を担保します。だから、「転校生はよく勉強する」と確定された過去は、ずっと維持されると確信されることになる。しかし確信されるだけで、それだけでは実際に維持されるわけではないのです。

「転校生はよく勉強する」という過去は、主観的に変わらないと信じられるだけですから、それを維持するためには、更新し続けなければなりません。よく勉強するといっても、それほどでもなかったら、「彼女がかつて住んでいた地方の生徒にしては」のように、勝手な条件が付けられる。そういった条件を次々に付けることが暗黙のうちに許容されているからこそ、「実は勉強などしなかった」という書き換えさえ許容され、変化しないはずの過去が勝手に変えられてしまうのです。「転校生は優秀だった」という過去は、こうして、その未来であった「定期試験の結果」によって変更されます。皮肉にも、**「変わり得ない過去」を盤石にするために、変わり得るような過去は変えられてしまう**、というわけです。

6-2

因果関係反転の意味

修業なしにラーメン屋は継げるのか

試験勉強の過去と同じ理由で、ラーメン屋を継承すると宣言したサラリーマンの過去は書き換えられます。私が感じた違和感、嗅ぎつけられた因果関係の反転は、この「過去」の書き換えだったのです。

ラーメン屋が代替わりして継承されるとき、ラーメン屋は「変化しない」反復と「変化する」歴史の流れ、この両者の性格を併せ持つことになります。つまり万物は流転するのだから、ラーメン屋も変わっていき、場合によっては廃業も致し方ない。他方、これに抗して変化せず、同じ味のラーメンを反復するため、何らかの操作が加えられ続けることになります。変化しないことは、変化しないための操作や努力を必要とするわけです。

だから「ラーメン屋の反復」は、ラーメン屋の継承という「結果」実現のために、ラーメン作りの修業という「原因」があることを暗に含むのです。この反復は、なにしろ時間に抗し、万物流転に抗するように確実なものでなければならない。したがって永遠に存続するラーメン屋のためには、ある代の主人が店をやめるだいぶ前から次代の主人になるべく準備をし、修業をしておかなくてはならないのです。確実な反復は、次世代の、早め早めの修業を暗に含んでいます。

ところが、この話の中でラーメン屋の継承を宣言した男は企業に勤めるサラリーマンで、とてもラーメン屋の器量があるとは思えなかった。にもかかわらず、現実にラーメン屋を維持することができた。そこで、「どうせサラリーマンにラーメン屋は無理だ」とタカを括っていた私は、心の中で、サラリーマンの男の過去を、ラーメン作りの経験のない過去から、ラーメン作りの経験のある過去へと書き換えることになったのです（図67）。もちろんそれは、もはや主観的な記憶だけの話ではなく、

図 67

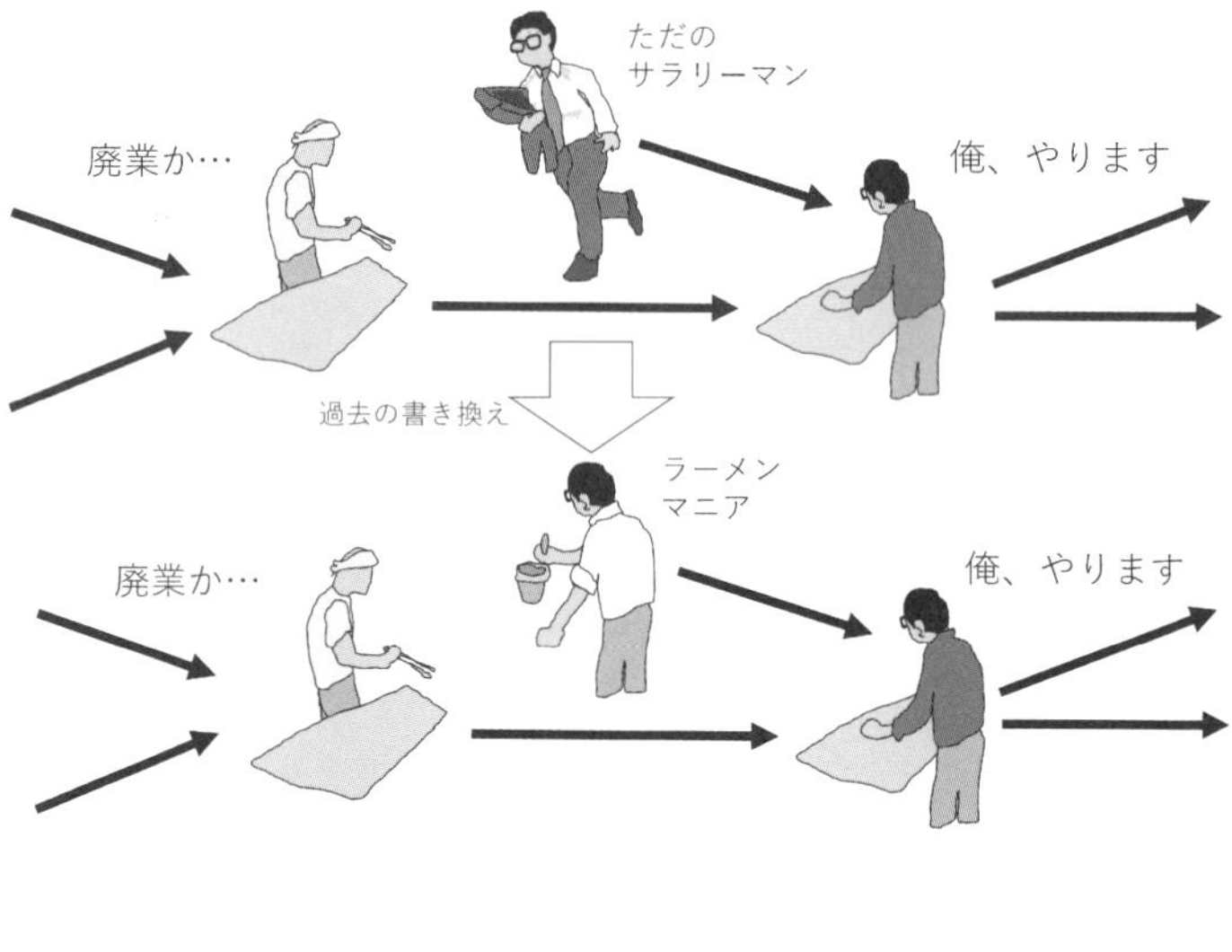
ただの
サラリーマン
廃業か…
俺、やります
過去の書き換え
ラーメン
マニア
廃業か…
俺、やります

「過去」の書き換えです。

主観的で不確定な「過去」が、覆せない現実だと信じられている。だからこそ、「過去」である原因とそれが引き起こす結果の関係もまた、絶対的で、納得できるものでなければならない、と信じられている。ここから、納得のできない結果が得られると、逆に覆せないはずの「過去」を変えてしまうという不条理な操作がなされてしまう。

それはもしかすると、多くの場合、無自覚になされるかもしれない。「過去」の確実性を盤石にし、因果関係を明確なものとするために、過去は書き換えられ、あたかも最初からそうであったかのように理解されるのです。

息子が修業に出ていたら？

おやじさんの呟きを原因とした「ラーメン屋を継ぐ」という結果は、決して原因に先行することはありません。しかし、「このラーメン屋を首尾よく継ぐ」という結果をもたらすためには、複数の原因が存在するはずで、その一つにラーメン作りの経験を挙げることはきわめて妥当でしょう。この経験の有無が書き換えられることで、「サラリーマンがラーメン屋を首尾よく継ぐ」が、納得できるようになったのです。ここに私は因果関係の反転を感じたというわけです。

ちなみに過去の書き換えは、次のような、書き換えが起こらない場合を想定することで、より明確になるでしょう。「俺がラーメン作るのも今日で最後か」という呟きに続き、おやじさんはこう説明した、と考えてみます。

「実は息子が中華料理屋に修業に出ていたんだが、帰ってくることになって、明日から代わりに店をやってくれるんだ」

この場合なら、「明日も継承されるラーメン屋」の原因である「継承者のラーメン作り経験」は最初から担保されます。だから継承者である息子は、ラーメン作りの経験を過去として持ち、あらためて過去が書き換えられることはないわけです。

変えるから「変わらない」

さて、サラリーマンによって継承されるラーメン屋、すなわち「反復するラーメン屋」は、外部からやってくることで実現されます。図68において原因（「廃業か…」という呟き）と結果（明日廃業）の対、すなわち因果関係は、当初「過去から未来へ」の時間という文脈において規定されていたように思えました。

ところが、因果関係は元来、一つの出来事が原因と

図68

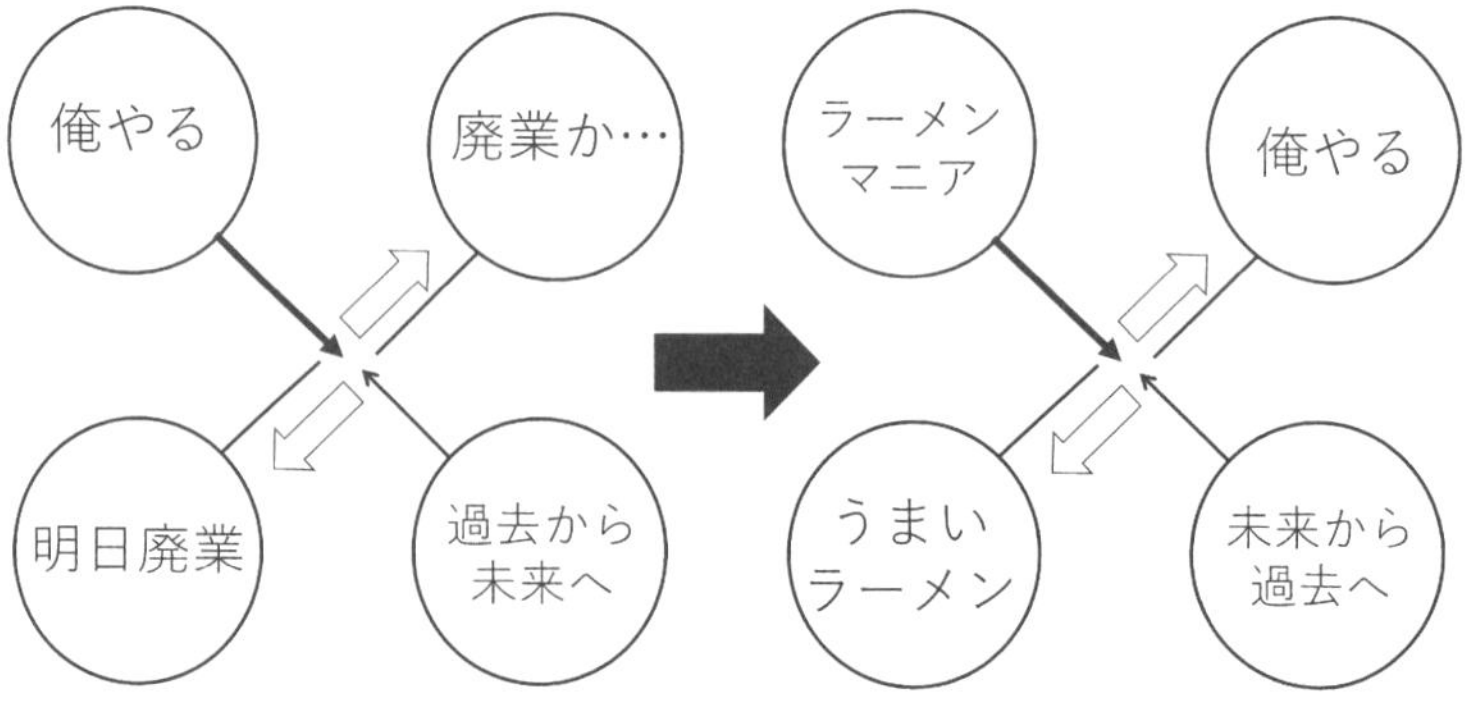

なって一つの結果を帰結するものではないのです。図67で見たように、因果のネットワークを構成している。その限りで「過去から未来への時間」という文脈は不安定です。この文脈が過不足なく機能しているか、不安と懐疑がつねにまとわりついています。だから原因と結果がぴったり一致することはなく、その間にはつねにずれ＝スキマ＝ギャップが入っているのです。

図68左を見ると、「廃業か…」という呟きが過去としてあり、それに引き続き起こる未来として「明日廃業」が示されています。もし過去から未来という因果関係が確実で疑いがないなら、この過去と未来は一直線で結ばれます。これに対して、不安と懐疑が両者の間を開け、ずれ＝スキマ＝ギャップを作り出しているのです。

そのずれ＝スキマ＝ギャップをめがけて、「俺がこのラーメン屋やります」が飛び込んでくる。もしこのギャップがなければ「俺がこのラーメン屋やります」は、決して頭に入ってこなかったでしょう。漫然と聞き流し、気づいたらいつの間にかラーメン屋の店主が変わっていた、という程度の話となる。ずれ＝スキマ＝ギャップがあったからこそ、「俺がこのラーメン屋やります」は原因と結果の関係をより変質させ、文脈のさらなる変更を余儀なくするのです。因果関係を規定する文脈は、「未来から過去へ」と変更され、「サラリーマンはラーメンマニアだったに違いない」というように、過去は書き換えられるのです（図68右）。

おそらく、このような過去の書き換えは、実は日常茶飯事ではないでしょうか。通常、無意識のうちに書き換えがなされ、気づきもしない。しかしそうであるからこそ、当事者にとっての「過去」、移ろいゆく「過去」が、覆せない確実さを持つのではないでしょうか。**変えられることで、**

「変化し得ない過去」という信念が形成される。そういった逆説が、ここに認められます。

それは、「過去」が、主観的な記憶と客観的な歴史を併せ持つというだけでは済まされない。主観と客観の両義性以上に、両者の間に外部からやってくるものこそが、むしろその両義性を成り立たせるのです。

6-3 これって権威？——生の尊厳としての権威

長年の修業の賜物

「過去は未来に先行する」という信念と同じく、社会の構成員が崇《あが》め立てる「権威」もまた、外部からやってくるもので実現されることを明らかにしましょう。ここでは、先ほどのおやじさんの延長線上に、ラーメン屋の権威を考えます。

このラーメン屋のおやじさんが、ラーメン界に君臨する相当の権威であるという状況を想定しましょう。彼の言葉の一つひとつがラーメン界の奇跡であり、ラーメンの真実である。

彼が「ラーメンとはシンプルなものだ」と言えば、魚介と豚骨スープをブレンドした複雑なスープは影を潜める。代わりに素材はアゴ出汁《だし》や牛骨、丸鶏一本に絞りながら、素材の産地や加工法に

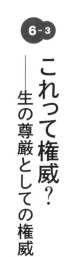

贅《ぜい》を尽くしたスープが次々に考案される。「ラーメンは爆発だ」と言えば、勝手にこれが辛いラーメンだとする忖度が現れ、シンプルで出汁の濃さに力を込めたラーメン屋は「辛くない」というだけの理由で、時代遅れとそしられる。

おやじさんの言葉のほとんどは場当たり的でしたが、ラーメン界に深く浸透している言葉もあるのでした。それは、

「ラーメンの味は、長年の修業の賜物《たまもの》」

というものです。おやじさん自身が苦労人で、さまざまなラーメン屋での修業を経験してきました。オーナーとなってからの店の味は、そこに至るまでのさまざまな店の味と経験とを総合しながら独自に到達した、修業の賜物だったのです。だからこそ、このおやじさんの言葉には重みがあり、おやじさん自身、いつも頭の片隅にこの言葉を置いていたのです。

このおやじさんはまさにラーメン馬鹿を地で行く男で、ラーメンの仕込みと味の研鑽以外、ほとんどのことに無頓着でした。結果的に、ラーメン屋を残していくという計画など頭をよぎることもなく、突然の腰痛に見舞われます。

それまで体力には自信があったから、まさかラーメン屋継続の危機がこんなに早くやってくるというのも想定外だった。何の準備もないまま我慢して営業を続けてきた日々も、ほどなく限界となりました。

こうして、先の「俺がラーメン作るのも今日で最後か」と呟くことになったのです。そしてこの章の冒頭で述べたように、この呟きのあと、「俺、会社辞める。明日から俺がこのラーメン屋やります」と立ち上がるサラリーマンが現れるわけです。

サラリーマンは天才的な舌を持っていた

サラリーマンはなぜか、店のラーメンの味を完全に再現できました。だからこそ店のおやじさんもまた、このサラリーマンの過去を、「修業経験なしから、修業経験ありへ」と密かに書き換えました。この書き換えはしかし、おやじさんの味に対する信念「ラーメンの味は、長年の修業の賜物」からも不可欠なものだったのです。経験もないサラリーマンがいきなり味を再現できることなど、あってはならないからです。

しかし驚くべきことは現実に存在するものです。ほとんど修業経験がなくても天才的な舌の鋭敏さによって、類まれな料理を作り出す人間は存在します。ローザンヌでスイス初のミシュラン三つ星に輝いたジラルデは三〇歳までアマチュアのサッカー選手でしたが、父の急死後レストランを継ぎ、またたく間に世界的シェフへと上りつめました。

実はこのサラリーマンも、ジラルデに劣らぬ類まれな舌の感覚を持っていたのです。ラーメンマニアで、自宅でラーメンを作ったことはあったものの、おやじさんの考える修業経験とはほど遠いものでした。ところが、おやじさんからちょっとした手ほどきを受けると、見よう見まねですぐにその店のラーメンを覚え、むしろ洗練させ、これまで以上に行列のできるラーメン屋にしてしまったのです。まさに彼の舌のなせる技でした。

こう考えてみると、「俺、やります」と言ったサラリーマンが、天才的ラーメンセンスを持っていたという状況を想像することはたしかにできるでしょう。しかし、となるとこの場合、権威はどうなるのでしょうか（図69）。通常、権威は絶対的事実によって裏打ちされ、それによって権威として崇められると信じられています。

事実とは決して変化しない、いわば永遠の反復です。「修業をしたから（原因）、ラーメンの味が格別だ（結果）」という因果関係の唯一無二の指定、ブレのない完全な反復こそ、「ラーメンの味は、長年の修業の賜物」を権威づけるのです。すなわち事実に裏付けられた権威とは、事実とされる文脈において特定の因果関係を反復し、決してそれ以外の可能性が外部からやってくることのない機械的な権威なのです（図70左）。

ここで「機械的」というのは、原因が結果に対して必要十分であって、置き換え可能の関係にあることを意味します。図70左にあるように、「修業をした」から「素

図69

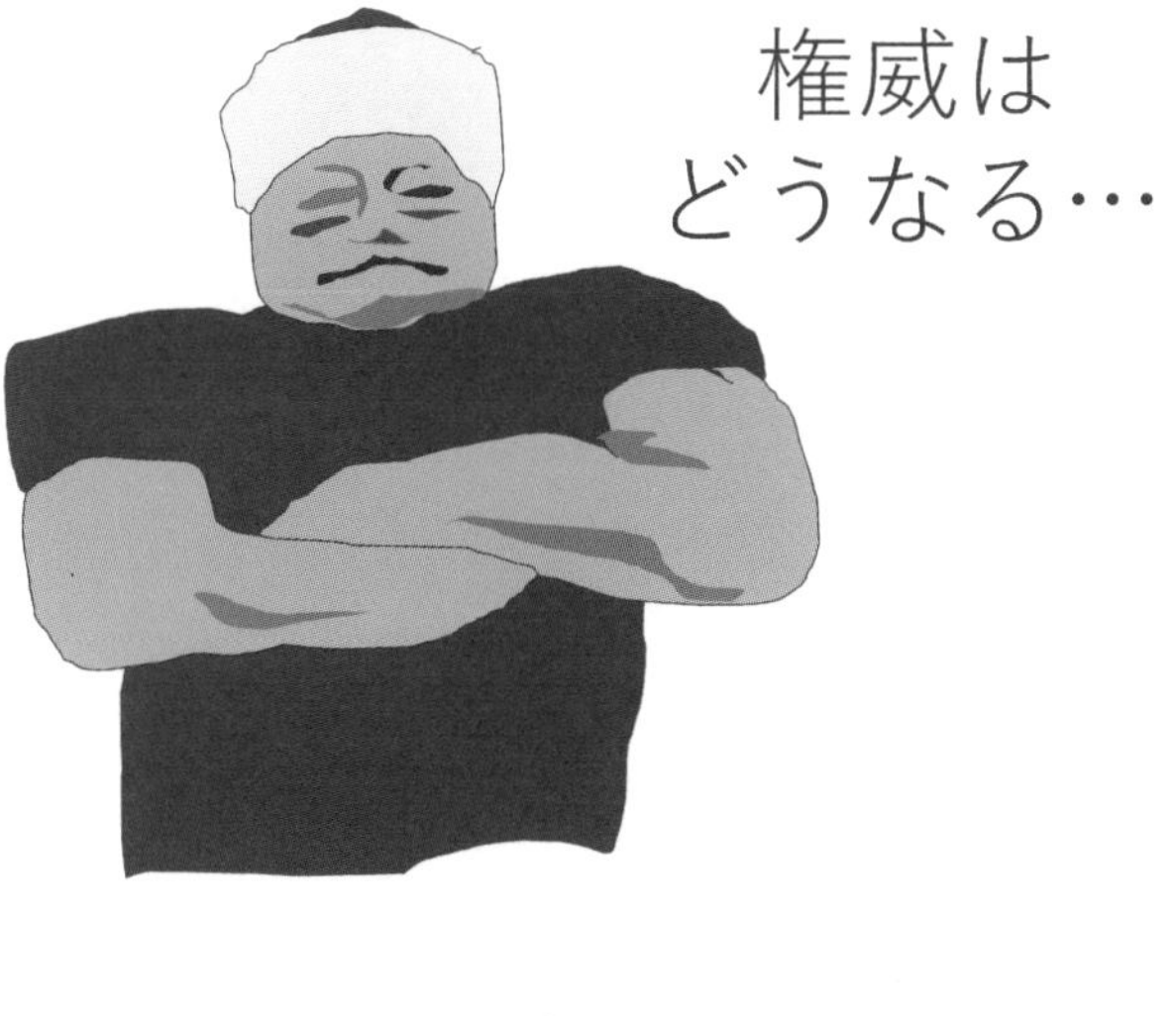

晴らしいラーメンの味」なのであり、「素晴らしいラーメンの味」なのは、まさに「修業をした」からなのだという循環が、それを表しています。この循環（必要十分条件）は、事実という文脈において正当化されています。その意味で事実こそ、すべての基礎をなすものに思えます。

しかし事実とは、逆にこの循環によって自らの確実性を確保する特定の文脈にすぎないのではないでしょうか。少なくとも権威を根拠づける事実とは、そういうものです。

通常私たちは権威というものを、この機械的権威において理解し、さらに、事実を特定の限定的な文脈ではなく、世界全体に通用する確実性だと思っているのです。ところが天才的舌を持ったサラリーマンの出現は、この「事実によって根拠づけられた権威」を破綻させてしまうのです（図70右）。

それでも「さすが、おやじさん」

図70

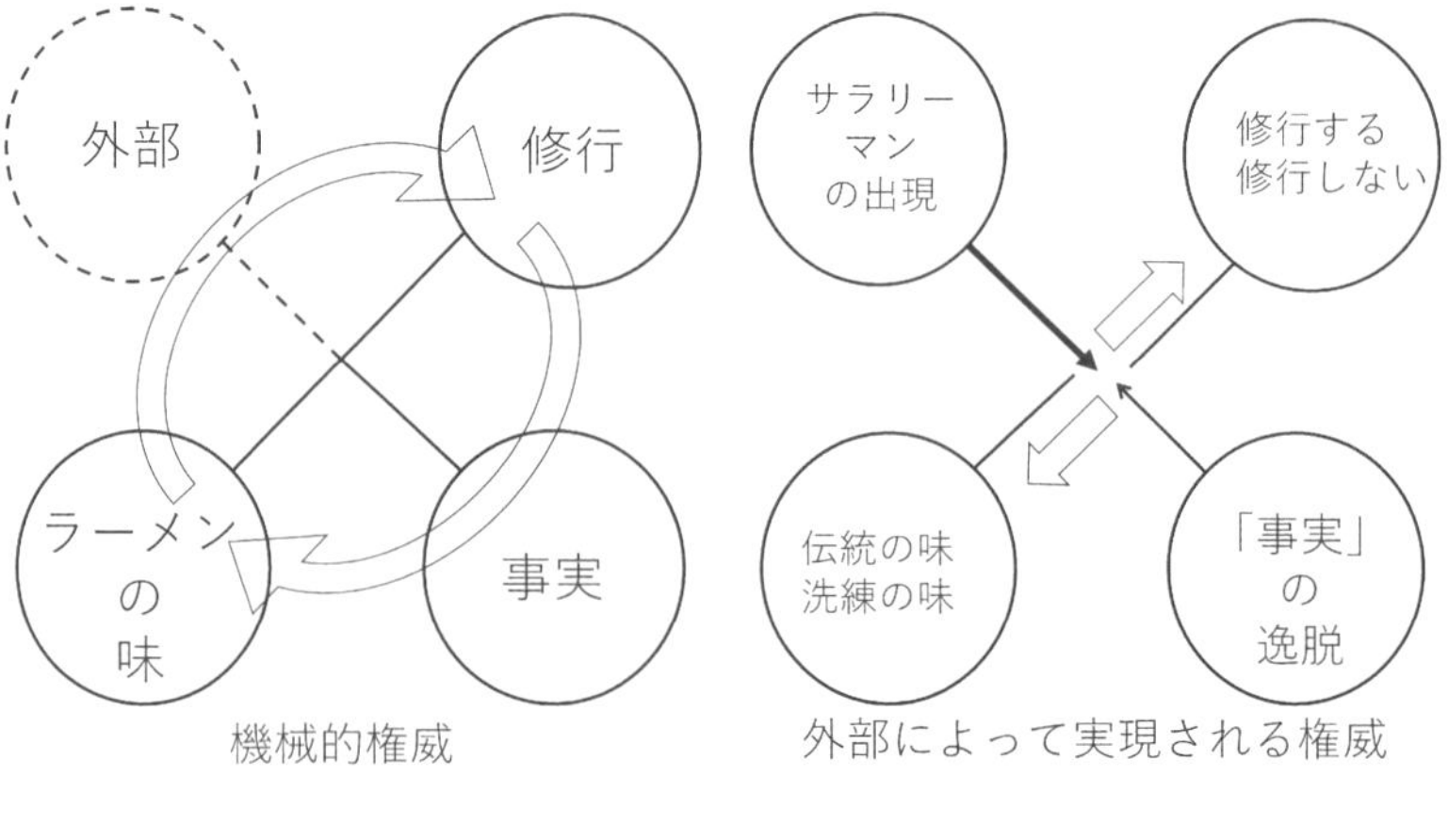

ではこれで、権威は失墜するのでしょうか。そんなことはなかったのです。ラーメン屋のおやじさんはすぐに、店を継承したサラリーマンが本当に修業などしていないこと、しかしただならぬ舌の鋭敏さを持ち、舌で記憶したものはただちに再現できることを知ることになりました。

ただおやじさんにしてみれば、これによって自分の過去が否定される気がして、やはり「形は違うものの何らかの修業をした」に違いないと思い、彼の過去を書き換えていたのです。それによって彼の権威は当面、維持されました。つまりサラリーマンの過去が書き換えられることで、「ラーメンの味は、修業の賜物」という権威はまだ面目を保ったのです。

「修業していた」という書き換えは、しかし長く続きはしません。サラリーマンがろくな修業などしてなかったことは、ラーメンの洗練された味とあいまって、すぐに常連客を中心に噂となったのです。すでに引退し、たまに店に顔を出しては事の推移を陰ながら見守っていたおやじさんも、もはや再度サラリーマンの過去を書き換えざるを得なかったのです。サラリーマンは「修業などしていなかった」と。

このときこそ、おやじさんの権威は地に落ちたのでしょうか。

いや、サラリーマンの神がかった才能の偶然とあいまって、むしろおやじさんの権威は神格化されていったのです。「さすがはラーメン界の権威、あのおやじさんだ。食材から最高の味を引き出すように、人まですごいものを引っ張り出してきた」というように。

もはや修業をしたから（原因）、ラーメンの味が格別だ（結果）という因果関係は成り立ちません。

そうではなく、「**修業すれば、伝統の味**」、「**修業しない場合ですら、洗練の味**」というように、むしろおやじさんの箴言《しんげん》は拡張され、そのことで権威はさらに強化されることになったのです。

権威の内容を変えてまで維持される権威は、外部によって実現される権威なのです（図70右）。その権威は、因果関係の対を反復しながらも、たえず既存の因果関係を自ら懐疑し、原因と結果の間にずれ＝スキマ＝ギャップを開いて待っているのです。罠を仕掛けて待っているところへ、修業していないラーメン作りの天才的サラリーマンがやってくる。このとき、結果（ラーメンがうまい）が原因（修業した）を変えてしまう。そこでどうにか因果関係（ラーメンの味は、修業の賜物）を維持しようとするものの、再度原因である過去が変更される（天才的サラリーマンの出現）ことで、因果関係自体も変化してしまうのです。

「ラーメンの味は修業で作られる」と言いながら、いざその例外が見つかると、「伝統的ラーメンの味は修業で作られるが、洗練されたラーメンの味は修業ではない感覚で作られる」と変更されるのです。そのうえで、「伝統的ラーメンの味は修業で作られるが、洗練されたラーメンの味は修業ではない感覚で作られる」の省略形として、「ラーメンの味は修業で作られる」と言っていたのだと再解釈される。

つまりこれは、原因・結果の対に一切の疑いを挟まない「事実」に基礎付けられた権威ではなく、まさに「事実」の逸脱を常日頃から実現しているところで成立する権威、すなわち外部からもたされる権威なのです。

権威は、かくして事実という特定の文脈から逸脱し続け、**事実とは独立した権威それ自体の維**

持・強化を実現していきます。それはまさに、権威が存在＝生成していることを意味するものです。

グズグズの権威はなぜ続くか

権威それ自体を擁護し、神聖化することに疑問が持たれるような、グズグズの権威——それが外部からもたらされる権威です。「そんなものを、みんながありがたがって権威づけるものか」とお思いでしょうか。しかし、権威というものは本来こういったものでしかあり得ません。権威はたえず変質し続けるものなのです。

どんなラーメンにも流行り廃《すた》りがあります。おやじさんのラーメンもいずれ見向きもされなくなるだろうし、おやじさんの味に対する信念も時代に合わないものになるでしょう。そのとき、おやじさんには金や権力などなく、おやじさんをおだてても何も出ない。それでもおやじさんが権威を持っている。これこそが外部からもたらされる権威です。

外部からもたらされる権威とは、人間としての、生命としての「畏敬」のようなものかもしれません。おやじさんが何か言う。言っていることは簡単そうで、何か一つに定まらない。聞いているほうはそこに何かあるだろうと引き込まれ、考える。

「何かあるだろう」と思うのは、おやじさんがかつてラーメン界の権威だったから、でしょうか。たとえば、おやじさんがラーメンに関して自分で何もしておらず、ラーメンの味は先代や、先代当時の職人が完成させ、たまたまそれを継承しただけだとしましょう。そのラーメンで地域おこしがしたかった周辺や外郭団体が騒ぎ立て、おやじさんを権威に祭り上げた。そのような〝いわゆる権威〟は、今では何も意味を持っていないはずです。当時は権威として、おやじさんは祭り上げられたかもしれませんが、今となっては見向きもされないはずです。

そうではなく、おやじさんの言葉に何かあるだろうと耳を傾けるのは、おやじさんがかつて他では真似できない、新たなラーメンを作ったからなのです。おやじさんが「かつて権威だった」からではなく、おやじさんがかつて、既存のラーメンの枠組みの外部を受け入れた。この一点において、「おやじさんには何かある」と耳を傾けられるのです。**それが外部に対峙する者の存在様式であり、その存在様式に対する畏敬の念こそが、生命に対する畏敬なのだと思います**。それが継続される限り、おやじさんの権威は外部によって、「何かありそうだ」と維持されるのです。

本節の冒頭、「ラーメンは爆発だ」とおやじさんが言えば、忖度によって勝手な解釈が横行すると述べました。そういった忖度はおやじさんの周囲のすることで、ある意味、避けられないでしょう。

しかし忖度だけで維持される権威は、外部を召喚するものではありません。「何かある」という態度を周囲に発生させません。その権威はおやじさんの持つ人脈や金力を当て込んで維持されるだけで、人脈や金力を失ったら、おやじさんそれ自体を維持することはないでしょう。〟いわゆる権威〟は、たえず外部を召喚する権威ではないのです。

6-4 では、〝いわゆる権威〟とは何なのか

人工知能的知性のなせる技

本書の目的は、何でも比較可能で数値化可能とする、等質化を前提とした思想、すなわち「人工知能の思想」に対抗し、外部から「やってくる」ことを全面展開することです。しかしそう言うと、機械vs自然であるとか、論理vs非論理という二項対立を思い浮かべ、「そんな話は二〇世紀の話題だ」と思う方もいるでしょう。さらに「いま流行のディープラーニングを積み込んだ人工知能は、とっくにそういった二項対立を乗り越えている」とも言うでしょう。

そのような主張は、ダブル・スタンダードになっています。これまで異質なものの共存を語ってきた本書なので、ダブル・スタンダードを単に否定的に書くことに、違和感のある読者もおられるかもしれません。しかし、本書の主張は、ダブル・スタンダードとは似て非なるものです。ダブル・スタンダードが、対立する二項の間を無自覚に行き来する（循環する）閉じた態度であるのに対し、本書は、対立する二項をある種の道具として用い、外部からやってくるものをとらまえる態度を全面化するのですから。

ということで、人工知能における二項対立の乗り越え方を考えてみます。たとえば、手書き文字認識の機械による学習過程について、考えてみましょう。

まず機械は、紙に書かれた文字、たとえば手本となる「2」をカメラから入力し、2をパターンとして学習します。機械は手本の2を学習するとき、多少崩れた2の許容範囲を、自分で勝手に作り出します。つまり情報生成するわけです。生成された許容範囲のおかげで、手本の2と異なる手書きの2も、「2」として判断されます。ただし現実の手書きの2は、機械が想定した許容範囲を大きく逸脱することもあります。その場合、機械は与えられた手書きの2を「2」ではないと判断してしまう。この機械の「2」に関する判断が正しくないと環境（周囲の者）が評価すれば、再度新たな手書きの2を手本として与え、多様な2を首尾よく認識できるようになるまで、これを繰り返すのです。

ここでは機械における情報生成と、環境による評価が、「分離」されながらも単純に「交代」していきます。ここに機械と自然との等質化があります。

「分離」において、機械と自然は異質だと主張されます。他方、機械における情報処理と環境による評価が「交代」できるように、機械と環境の壁は壊され、両者は等質化されます。異質であることと異質でないことをともに認めることが、二つの異なる基準（スタンダード）の無自覚な受容なのです。

一方で、異質な二項、機械的な「理想」と環境における「現実」を使って、外部からやってくるものを受け入れる者は、この二項にとどまりません。「手書きの2」という現実を「手本の2」という理想と比較しながらも、突然、書かれた2ではなく、紙の質のほうに目を奪われ、紙の使われ方を考えたりするのです。外部に開かれたものとして現実を扱う。それが理想と現実を等質化しないで扱うことなのです。

人工知能を使うことで、異質なものの二項対立を乗り越えたと考える人間は、なかなか厄介です。自分では異質なものの出会いを「等質化とは違う形で実装しているのだ」と信じていますから。ここではそういう人たちを、人工知能的知性と呼ぶことにします。

人工知能的知性がもたらすものこそ、〝いわゆる権威〟です。いわゆる権威の形成には、この無自覚なダブル・スタンダードが効いてきます。

フレーム問題が監視社会を作る

コンプライアンスを運用する社会が人工知能的知性に支配されるとき、法令運用の様式が自己形成されていきます。コンプライアンスとは、法令遵守とりわけ倫理法令遵守を意味する言葉で、自らの利益を優先する企業に、自分だけではなく社会における役割を自覚させ、社会的制約や責任を利益追及の前提条件にしようという概念です。

コンプライアンスの難しさは、違反する以前に、違反しないよう注意する点にあります。違反とみなされる可能性の線引きを、その人、その場で、恣意的に判断せざるを得ないからです。「歩道からはみ出してはいけない」という規則の遵守を考えてみます。ちょっとでもはみ出さないようにするには、歩道と車道の境界線からかなり内側を歩くのが無難でしょう。風でふらついてはみ出すことも考慮すると、さらに内側を歩くことになる。こうして、「歩道からはみ出さないために、つねに道に面した宅地の庭を歩く」なんてことにもなりかねない。

つまり違反に至る前提（フレーム）をどんどん遡ってしまい、キリがなくなるわけです。これをフレーム問題と言います。コンプライアンスそれ自体に問題はないのですが、その運用はフレーム問題に陥ってしまう。それが問題なのです。

前提の遡行は、他人も巻き込んでいくでしょう。自分の規則遵守が意味を持つには、その周囲の人間も規則を守る必要がある。あなたが歩道からはみ出さないようにしていても、その横を歩く人が大きくはみ出して車に引っ掛けられたら、あなたもその事故に巻き込まれるかもしれない。いやそんな心配は、言い訳がましい杞憂かもしれません。他人も関係するだろうという可能性も、勝手に、過剰に線引きされるのです。だからこそ、あなたは自分の尺度で規則を守りながら、他人の規則遵守にも目配せし、守らない人には「守れ」と言うことになるでしょう。

かくして自分にも人にも規則遵守に目を光らせる監視社会が、言われてないのに自然発生してしまう。一見明らかに見える規則であっても、その運用や実践を考えた途端にフレーム問題に陥ってしまい、前提の深さを恣意的に勝手に決めてしまうのです。歩道と車道の境界からどのぐらい内側に入るかを勝手に決めるように。それはまさに忖度です。

忖度というフレーム問題の隠蔽

特定のものの見方に権威を求め、たえずそれに依存するとともに、その権威を維持するため過剰にこれを補強し、魔女狩りに努める。こうした権威こそが人工知能的知性がつくり出す機械的権威です。求める権威が「社会的常識」のように曖昧になればなるほど、これを縁《ふち》どるための補強は苛烈となるでしょう。

ここではまた、ラーメン屋に即して機械的権威を考えてみましょう。

「清きラーメン」

こんな曖昧な標語を、権力者たるラーメン屋が発したとします。これはもう大変です。清きラーメン屋の前提として、「まずは服装がきちんとしていないと」なんてことになる。きちんとした服装ってなんだ？　綺麗にアイロンがかけられたエプロンか？　いやその前に、礼儀正しさなり立ち居振る舞いの美しさだろう、と。このようにフレーム問題が渦巻き、忖度の嵐となるのです。「清きラーメン」の規定する内実を各人が個別に恣意的に決めては、それに反する者を糾弾し、権威の定義を明

図 71

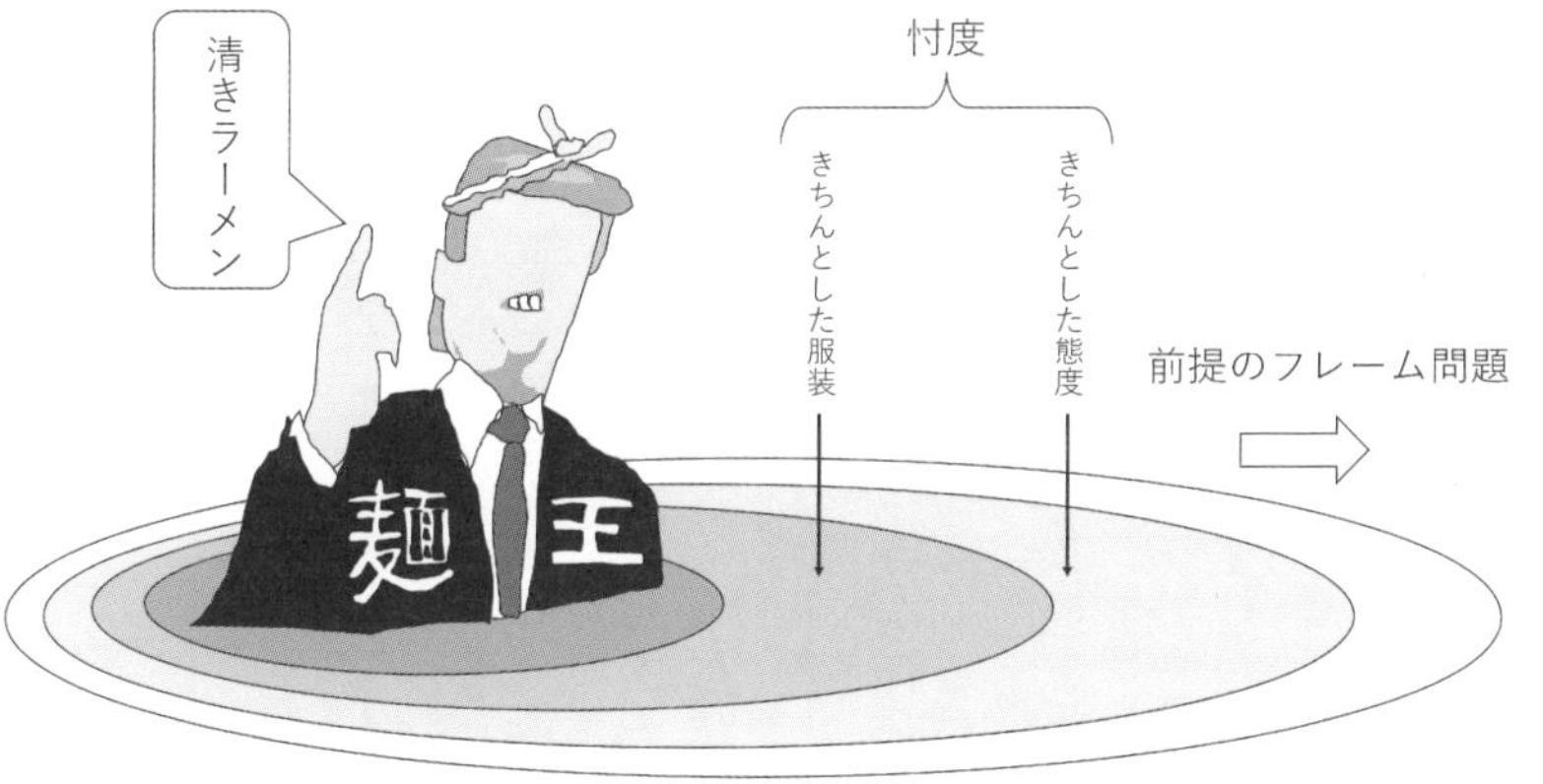
清きラーメン
忖度
きちんとした態度
きちんとした服装
前提のフレーム問題
麺王

確にしようとする。忖度は魔女狩りを産み、魔女狩りは権威に阿《おもね》るうまい方法となるのです(図71)。

フレーム問題というのはもともと人工知能に関して言われたことです。ガス栓をちゃんと止めたかどうか気になったあなたが、人工知能を積んだロボットに「ガス栓止めてきて」と頼んだとします。ところがロボットは鍵を開けてガス栓をひねったものの、部屋の鍵は開けたまま戻ってしまう。「留守宅は鍵を閉めるもの」というフレーム(前提)が人間には自明であっても、ロボットにはいちいち教えないとわからない。こうしてフレームをいちいち挙げつらうと、無限に挙げ続けることにならざるをえない。

フレーム問題は人間には起こらない、人工知能だけの問題なのだ、と思われてきました。人間は、言われなくても社会に生きるというだけで見えない前提を知っている、というわけです。しかし忖度はまさしくフレーム問題の結果です。人工知能は曖昧さなどもともと一切感じませんから、それを感じる人間が人工知能とコミュニケーションする結果、フレーム問題を感じるのです。

人間にはフレーム問題が存在しない、は誤りです。みんなが合意するフレームなどどこにもない。にもかかわらず、定義の曖昧なもののフレームを勝手に動かし、勝手に立ち止まって意味を決定する。つまり人間の場合、フレーム問題を感じながら、隠蔽している。それが忖度なのです。

機械的権威や人工知能的知性の支配する世界は生きづらいに違いありません。しかし、それは何も一般社会にとどまらない。むしろアカデミズムのように、権威を求め、権威の確立を自明とする世界のほうが、古くからこれを経験しています。

これに対してアメリカの文化人類学者クリフォード・ギアーツは、言葉は違いますが、人工知能的知性に明確に叛旗《はんき》を翻しました。それを簡単に眺めてみることにします。

6-5 カヌーを漕ぎ出す

「一見バラバラだが実は……」という思想の怪しさ

ギアーツは文化人類学を、たえず一般化から漏れる「外部の発見」を志向する学問だと規定します。たとえば「家族とは血縁関係の最小単位だ」と規定すると、その反例が見つかる。まさにその反例を見つける学問こそ文化人類学だというわけです。

これだけなら、「一般化から漏れる個別的事例をひたすら枚挙し記述する。これを続けることこそが文化人類学だ」という主張に聞こえます。とするとみなさんは、一つひとつの事例を一般化・体系化できないで何が学問か、とお思いでしょう。まさに学問のタコツボ化というやつではないか。タコツボ化するから学者はみんな孤立して、さらに社会からかけ離れていく、と。

しかし、「タコツボ化はよくない、その先にこそ全体を見渡す一般化・体系化がある」と考えるときには、人工知能的知性がその根底にあることに気づくべきでしょう。少し説明します。

最近の文化人類学者は、自分が研究するフィールドとして企業や科学の現場、さらには大学の研究室などさえも対象とします。たとえば文化人類学者が、うちの研究室を研究対象にしたとしましょう。うちの研究室ではほとんどの学生さんはボソボソしゃべり、あまり大々的に主張しません。「本当にやる気があるのか」と普通だったら叱られる勢いですが、私もそうなので、いつも静かなものです。

しかしそれぞれが個性的です。学部生だけでも、サッカー小僧、お笑いとスケボー命、脱出ゲーム部長、長谷川等伯大好き、真冬でもパーカー一枚、趣味ライフセーバー、とみんなバラバラです。それでも何となく議論することはできて、何やらつながりがあるようにも見える。

さて、ここに人工知能的知性を持った文化人類学者が来たとしましょう。彼はこの学生さんたちを一般化・体系化しようと試みます。一般化というのは、特定の指標ですべてを記述してしまうことです。**白い絵の具に黒を混ぜる比率だけで、すべての灰色が表せるようなものです。**

たとえば、どうもこの研究室は文系と理系の好みの配分が学生ごとに違うけれども、その配合を互いに知ることで立ち位置が決まるようだ、とその文化人類学者が思ったとしましょう。その立ち位置は明度として感じることができ、それは白い絵の具に黒をどのぐらい混ぜるかで表せることになります。ある学生さんは黒：白が2：8、別の人は5：5といった具合です。「どうもこの研究室の学生は、互いにこの立ち位置を敏感に感じて、調整しながら話をしている。だから一見バラバラながら議論ができる」というのがこの文化人類学者の解釈になります。

この解釈では、一見バラバラな人たちが滑らかにつながったものとして理解されます。この滑らかなつながりこそが、バラバラな研究室のコミュニティをまとまりのあるものとして実現する鍵だというわけです。こういう議論の展開は、一見すると真っ当に思えます。

「みんな違って、みんないい」の先へ

ところがまさにギアーツは、このような思考様式に異議申し立てをしているのです。そうじゃない。それぞれを一般化するようなうまい表現、関数のようなものなどないのだ。みんなバラバラで、世界に対し特異点として屹立しているのだ。その質的な違いは、共通の土台に回収されてまとめられるようなものではないのだ——これがギアーツの言い分です。

通常、これこそがタコツボ化と呼ばれるものです。これをうまく積極的に回収する標語は一つです。「みんな違って、みんないい」。しかし「みんな違って、みんないい」だけでは、一般化や共通の土台という美しい話には対抗できないでしょう。それぞれバラバラというだけでは、それなりに議論できることの不思議が残ってしまいます。そして何より、「みんな違う」というように見渡す時点で、一般化の術中に陥っているのです。

「みんなバラバラでいい」という議論は、相対主義と呼ばれるものです。多くの場合、一般化やグローバリズムに対抗しようとする人たちは、どうしてもタコツボ化と同義の相対主義を主張することになります。そこであまりバラバラにならないように、「適度な距離感を保ってバラバラになる」といった主張がなされます。しかしこれはあまりにも弱い主張です。なぜなら、自らが否定しようとしている人工知能的知性をぼんやりと援用しているからです。

ギアーツ自身はというと、みんなバラバラを唱えながら、人類学者は「外部へとカヌーを漕ぎ出

す」だけなのだという言い方をします（図72）。私は、これは世界を見る人類学者だけの問題ではなく、すべての人間にとっての問題であり、実はバラバラである私たち一人ひとりの、世界に対する態度なのだと思います。

どうして、適度な距離感を保ってバラバラになるという言い方は人工知能的なのか。

どうして外部へカヌーを漕ぎ出すことが、すべての人間の問題なのか。

外部を受け入れる能力によってのみ対話ができる

図73にさまざまな人を解釈する人工知能的理解と、外部から「やってくる」理解の違いを示しました。

バラバラに見える人たちを何らかの指標で一般化し、理解する方法が、人工知能的理解です（図73上）。特定の指標によって、個人の多様性がコミュニティでの立ち位置と理解され、その表現に成功すると、それ以外の指標や文脈の可能性は排除される。これで十分理解可能で、

図72

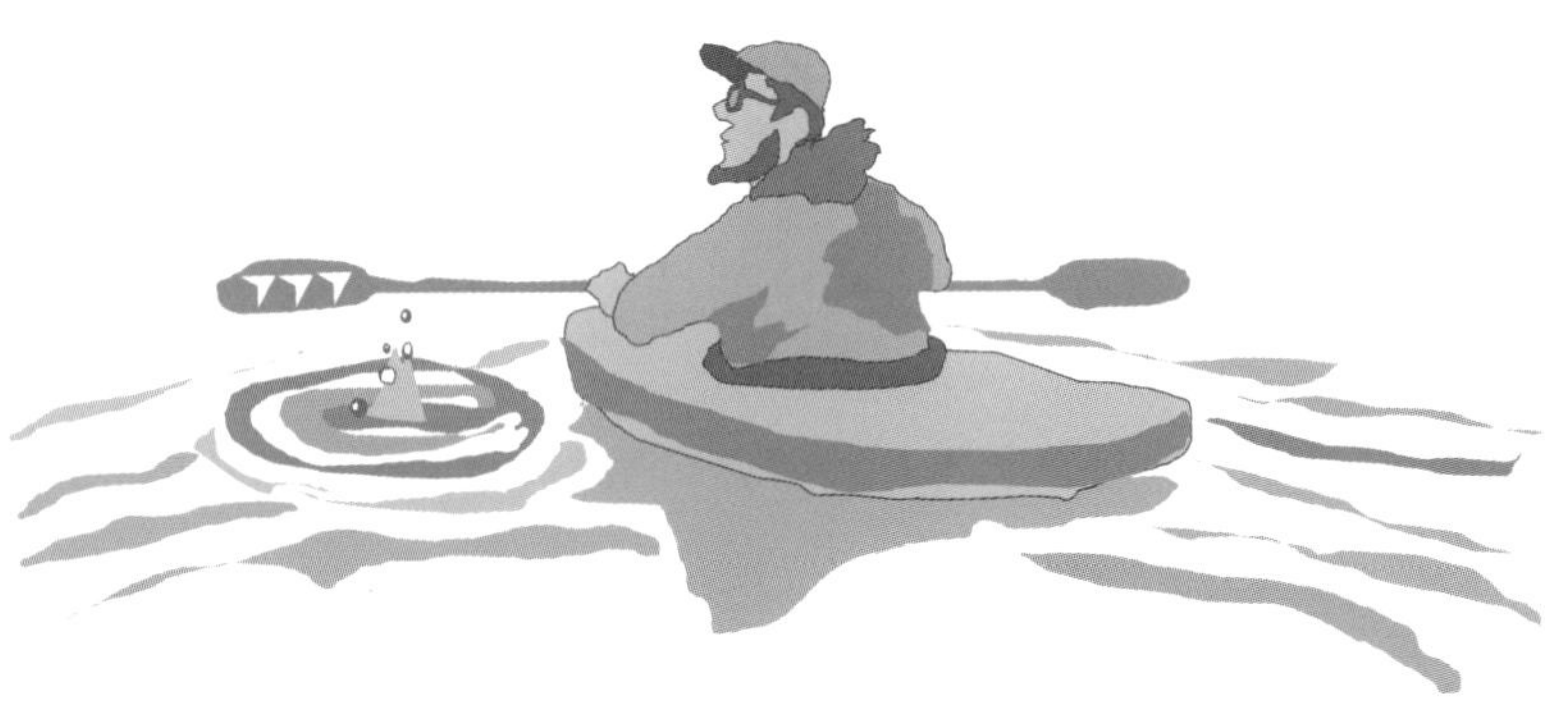

その外部を考える必要はなくなると考えられます。

つまり人工知能的知性においては、うまい指標が見出された途端、基本的に外部は存在しなくなるのです。指標によって、バラバラの個は体系化・一般化される。逆にバラバラであるとは、指標に対する無知としてのみ理解されます。この指標が完全に失われると、個人の間はある種の真空状態になる、と考えられてしまいます。だから適度な距離感をもったバラバラさ（適度な相対主義）というのは、「互いの理解は、共通の土台・指標によって初めて実現する」ことを想定しています。したがってそれは、人工知能的知性にとどまることになる。

個人個人は徹底してバラバラで、これらを媒介する一般化のための指標、共通の土台など何もない。むしろバラバラであることが徹底されることで、理解を実現するのです。バラバラの個人同士は対話ができ、ディスカッションができる。**それは個人と個人の間が真空状態ではなく、「外部」で満たされているからです**（図73下）。

外部は個人と個人を媒介する共通の土台ではありませ

図 73

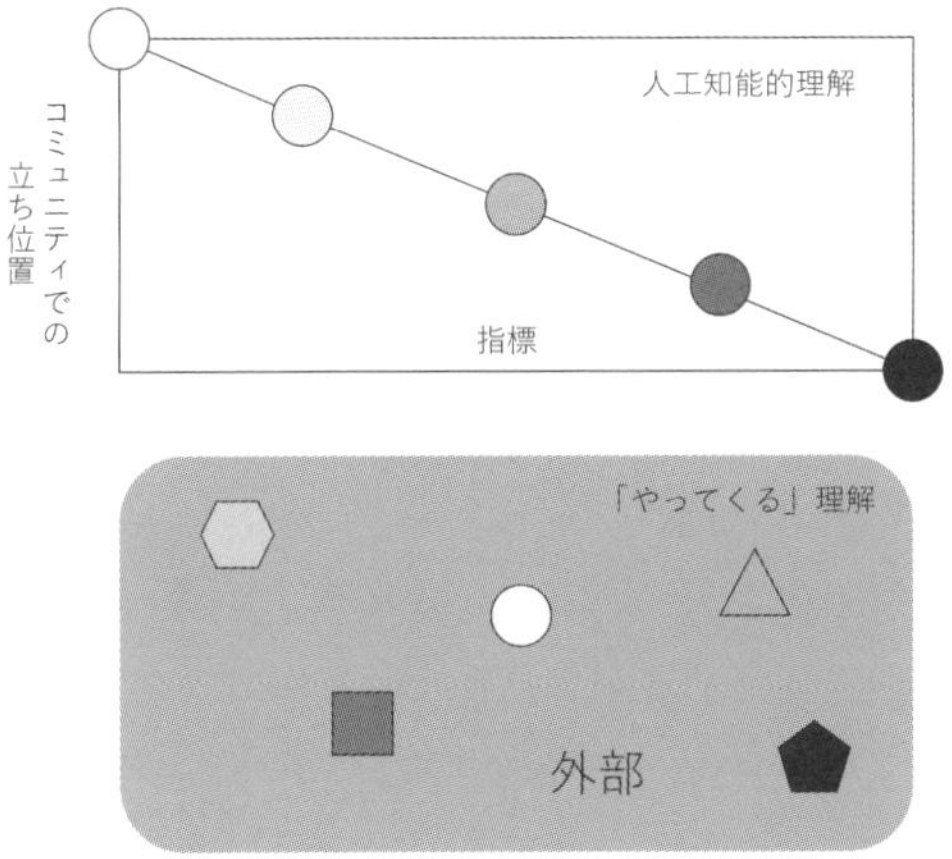

ん。それはそれぞれの個人にとって想定できない外部なのです。にもかかわらず、いやだからこそ、個人間で対話ができ、ある種のまとまりさえ実現できる。うちの研究室ですらまとまりをみせるのです。

つまり外部で満たされた個人と個人の間に対し、各個人は外部を召喚する仕掛けを作り、外部を受け入れる準備をしている。外部を受け入れる能力によってのみ、私たちは対話ができるのです。**共通の土台やらコミュニティの共通感覚などむしろ邪魔なのです。**それは、想定外のものを受け入れられなくしてしまいます。

個人が外部に直接接しているからこそ、外部を受け入れられる。外部に対する態度だけが、私たちが対話し、ディスカッションし、理解することを可能にさせる。つまり私たちは、対話において、理解において、つねにカヌーで漕ぎ出しているというわけです。

6-6 知覚できないものに同時に備える

「なめらかな接続」の始末の悪さ

本章では、「やってくる」権威と、〝いわゆる権威〟としての機械的権威の違いを述べ、前者は生命に対する畏敬を意味するものであり、後者は忖度の結果実現される虚ろな権威であることを示しました。そのうえで、「やってくる」とはつねに外部へとカヌーを漕ぎ出すことだと唱えました。しかし忖度も前提（フレーム）を外へと移動することでありますから、カヌーで外へ漕ぎ出すのと同じように思えます。

そこで本節では、忖度というものの正体をより明確にし、忖度が決してカヌーで外へ漕ぎ出すことではないことを明らかにしたいと思います。

まず忖度が、人工知能的試行錯誤であることを明らかにしましょう（**図74上**）。

忖度というのは図71に示すように、自分で前提（フレーム）を変更し、自分で解決する行為でした。それは、自分の前提の中でやってみて（試行）、相手の出方によって前提をアップデートする（錯誤）。そういった試行錯誤過程だと考えられます。ただこのとき、相手（世界）を、自分の見たいような部分でしか見ていない。その意味で外部を見ておらず、外へカヌーを漕ぎ出してはいないのです。

忖度では、特定の文脈において何かやってみるという

図74

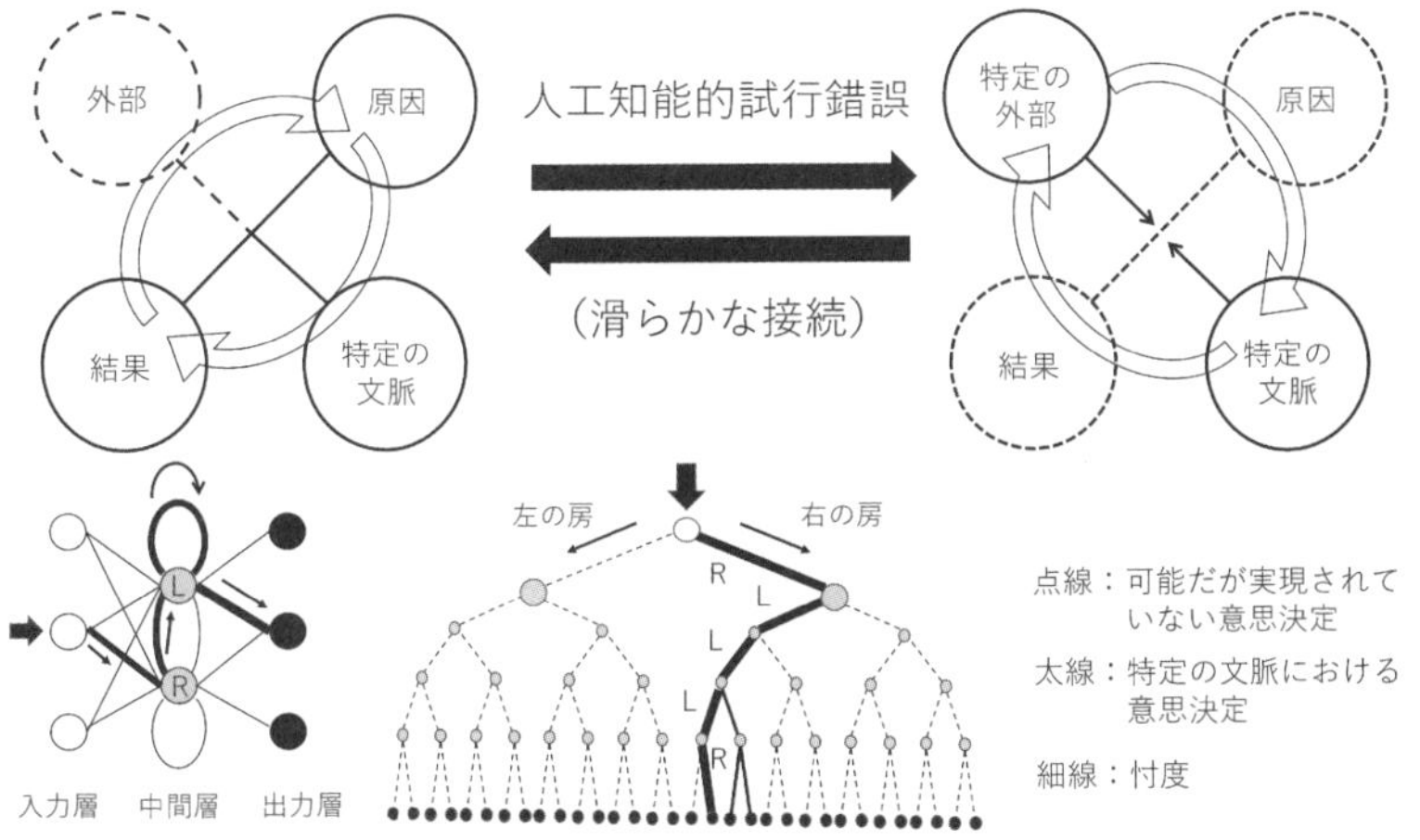

行動と（図74上左）、やってみた結果前提をアップデートする行動とが（図74上右）、なめらかにつながっているのです。

ここでの「やってみる」は、相手や環境の出方を原因として、自分のやるべきことが結果として決まることを意味します。すなわち特定の因果関係に従って何かを試みることが、やってみること（試行）に当たります。対して錯誤では、本来、想定外の出来事によって文脈をアップデートするはずが、文脈のアップデートは自分の憶測で勝手になされてしまう。それが試行と錯誤がなめらかにつながっているということです。

人工知能的知性の行う忖度は、「やってみる」ことと「結果についての評価がわかること」が等質化されます。結果についての評価が下される前に、先回りしてやってみるからです。文書を捨てろと言われる前に捨ててしまった官僚の忖度は、その典型だと思われます。「清きラーメン」における忖度（図71）も、先回りして以後の「わかった」を自分の憶測で決め、「やってみる」に取り込んでいます。

それは、今は未知の「わかった」を特定の「わかった」にすり替えて、「やってみる」に実装することなのです。

忖度と人工知能

忖度の原型は、人工知能でもやっています。図74下を見てください。ここでは人工知能としての人工的神経回路網を示しています（図74下左）。

自然からの刺激は電気信号のオン・オフで入力層から入り、中間層を通って出力層へ至ります。ここでは、電気信号が、入力から出力までにどのような経路を通ったかが、特定の意思決定を表すものと考えます。可能な経路は細線で、実現された意思決定は太線で表されています。入力からの経路の順序は小さな矢印が表しています。

入力層から最初、右（Right：R）へ進み、中間層のRへ入ったあと、中間層の左（Left：L）へ進みます。その後、LからLへのループを二回通り、最後は中間層のLからRへ進みます。このRとLの順序を並べると、R→L→L→L→Rとなることがわかると思います。経路の順をそのまま図で表したものが図74下右となります。

入力層から最初に右に行くことで経路の運命の大きな傾向は決まってしまいます。右の房から決して出られない。その後どんなに頑張っても、左の房には行けないことがわかります。

到達可能な経路が決まったうえで、傾向から出ない程度に小さなゆらぎで、「わかった」こと（すなわち実現された太線）以外のことをやってみるのが忖度の原型となります。図74下右では、傾向として右の房が決まり、その中で、ゆらぎによって逸脱が実現できます。この意味で人工的神経回路網は、簡単な忖度をしていると言えるのです。実際には、このような経路の複数の組み合わせにおいて、忖度はもっと複雑になります。しかし決して獲得した傾向から外れることはありません。

現実に起こる忖度は、この忖度の原型を、外部の取り込み方にまで拡張しているのだと考えられます。環境によって評価された（＝実現された）意思決定が少数あれば、その傾向を一般化して、認識される外部まで延長する。延長された傾向は、環境など外からの評価抜きに、実現されてしまうのです。

評価された意思決定を認識することと、一般化することは、本来、つながりながらも異質なものです。しかし忖度では、一個の意思決定の認識は、一般化することによって初めて可能になる。ちょうどRとLの一つの経路を認識すると、可能な経路のパターンすべてが認識され、一個の経路がその中に位置付けられるように。この意味でも忖度は、一個の〔意思決定の〕認識と全体の認識という異質性を解消し、等質化しているのです。それによって、**見たいものだけを見ている**。

こうして特定の文脈の中にある忖度の原型が文脈外部に拡張され、外部の恣意的な選択を生み出し、「やってみる」と「わかった」は等質化されるのです。それが忖度であり、人工知能的試行錯誤だということになります。

分離でも融合でもなく、「接続」

では、外部から「やってくる」試行錯誤はどうなるでしょうか。

それは、「やってみる」と「わかる」とが分離できず、かといって両者が一致するわけでもない、第三のあり方なのです。「やってみる」と「わかる」が接続している状態だと言っていいでしょう。分離するでも融合するでもない**接続**です。

とはいっても、「やってみる」時点で「わかる」は未だ到来していない未来に属します。「やってみる」時点での「わかる」とは、「未だわからない」を含んだ全体を意味するのです。したがって、「やってみる」時点で、「やってみる」が「わかる」に接続するとは、「**未だわからない」ことそれ**

自体を「わかる」こととして「やってみる」ことにほかならない。

つまり、やりながら、不確定なこと（「未だわからない」こと）それ自体への目配せがある。外部から「やってくる」試行錯誤とは、「やってみる」の中に、未だわからないこと自体を「わかること」として潜在させる構えなのです。

これに対して忖度は、「未だわからない」ことを勝手に特定の「わかること」にすり替えてしまうわけですから、不確定への配慮などありません。先に述べたように、忖度では、「やってみる」と「わかる」は、等質化され融合されてしまうだけなのです。

突如Uターンするアリ

「やってみる」錯誤をアリの行動に見てみます。この実験は、私の研究室の箕浦舞さんが行ったものですが、おもしろいだけではなく、アリの行動に関しても重要な意義を持っています。

アリはフェロモンという匂い物質を尻から分泌し、地面に匂いの道を作ります。匂いの強い道はたくさんのアリが歩いたことを意味しますから、多くの場合、それは大きな餌のある場所への経路を示します。だからフェロモンの道は、餌場へより多数のアリを動員することができるのです。

しかし近年、アリはフェロモンだけではなく、さまざまな情報を使って歩いていることがわかってきました。太陽の位置を見たり、まわりの風景を見たり、そういう視覚情報も使っているというのです。こうなると問題が現れます。アリは異なる複数の情報を総合して、歩行に関する意思決定をしているのか、そうではなく優先順位があってつねに一つの情報を用いて（それ以外は無視して）

意思決定しているのか、どちらなのかという問題です。

これに対して箕浦さんは、**図75左**のような実験を行いました。

丸いターンテーブルの真ん中に一本道が用意されていますが、その一本道にはたっぷりとフェロモンが塗ってあります。一本道は、餌場とアリの巣を結んでいます。アリが巣からやってくると一本道に入り、これをたどってまずは蜜に到達します。十分蜜を吸ったアリは一本道を引き返します。図75左上は、まさにこの帰り始めたアリを示しています。

ところがここで、アリが帰ろうと歩いているとき、ターンテーブルが回転するのです。その回転速度は、アリがそのまま真っ直ぐ一本道をたどると、餌場へ戻ってしまうような速度になっています。

アリはターンテーブルが回り始めても、最初は真っ直ぐ歩きます。ところが、真ん中あたりまできたところで、突如Uターンして一本道を逆走するのです。それはUターンして、そのまま行くとちょうど巣に到着するよう

図75

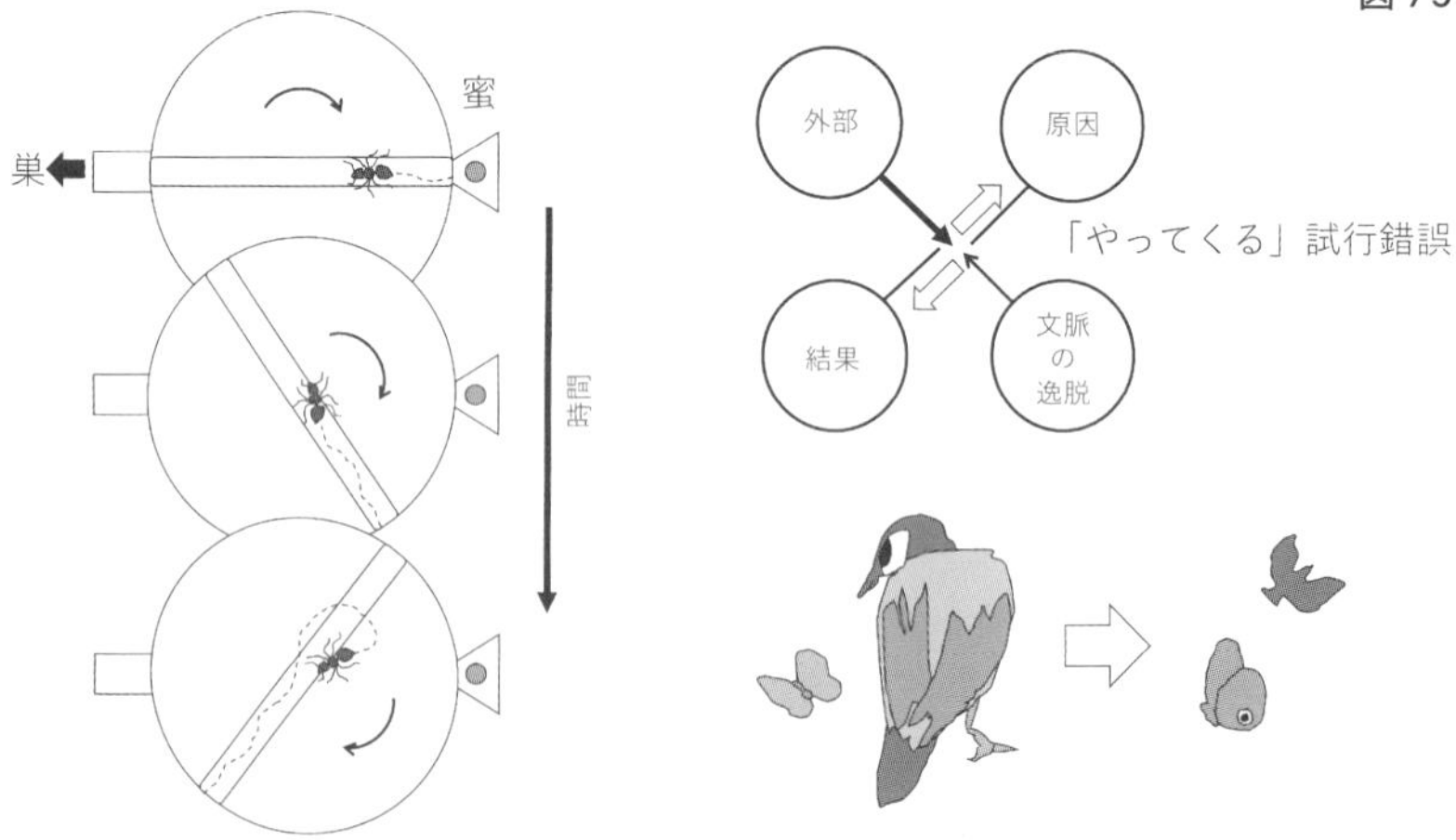

な、うまいタイミングになっています。

さてこの結果は、アリが複数の情報をすべて総合しているわけでも、優先順位を持ってそれに従っているわけでもないことを示しています。第一に、匂いと視覚をつねに総合しているはずなら、ターンテーブルが回転し始めたところでアリは一本道から外れ、緩やかにカーブを始めるでしょう。ところがアリはそうしなかった。第二に、優先順位があり、それ以外は無視するというなら、フェロモンに従って歩き始める限り、Uターンなどしないはずです。ところがアリは突如、優先順位にそむく行動をとったのです。

知覚していないことに備えている

アリにおいて、情報に優先順位はやはりあるのでしょう。しかしフェロモンがあればそれのみを使い、なければ視覚を用いるというのではない。最優先情報を使いながら、使っていない情報にもつねに切り替える準備をしている。切り替えるという行動は機械的なものではありません。情報は複数あり、その中から、ここでは視覚を選んだ。つまり、いま現在使っていない情報にすべて目配せし、選択の用意をしているということです。ここで「すべて」というのは個別的な候補のリストアップではありません。潜在するすべて、個別的な形では見えないすべてなのです。

これこそ、「やってみる＝情報を使う」と「わかる＝情報の意味を知る」とが分離されず、「やってみる＝フェロモン情報を使う」の中に、未だわからないこと自体が含まれていることを意味します。すなわち、「以後においてのみどの情報かわかる＝未だどの情報かわからない＝他のあらゆる情報」が、「わかること＝いずれ使われること」の中に潜在しているのです。いま知覚され使われているフェロモンだけではなく、知覚されていない他の情報に備えているからこそ、突然の地面の回転というあり得ない事態にさえ対処できたわけです。

「やってみる」と「わかる」のこの状況を示したのが、図75右上になります。原因とはフェロモン、結果とはフェロモンの意味です。フェロモンがつねに確実で疑いのない有用な情報なら、原因と結果の間は人工知能的試行錯誤のように一直線で結ばれるでしょう。しかし、アリにおいてはフェロモンを使いながらもたえず懐疑され、いつ他の情報を使うのか、その準備がされている。

それはフェロモンを確実な情報とする文脈からの逸脱であり、それによって召喚される外部とは、「いま使われていない他のあらゆる情報」ということになります。つまり、未だわからない他の情報を使う状況に備えながら、特定の情報を使うという意思決定は、「やってみる」と「わかる」の接続を意味します。それはたえず、外部から「やってくる」ものを待っているのです。

畏敬されるべき「生命」とは

ある高名な生物学者が、道すがら次のように言ってくれたことがあります。

「最近、郡司さんの言うことがわかってきた気がする。たとえば鳥が蝶を食べようとするでしょ。そのときには、蝶はただの餌なわけです。ところが蝶が突然羽を畳むと、そこには鳥の天敵である猛禽類の目玉模様が現れる。このとき鳥はもう、すぐに飛んで逃げる。それは食べようとする、驚く、逃げる、みたいな悠長な順序づけられた運動ではなく、もう目玉模様を見た瞬間に逃げるわけです(図75右下)。それはつまり、食べようとする行動の中に、そこには決してあり得ないはずの、逃げるという行動が用意されている。食べようとしながら、無意識に逃げようとしている。生物はたしかにそういうことをしている。郡司さんはそういうことを言ってきた。私は、それが大事なんじゃないか、そういう気がしてきたのです」

知覚していないものに備える、という意味での試行錯誤は、もちろん動物の行動にとどまりません。スポーツ選手の行動や私たちの習慣づけられた行動の中に、いくらでも見つけることができるでしょう。日常生活は、「やってくる」権威＝生命の権威であふれている。それは、畏敬されるべき生命の尊厳と言っていいものだと思います。

第7章

死とわたし

7-1

死を感じるVS死を哲学する

「永遠の停止」に触れる

私は第4章で、物心ついて間もなくぐらいから、「永遠に続く停止」というイメージを、何度も夢で経験したと述べました。マッチが消え、燃えさしが永遠の時間の中に放置されるという夢です。それは私にとって強烈な死のイメージでした。

読者のみなさんはそれを、現実の死と何の関係もないといぶかるかもしれません。むしろ現実の死とは肉親や知人の死であり、飼っている動物の死であり、動かなくなり腐っていく肉体に関する経験ではないか。そういうものを抜きに死を感じるというのは馬鹿げた思い込みであり、単なる幻想ではないか。そう思うかもしれません。

そのころの私は祖父や祖母もまだ健在で、飼い猫もおらず、肉体が腐敗していくような、昔の人間なら経験した死からもほど遠い生活でした。にもかかわらず、何かもうわかってしまった気がしていました。まだ子供だというのに、もう明日にでも死ぬ、という勢いでした。「永遠の停止に自分は飲み込まれるのだ」という確信を自分の中でどう解消していけばいいのか、それだけが問題だったのです。

死とは何か、死ぬとどうなるのか、といったことが問題になることは私の中に一切なかった。「そんなことはもうわかっている」と感じていたからです。


最近、ちょっと危なかったことがありました。

私の研究室では、沖縄は西表島で兵隊ガニと呼ばれるカニの群れを研究していて、毎年夏になると研究室の有志で西表島に出かけます。その際、暇を見つけてはシュノーケルと足ヒレを付けて海に潜ります。海岸からちょっと泳ぐとサンゴ礁が現れ、クマノミやデバスズメダイの群れが簡単に見つかります。しかし大物の魚やウミガメに出会おうと思うと、海岸から五〇〇メートルほど離れたサンゴ礁の縁まで泳いでいく必要があるのです（図76）。

その日も研究室の学生たちと連れ立ってサンゴ礁の縁を目指しましたが、かなり泳いだところでどうも疲れを感じました。つねに「決して一人にならないように」と

図76

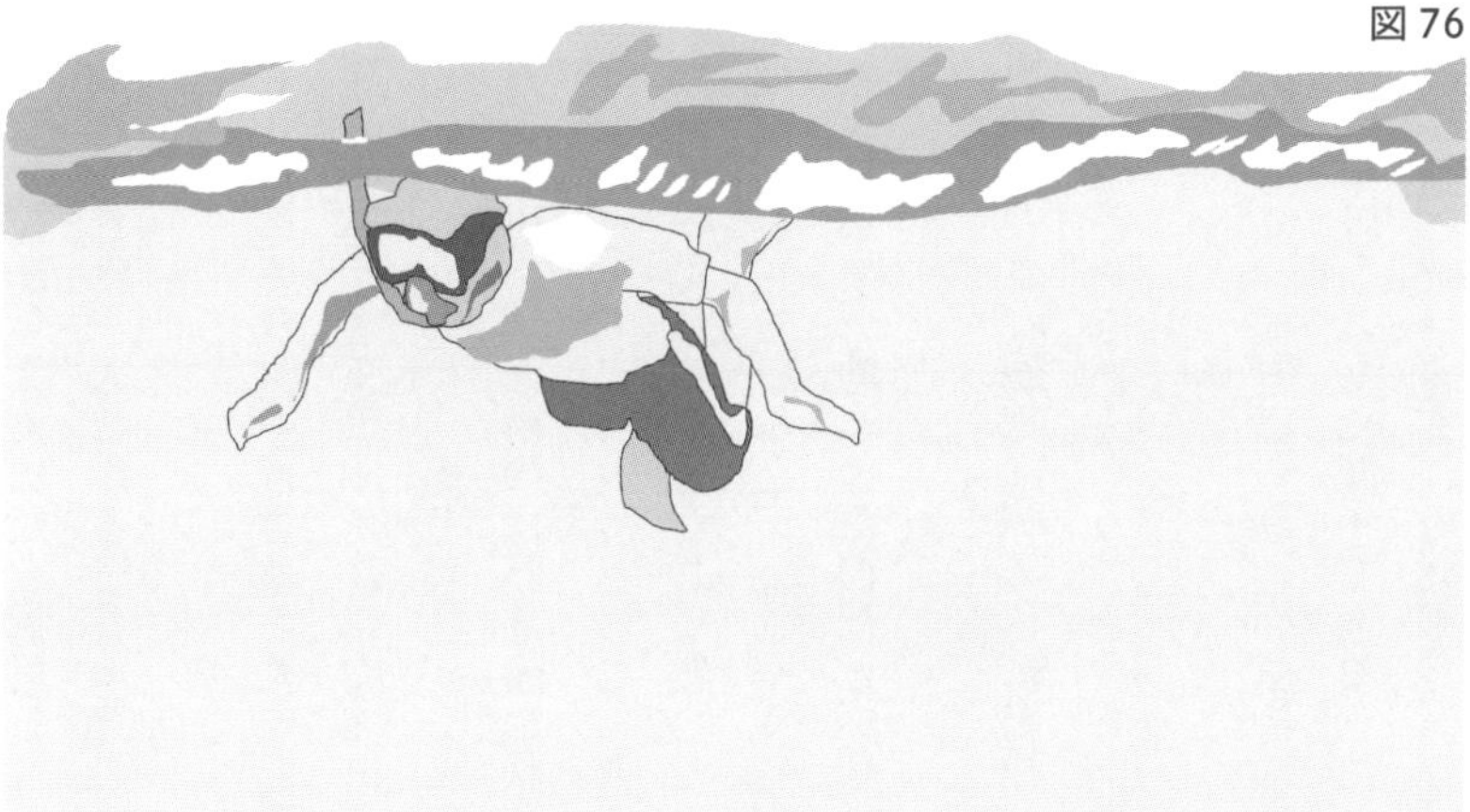

みんなにも言い聞かせて泳いでいるのですが、そのときは自分のことだから大丈夫だと過信してしまいました。そこでみんなを呼んで、自分だけ泳げそうもないから今日は一人で戻ると言ったのです。

みんなの足ヒレのしぶきを見送ったあと、自分だけ体を反転し、海岸のほうへ向きました。その瞬間、「あれ、泳ぐ体力、まったく残ってない」と感じたのです。風もあって簡単に岸にたどり着ける状態ではなく、距離も三〇〇～四〇〇メートルはありました。それなのに、もう体力が一ミリもない。そう気づいてしまったのです。これこそ溺れる前兆だろうと思い、余裕のない危険な状況だと感じました。

とりあえず何も考えず、できるだけ体力を使わないように、ただゆっくりバタ足をし、無心で手を回すことにしました。何も考えず、呼吸するようにひたすら足を動かしていると、ようやく見覚えのある海岸付近のサンゴ礁が水面下に現れてきました。そのとき初めて、助かったのだと感じました。

しかしそのときの感覚、「体力が残ってない」という確信が現れたときの感覚は、まさに未知の向こう側に飲み込まれていく感覚でした。それは「永遠の停止があるだろう」ということすら問題とならない、純粋な向こう側を感じた瞬間だったのです。

今でも、永遠に続く停止のリアリティがふっとやってきて、居ても立ってもいられない気持ちになることがあります。熱病のような、死のリアリティ到来の頻度は年齢とともに減ってきましたが、決して認識できない向こう側としての死という感覚や、その向こう側に吸い込まれていくという感覚だけは、変わらずあるのです。

認識できない向こう側としての死をどう受け止めていくか。人工知能的知性で当たるか、「やってくる」ものとして受け止めるか。ここに決定的な違いが現れます。

ルンバなケーガン

『DEATH』（邦訳は『「死」とは何か――イェール大学で23年連続の人気講義』柴田裕之訳、文響社、二〇一八年）という講義録は、アメリカの哲学者シェリー・ケーガンが「死について徹底的に考えた」という触れ込みだったので読んでみました。まさに人工知能的知性を全開にした書物でした。少しこれについて述べようと思います。

人工知能の先導者の一人であるロドニー・ブルックスは、家庭でもおなじみの掃除ロボット、ルンバを発明しました。ルンバは段差のないフローリングの床なら自由自在に走り回り、吸い込める大きさのものはすべて吸い込みます。だから、何か重要なもの――指輪とか、映画のチケットとか――さえ吸い込んでしまう。では、いったい何がゴミなのでしょうか。

これに対してブルックスは「ルンバが吸い込んだものがゴミなのだ」と答えました。これは人工知能やロボットの本質を言い当てています。ルンバにとって、自分が吸い込めないちょっと大きめの紙コップや丸めた紙屑は、ゴミとして認識されず、存在しないのです。

ロボットにも、もちろん人間にも、知覚や認識の限界があるでしょう。その外部は窺い知れない。認識外部を存在しないものとみなす知性が人工知能的知性ですが、その意味で生の向こう側としての死は、人工知能にとって実在しないのです。吸い込めないゴミが「ゴミ」として存在しないように、知覚も認識もできない生の向こう側にある死は、存在しないのです。

ところがこういう発想は人工知能ばかりじゃない。人工知能が徹底的に計算して考えるように、徹底して考えるという哲学者の中には、計算のように考える人がたくさんいるのです。『DEATH』の著者であるケーガンは、典型的なそのタイプの哲学者だと思います。

「写っていない」と「そこにいない」は違う

ケーガンは、「自分が死ぬことを信じられない人」の分析をします。死んだ状態を経験し、これを内側から見ることは原理的にできない。だから死は外から見るしかない。外から見る死とは他人の死です。つまり自分が死ぬことを信じるとは、他人の死と同じく、「その人（自分）のいない世界が可能であることを信じる」こととなります。ケーガンは、彼が事実とみなすものの組み合わせだけから論じるのですから、彼においてはきわめて妥当な推論でしょう。

自分のいない世界、それはたやすく想像できると彼は言います。それでもできないと言いそうな人に、「自分の写っていない写真」は想像できないわけがない、と言います。

私は、そうじゃないと思います。

「自分の写っていない写真」を想像できるがゆえに「自分が死ぬことを信じる」ことができる、と言うためには、少なくとも「自分が写っていない」ことが「自分がいない」ことであると納得する必要があります。しかし写真はある視点から撮ったものですから、たまたま自分は木の陰に隠れていただけかもしれないし、たまたまアイスクリームを買いにフレームから外れていたのかもしれない。だとすると写っていなくても「そこに存在していた」ことになりますから、自分が写っていない写真の想像は、死の想像とは何の関係もなくなります。

私が言いたいのは、こういうことです。ケーガンのように物事を分析する哲学者は、物事に関する事実だけを集めれば、確実なことが言えるのだと主張します。「写真に写っている」か否かは、曖昧さがなくいずれかに決定できると信じています。ところが「写真に写っている」ことですら、この言葉がどのような文脈で、どのような状況で使われるかによって意味が違ってくる。そこで文脈を確定しようとすると、さらに確定できない部分が逃げ水のように外部へ逃げていく。「写っていない」ことが「そこにいない」ことの文脈で使われている。それが判明する。そこでさらに、その使われ方を確定しようとすると、「そこにいない」が、「いるけど陰に隠れている」「フレームから外れている」「その旅行には来ていたけどホテルで寝ていた」……などと広がってしまう。「そこにいない」可能性が、無際限に外側に広がっていくわけです。

こうして意味が外部へ逃げていく。逆に言うと外部が介入してくる。つまり確実な事実だけで物事を論じようとして、確実なものの外部（たとえば向こう側の死）を排除したつもりで議論しても、外部は必ず議論の中に参与してしまうのです。

想像と現実は相互に参入しあっている

ケーガンは、精神分析の創始者フロイトをこき下ろします。フロイトは、「どんなに自分のいない世界を想像してみても、その世界を想像する自分が傍観者として必ずいる。だから自分の死を信じられない」と言いました。これに対してケーガンの言っていることは次のようにまとめられます。フロイトは「わたし」が想像する世界には、「わたし」自身が混在してしまうと考えているが、それはナンセンスだ。想像された世界（思考の世界）と想像するこの「わたし」（現実の世界）とは区別されるべきもので、両者の混在などあり得ない、と。

しかし、想像するとか思考するとかは、現実と無関係な、理念的で観念的な世界に属するものなのでしょうか。「思考の世界」と「現実の世界」が完全に分離されていて無関係なら、両者を混同することは誤りでしょう。もちろんケーガンはそう信じている。しかしそれは、彼が思う哲学の流儀というだけです。それはまさに、自分の思考（自分の吸い込めるものの世界）の外部を排除するルンバと同じです。

純粋な観念であり、現実と切れていると思われていた想像の世界。それですら現実が混在し、観念の外部である現実とのコンタクトがある。フロイトがそういう接触を考えていたのに対し、ケーガンはまるで考えてない。だからフロイトは、想像の世界に「いないはずの自分」を割り振り、現実の世界に「想像する自分」を割り振りながら、両者の接触・混同を、考えざるを得ないのです。私はフロイトのほうがよっぽど「想像する」ことを考えていると思います。

さらにケーガンは、「死は、（存在していない）本人にとって悪いということはありえない」と述べたうえで、より一般的に、「存在しない者において悪い」ということはありうるのか、を吟味します。これを考えるためケーガンは、「可能的に存在するが、現実には存在しない人間」であるラリーを夢想してみます。

誰かと誰かが交わることで受精が行われ、そこにある人間が誕生し、ラリーと名付けられ、成長する。しかしそれは可能性だけの話であって、現実には生まれておらず、存在していない。ではここで、彼が生まれてこなかったことを誰かが気の毒に思うか？　いや誰もいない、とケーガンは断言します。だから存在しない者にとっての良し悪しを判定することはナンセンスだというわけです。したがって、死んでいて存在しない私の死が、私において悪いと考えることは誰にもできない、と言うのです。

この断言も、私たちが思考する「観念的な世界」と、「現実の世界」とを区別し、つねに分離している限りの議論です。しかし私たちは、思考し、想像し、夢想することに現実の参入を許し、想定されるものの外部をむしろ積極的に参与させる世界を生きているのではないでしょうか。

だからこそ、仮想的に造形された小説の登場人物の絶望や死を悲しみ、ハッピーエンドを自分のことのように喜べる。ケーガンは文学や詩をどう思っているのでしょう。なんてことはないと思いながら宮崎駿の「風立ちぬ」を観ていたら、ヒロイン菜穂子の「生きて」の一言に訳もわからず涙した私は何だったというのでしょうか。

7-2 頭の中と外の接続

ルンバの外のベルクソン

ケーガンはルンバのようですが、多くの哲学者とか、論理的で頭がいいとされる人の思考は、極論するとルンバのようなものです。頭の中の観念と、その外部の現実とを接触させると簡単に答えが出せなくなりますから、そういうことはしたくないのです。もちろん哲学者がみんなそうだというわけではありません。外部との接触こそ、意識や心の問題の核心だと考えている人もいるのです。「死が生の向こう側か否か」という認識の違いは、この「接触の問題」を取り込むか取り込まないかの違いです。

ここでは、アンリ・ベルクソンというフランスの哲学者の議論を、「やってくる」の観点で解釈し、観念とその外部との接触について考えてみましょう。

ベルクソンは百年ほど前の哲学者ですが、近年再評価が進んでいます。ベルクソンは、考えたり、想像したり、認識したりという問題の基礎として〝知覚〟を考えます。思考するとか想像するとか、そういったものはすべて外部からの刺激があり、外部と接している体の要請があって成立している。だからこそ外部刺激に触発されて「これだ」と思う〝知覚〟は、その根本だというわけです。

ルンバを思い出してみましょう。ルンバにおいては自分が吸い込んだものだけがゴミでした。そうすると、これを外から見ている私たちは、ゴミとして存在する「本当の」ゴミはルンバの外にあって、ルンバは自分勝手に「嘘の」ゴミをゴミだと思っている気がします。つまり、ルンバが勝手にでっち上げたゴミのような気がします。一方で、ルンバが吸い込むのはあくまで現実に存在するものであり、それはルンバと無関係に存在しています。であるなら、ゴミは真に存在している気がします。

どちらでしょうか。ゴミはルンバがでっち上げたのか、ルンバと無関係に存在するのか。

ベルクソンはこの問題を棚上げにするように、それがゴミであろうが猫であろうが、目の前にあるものすべてを「イメージ」と言ってしまいます。イメージは、「でっち上げる」という認識と、「もともとある」という存在——このまったく異質なもの同士の火花の出るような接触を内に秘めた表現となります。

「可能な」ゴミと「実現される」ゴミ

まず、ルンバの知覚過程を図解してみましょう。それは、**図77左**のように外部を排除する知です。吸い取り可能なゴミこそが、ゴミとして実現されたものである。この可能性と実現性の一致が、ゴミの確実性を保証しています。この思考様式はケーガンと同じです。「写真に写っている」という意味の可能性は、ケーガンが想定する「写真に写っている」実現性以外にあり得ない。そうすることで、「写真に写っている」意味の確実性が保証されるわけですから。

これに対してベルクソンが想定した知覚は、どのようなものでしょうか。人間がどのようにゴミを知覚するかを考えてみます。

ゴミの「知覚＝判別過程」は、図77右のように描けるでしょう。ゴミと想定されるもの（可能なゴミ）は、一見ルンバと同じように「小さくて手でつまめるもの」のように思えます。目の前にある小さな紙屑は、こうして実現されるゴミとしてつまれようとする。ところが現実のその小さな紙屑は、「小さくて手でつまめるもの」ではあっても、何やら妙な図や記号が描いてある。そういえばそれは、自分が一か月ほど前、思いついて書き綴ったものの失くしてしまい、探したあげく見つからなかったメモでした。それはゴミどころか大切なメモだったのです。

メモであることに気づいてあとからゴミの定義を書き換えた、わけではありません。そうではなく、「手でつまめるものはゴミである」と定義されているにもかかわらず、**それ以外の可能性を受け入れる準備が人間においい**

図 77

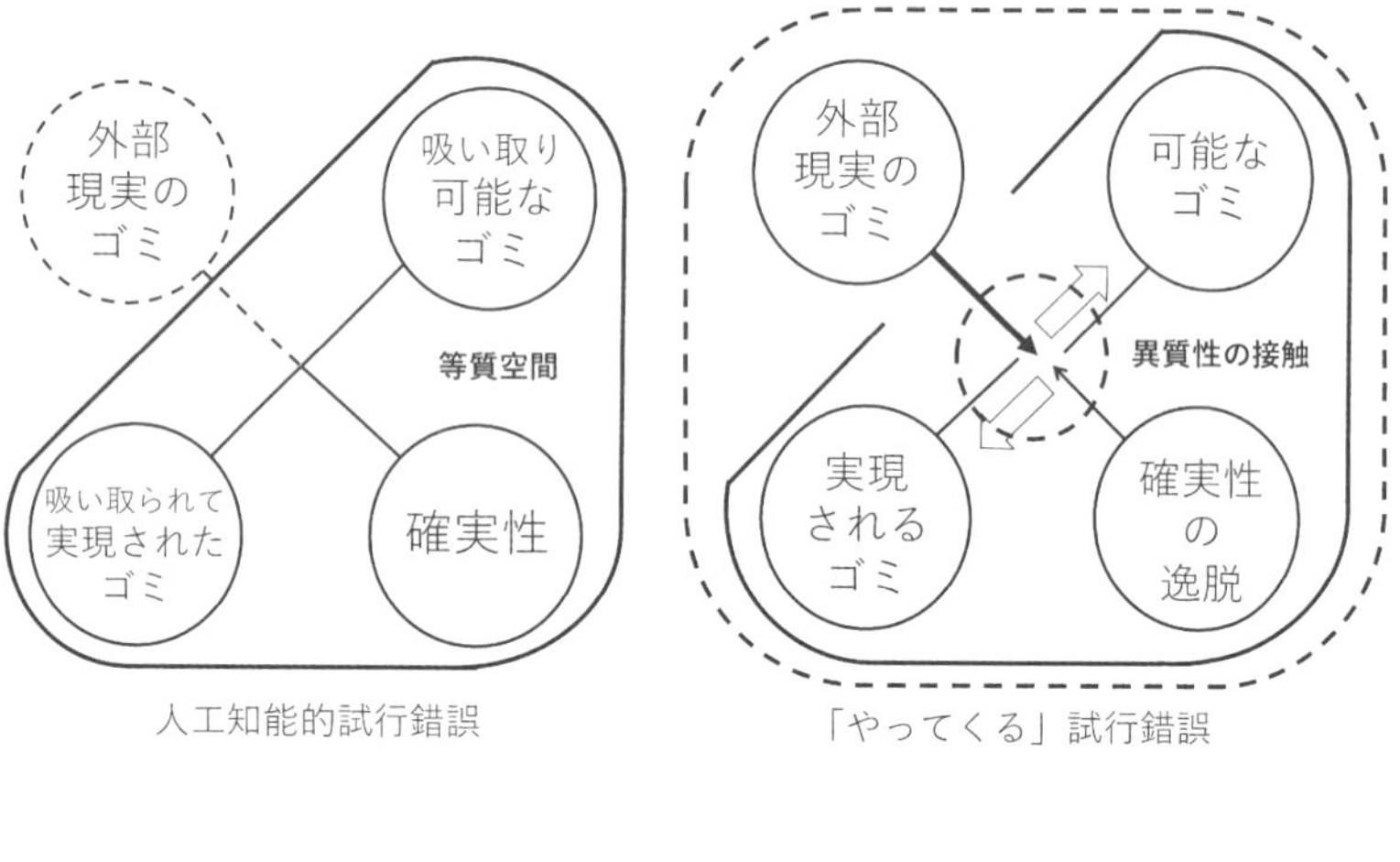

ては同時になされていることが重要なのです。だからこそ、紙屑に書かれていた図や記号を見て確認する。

ではルンバの場合はどうでしょう。「自分が吸い込めるものがゴミである」と定義するルンバに視覚センサーがあれば、そのセンサーは、手でつまめるものかどうかを判定する解像度しか持たないでしょう。それが、「自分が手でつまめると見たものがゴミである」というルンバの判断基準なのですから。だから「手でつまめるものがゴミである」ことを受け入れながら、同時にその外部に目配りすることなどできないのです。視覚センサーを持っていても、ルンバはメモ書きの絵や文字を見ようとしない。

さらに人間の場合、ゴミであったものがゴミでなかったと判定されるのとは逆に、「決してゴミと認識されなかったものがゴミとなる」こともあるでしょう。とても手でつまむことなどできず、自分では大事だと思っていたアイドルのポスターが、突然無価値なものに思えて捨ててしまう。そういうことが起こり得るわけです。

だから、「可能なゴミ」と「実現されるゴミ」の間にはたえずギャップが開き、それを一致させていいのか、に関する留保があるのです。可能なものと実現されるものの間をきっちりと詰め、明確な定義を決め、担保しようとする確実性がほころびをみせる。それによって、外部を受け入れるためのずれ＝スキマ＝ギャップが作り出されていく（図77右）。

もし確実な定義への留保がなく、「気づいたときには定義を変更する」という試行錯誤だったら、定義の外部に気づくこと、定義の外部を取り込むことは、まったくの偶然になります。そんなことに気づけるのは奇跡です。

論理的にものを考える人は、だから、奇跡や、まれな出来事、奇跡的な性格としての天才が大好きです。そういうまれな現象を考えない限り、制度（ここでは「ゴミとは何か」）が変わることなどないと思っているのです。

懐疑や留保によって外部と接続できる

図77の左右両図を見比べてください。人工知能的試行錯誤と「やってくる」試行錯誤は、「外部との接続」という点において違いが明確かと思います。

ベルクソンは図77左のような、可能なものと実現されるものの関係を閉じさせる思考様式のすべてを批判します。それは現代の脳科学や人工知能批判にもなっています。可能なものと実現されるものが関係づけられる世界は、ベルクソンにおいて「等質空間」と呼ばれています。等質空間とは「AならばB」で接続できる論理的な空間、因果的空間と言っていいでしょう。それは、「小さい紙屑ならばゴミである」という推論によって関係づけられる世界です。

等質空間において構想されるゴミか否かの判別過程は、「もしかしたらこれはゴミじゃないのでは」や「これはもはやゴミかも」といった懐疑や留保を取り除いてしまいます。対して、人間の知覚にはまさに懐疑や留保があって、図77右のように、思考する世界とその外部が接続している。その接続を封じ込めた「イメージ」として「ゴミ」という言葉や概念が使われるわけです。「ゴミ」が存在する、と。

懐疑や留保を取り除いた結果、図77左のように外部を排除して閉じた等質空間が得られるわけですから、現実との接触で現れる判別の核心は、取り逃がされることになるのです。何かであると判別することは、そうでない可能性をすべて排除して確定することではないのです。そのような不安のない確定は、現実との接続を排除することにほかならない。

世界にあるものを知覚するとは、「**あるものではない可能性に開かれながらあるものと判別する**」ことです。逆に、そういった留保のない判別は、閉じた一人よがりの決定にすぎず、世界と向き合う知覚になっていません。かくして外部を排除することは、知覚の核心を取り逃がすことになるのです。

となると、どうなるでしょう。科学者の多くは、物質を理解するものの見方としての科学は因果関係のネットワークであり、「ならば」のネットワークだと考えています。つまり物質科学は、等質空間となってしまいます。ここから、「物質世界だけで世界を理解しようとする試み」、すなわち「意識や知覚もまた物質世界内で理解しようとする試み」は逆に、意識を等質空間の外部へ取り逃がすことで、（1）物質世界（等質空間）と、（2）取り逃がされた意識、という二元論に陥ることになるのです。

一元論でも二元論でもない立場

一つの原理ですべて理解できるという世界観が一元論。どうしても一つの原理ではまとめあげられない、異質な二つのものを想定する世界観が二元論です。

ベルクソンのこの等質空間批判は、ケーガンの立場を明確にしています。ケーガンは物質科学をベルクソンの言う等質空間で捉え、意識や知覚に物質以外の関与は認められないと言います。しかしベルクソンから見れば、彼は「物質一元論を唱える、無自覚な二元論者」ということになるでしょう。

ケーガンは「そもそも魂は実在するか」という問いから出発し、魂の実在しない物質一元論か、物質と魂の二元論か、いずれが正しいのかという問題に至り、物質一元論しかないと論証します。

一方でベルクソンは一元論でも二元論でもないのです。ゴミを定義しようとする観念の世界と、その外部である現実は決してまとめられない。だから一元論ではありません。しかし観念の世界と現実とが決して出会うことのないものだからこそ、二つはただ並存している（二元論である）かというと、そうではない。**両者は接触して一つになろうとしている**。観念とその外部が接触することでのみ、すべてがイメージとして立ち上がるのですから。この一元論でも二元論でもない世界観は、中立一元論という言われ方をすることもありますが、少なくとも意識や心を問題にするときには、これを問題の出発点とするべきでしょう。

外部と内部という異質なものの接続を言う一元論でも二元論でもない知のあり方は、図77右にあって初めて実現されるのですが、図77左の立場をとる者にはまったく理解しがたいものです。左図の立場においては、死は向こう側の問題ではないとされてしまいます。向こう側の問題であるはずの死は、こちら側の問題として、もしくはこちら側の問題の延長としてのみ解釈されてしまうのです。

7-3

「前縁の神」としての死

前縁（フロンティア）と境界（バウンダリー）

どんなに頑張っても、人間の認識能力や思考能力には限界があります。この限界の存在に気づかない限り、自由に生きている気がします。しかしひとたび限界に気づくと、限界の向こう側に思いを馳せることになるでしょう。この限界のことを、ここでは「前縁（フロンティア）」と言うことにして、「境界（バウンダリー）」と区別することにします。

境界はこちら側とあちら側の両方を知っていて、その間に引かれる線を意味しますが、前縁はこちら側しかわからないのです。境界は、まるで上空から大地を俯瞰して、向こうとこちらの間に線を引くイメージですが、前縁は地平線や水平線のように、「ここ」から離れていっ

図78

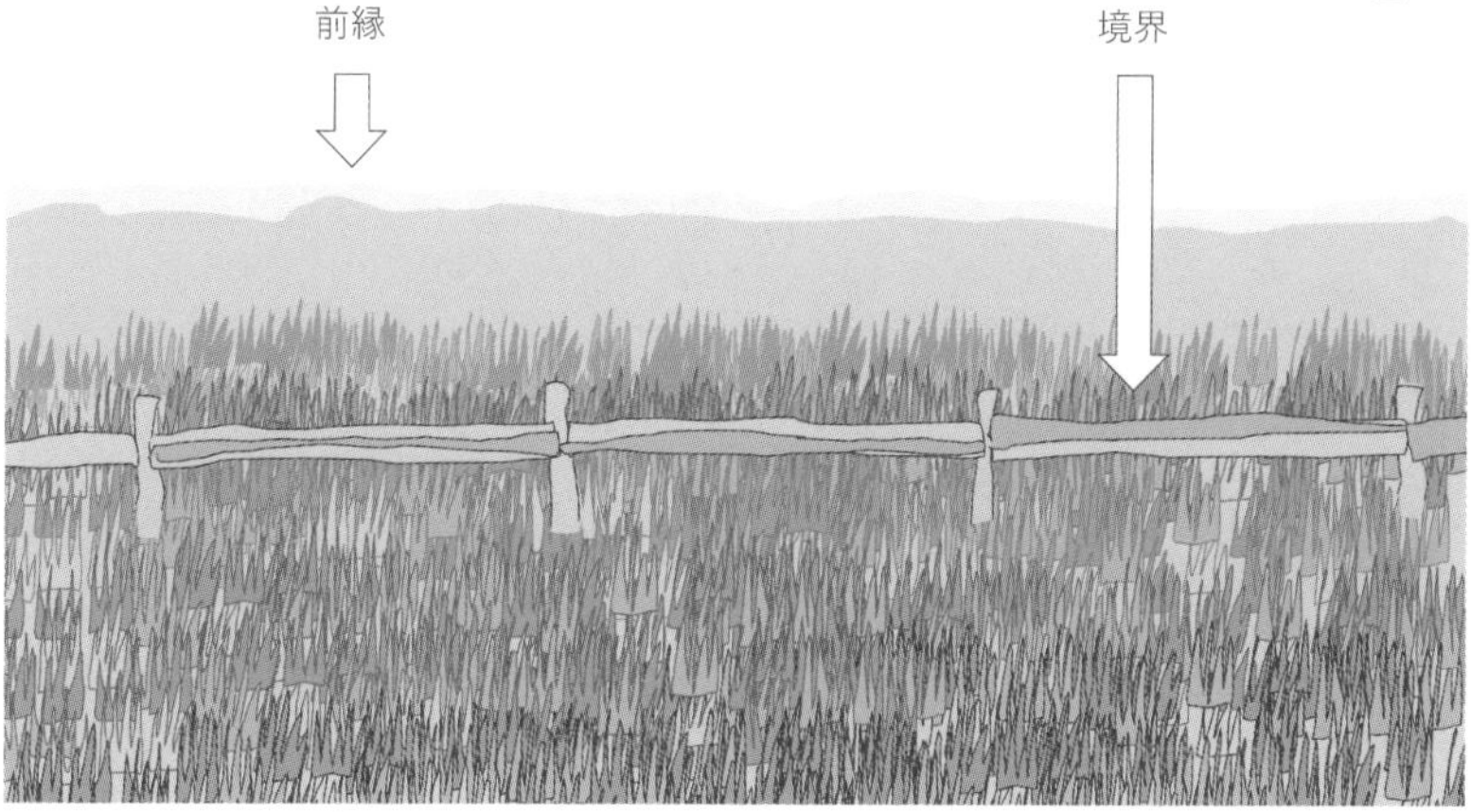

たことのない者にとっての限界で、その向こう側は存在するかどうかさえ確信できません。だから認識や思考の限界は前縁なのです（図78）。

前縁は、向こう側とこちら側の両方を知っている境界と違って、向こう側との明らかな関係を持ちません。向こう側は知覚できないのですから。だから向こう側は存在しないのか、それとも、それでも存在するのか。その違いがここでの当面の焦点となります。

知覚できないから存在しない、という考え方

認識や思考の限界に気づかなくても、多くの場合、生きることとの前縁には気づくことができます。私たちは、その向こう側がどうなっているか決して知ることはない。前縁としての生の限界は、ケーガンもまた気づいているのです。だからこそ、死を「考えるべき問題」とはしたのですから。そのうえで彼は、向こう側としての死を排除した。向こう側は彼にとって確実性を欠き、思考の要素として組み入れてはいけないものだからです。

向こう側を存在しないものとして排除すると、死は向こう側と無関係に、こちら側で構成できることになります。経験的に周囲の人たちが死んでいくのを見て、死んでいくのだろうと感じるだけです。

死がこちら側のものである場合、死について考えるとは、「死に至ると考えられるこちら側のもの」を考えることになるでしょう。つまり死に至るであろう、病気や老化などについて考えることです。この場合、病気や老化、そのほか諸々の苦痛は十分認識可能であり、経験可能です。死はこ

れらの到達点であり、同時にこれらの否定として想定されることになります。

　こちら側における病、老、苦がきわめて激しい、耐えられないものと想定されれば、これを否定する死は、まるでこのような苦痛から解放してくれるもののように捉えられます。こちら側の生が充実した素晴らしいものと想定されるなら、死はこれを得る機会を失わせる悪いもの、許せないものと捉えられます。どちらの場合も死は、「こちら側の生の単純な否定」として思い描かれるだけですから、こちら側の素朴な延長、論理的空間の延長であって、基本的に「ならば」で接続される等質空間に入っているのです。まさにケーガンの議論はそのようなものです。

知覚できないが存在する——原始的な神

　では、等質空間に設定されるのではなく、徹底した外部としての死、向こう側としての死は、いったいどのように現れてくるのでしょうか。

　私の場合それは絶対的な静止、永遠の停止のイメージであり、圧倒的な恐怖であることはこの章の冒頭で述べました。しかし、それはどうして恐怖のような悪いイメージなのでしょうか。どうしてそれは必ず悪いもの、怖いものになってしまうのでしょうか。

　私が感じるような圧倒的な恐怖は、「太古の人間にまだ天敵がいたころの記憶、つまり強大で暴力的な敵に襲われ、なす術もなく死を待つ永遠の停止のような一瞬の記憶」などと想像されるかもしれません。しかしそれは後付け的な解釈です。そこにあるのはただ「知覚できないものに対する圧倒的な恐怖」なのだと思われます。

窺い知れない外部に対する圧倒的な恐怖が、どのように捉えられ、出現してくるのか。それを考えるためには、原始的な神が、どのように形成されてくるかを想像するのがよいでしょう。ここでいう原始的な神とは、歴史上の神だけを意味するものではありません。多くの人が経験するような、幼少期のころの畏怖するものとして形成される個人の神であり、集団生活の中で現れ得る神のようなもの一般を意味します。

原始的な神は、こちら側とあちら側が断絶しながら接続しているからこそ、生まれ得ると考えられます。「知覚できなくとも存在する」という感じが、断絶しながら接続する存在を示しています。そこからどのように原始的な神は生まれるのでしょうか。

勝手に想定できるが、勝手に扱えない

理由もなく数々の災害や病がやってきて、私たちを苛《さいな》み続ける。太古の昔、それはどうしようもない理不尽な経験だったでしょう。農耕文化が生まれ、ようやく収穫を迎えたと思ったら、豪雨ですべてが失われる。子供なら、自分が何かした自覚がないのに他人に怒鳴りつけられる。こうしたことも理不尽な経験に違いありません。

それら不条理な体験の原因は、知覚可能なこちら側に求められるものではありません。もしこちら側にあるものならば、原因となるものは程度の差こそあれ指定されることになりますが、不条理とは理由を指定できないことなのですから。

つまり不条理の理由は、認識可能な世界に求められず、こちら側に勝手に想定することもできな

い。こちら側の良いことと悪いことの原因は、前縁との接続を通して向こう側にしか求めようがないのです。こうして知覚できない向こう側に、こちら側の災害や病、豊作や健康の原因を司る神が想定されることになります。幼少期なら、何か子供らしいジンクスが、小さな神の兆候に相当するかもしれません。「歩道の白い線からはみ出すことなく学校まで行けたら、今日は先生に指されず楽しく過ごせる」といったように。

といっても向こう側に想定された神は私たちの自由になどならず、むしろ私たちを縛ってくるでしょう。向こう側だからこそ想定された神は、ひとたび現れると、こちらの勝手にはできないものとなる。それは逆説的ですが、知覚不可能な、向こう側にあるからです。設定はされたものの、知覚できないので原理的にわからない。だからこそ、誰かが「それは空にいる」とか「それは生贄《いけにえ》を求めている」とか言ってしまうと、たちどころに真実となる。

向こう側のことなので、誰かが言ったことに確実性は求められません。それどころか噂であっても構わない。豊作や凶作を支配する神なら、誰もが知りたいと思うでしょう。その神の機嫌を損ねないためには何をすればいいか知りたいでしょう。しかし誰もわからない。わからないからこそ、不確実な噂であっても、少しでも何か神について言われたら藁《わら》にもすがる思いで、みんなはそれを真実に仕立てあげていくのです。そして神の性格や、神の好むものに関する文言が集められ、戒律として整備されていく。

子供の場合でも同じことが起こります。未来を司る神の兆候がジンクスとして一つ決まると、それを子供は守る。それでたまたま思った通りに事が運べばジンクスは強化されるし、運ばなければさらにジンクスが増える。一人で忖度し、ジンクスを整備していく。

確定できないからこそ恣意的に決められ、決められると確実なもの、いやむしろ真実になってしまう。それは前章で論じた、忖度によって厳密化される権威そのものなのです。この前縁の向こう側に形成される神を、ここでは「前縁の神」と呼ぶことにします。原始的な神はつねに、前縁の神なのです。

慈愛なき神は我々に能動性を強いる

前縁の神は徹底して私たちの埒外の神で、基本的に呪詛の神、荒ぶる神として規定されます。その理由は第一にこちら側の不条理を司る神であり、第二に人間（こちら側）と無関係だからです。人間はひたすら神の怒りに触れないようにオロオロするしかない。第一の理由も第二の理由も、ともに知覚不可能な向こう側に存在することで成立していることがわかります。

前縁の神は第一の理由ゆえに、怒らせたらおしまいです。しかし、どうしたら怒りに触れないようにできるか、第二の理由ゆえに確信が持てない。生贄を捧げても、祈っても、何も届かないかもしれない。何をしても確信が持てない神、それこそが前縁の神なのです。確信が持てないから忖度が際限なく続き、戒律や規則はますます厳しくなる。

沈んだ太陽は翌日になればまた昇るにもかかわらず、神に生贄を捧げないと昇らないという信仰が生まれ、日照りが続けば神の呪い、火山が噴火すれば神の怒りということになる。前縁の神は、こちら側の世界の理不尽さの根拠と結びつくと同時に、決してコントロールできないからこそ畏怖の対象となるのです。

だから前縁の神には慈愛がありません。人間から見て、こちら側を見守ってくれるであろう安心感や安らぎが、決して見出せないのです。第一の理由ゆえに人間に何をするかわからず、第二の理由ゆえに人間に無関心としか思えない。だからこそ私たちは、オロオロしながらも、前縁の神のご機嫌をなんとか損ねないように、能動的に動き続けるのです。能動性は、前縁の神に対してこそ生じる。「ただ見守られている」という受動性はここにはありません。

向こう側として感じられる死は、この意味で前縁の神です。死は、生の不条理の原因を司るものではありませんが、生の不条理そのものを体現しています。生の向こう側は一切知覚できず、想像できないものである限り、向こう側に生きることの根拠を求めることはできません。たとえば、「向こう側に生かされている」という感覚を持てない。この限りで、生は向こう側と無関係に、それ自体で完結する「生きていこうとする意思そのもの」と想定されることになります。

生きていこうとする意思と真っ向から対立し、これを終わらせるものが死です。この意味で死は、前縁の神を規定する第一の理由同様、私たちの能動的意思を終わらせる不条理なものであり、第二の理由同様、人間を気にすることなく、人間と無関係にやってくる。だから死は前縁の神の形をとり、恐怖の対象であり、畏怖すべきものとなります。

7-4

「境界の神」としての死

境界――「こと」を「もの」にする仕掛け

前縁の神は荒ぶる神でした。ここになんとか、安心感や安堵感を持ち込むことはできないでしょうか。安らぎを求めることはできないでしょうか。原始的な宗教であっても、慈愛や、守護の感覚を持てる神は構想できないでしょうか。もしそれが可能なら、死においても恐怖や畏怖とは違う感覚がもたらされると考えられます。

私は、境界の導入が一つの方法だと思います。前節で述べたように、私たちの世界の限界は前縁であり、境界ではありません。その前縁を境界だとみなすことは端的に誤りだと思います。しかし前縁を境界に置き換えるなら、前縁の「知覚できない向こう側」は、境界の「知覚できる向こう側」に置き換えられます。これによって向こう側は実体化され、これをメタファーとして利用することはできます。それは、前縁の向こう側を理解する助けになるでしょう。

それでもいきなり、決して知覚できない向こう側が、目に見える柵の向こうになるということは考えにくい。ところが私たちは、神や死などといった抽象的な問題以外でも、行為や関係といった目に見えないものを、目に見えるものに置き換えて理解することが多々あります。「こと」がいつの間にか「もの」化され、理解される。

テニスをプレイすることが好きなことを、「テニスが好き」と言ってしまいます。テニスを実現する行動や、状況の一切、つまりテニスの文脈を「テニス」に封緘《ふうかん》してしまうようです。物々交換という価値の関係、交換の文脈の一切を封緘したものが貨幣です。このように、それが使われる文脈や状況、それが言及する目に見えない「こと」を、「もの」にして目に見える形にすることが、私たちの世界では自然にあるわけです。

これはマルクスや廣松渉、見田宗介などに「物象化」と呼ばれましたが、特に廣松や見田によって、本書で使っている意味にまで、より一般化されたと言っていいでしょう。物象化によって、知覚できない向こう側が、目に見える向こうになるのです。

姿の見える「境界の神」に守られる

動物にも物にも神を見出すアニミズムの信仰、八百万《やおよろず》の神といった神の感覚は、境界によって得られる神と言っていいでしょう。ここではこれを「境界の神」と呼ぶことにします。

境界の神における向こう側は、神社の結界の向こう側のように、見える境界の向こう側です。だから、たとえば人里は「こちら側」、樹木の手入れや炭焼きですら人の入らない山の深部は「向こう側」というように、こちらと向こうは境界づけられるわけです。この「境界」には、物象化が効いていると言っていいでしょう

向こう側が見える場所になるのは、その場所に、前縁の向こう側の意味での向こう側を、引き込

むことができるからです。もともと神聖とされる場所、そこにある神聖な自然物などに神が降り立つとされ、信仰が始まったのです。山にある巨石は、神の降臨する依代《よりしろ》（神霊が取り憑くとされる物や場所）とされ、磐座《いわくら》と呼ばれました。依代とみなされた当初、磐座はまだ向こう側とこちら側の接点にすぎません（図79）。

さらに磐座のような神聖な場所——別に山には限りませんが——に社が建てられると、神はそこにつねにいるという信仰へ変わっていきます。向こう側との接点だったその地は、こうして向こう側そのものへと変質するのです。磐座の向こう側が、磐座を含むこちら側の一部として物象化される。そこは神域として、入ってはいけない場所となり、前縁の向こう側がその場所に拓かれるわけです。神社の裏に位置する森は、入ってはいけない聖域として守られ、前縁の向こう側が物象化され、境界の向こう側として目の前に現れることになります。このように、境界の向こう側に存在すると考えられる神こそが、「境界の神」なのです。

図79

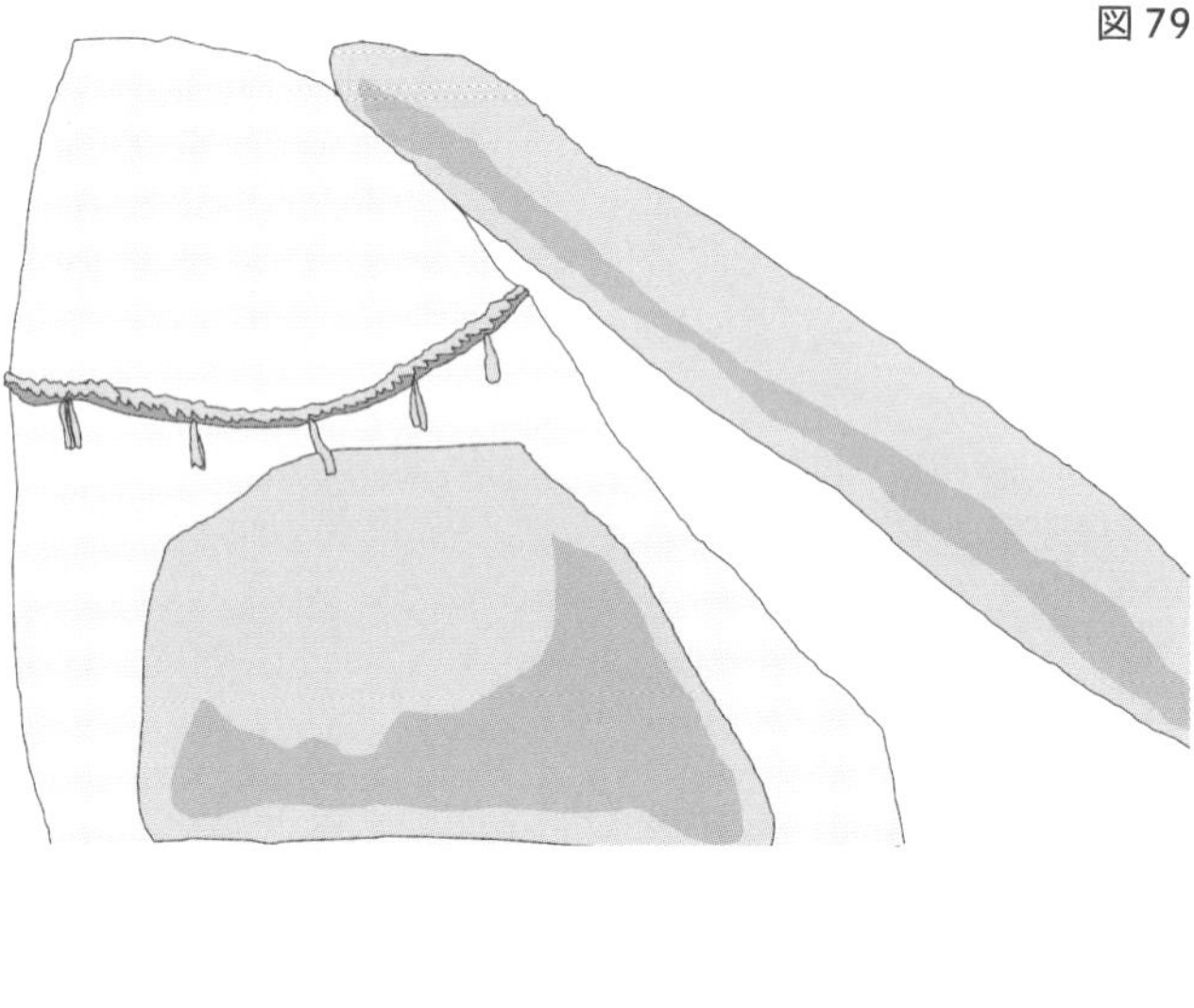

境界の神は、存在を確信されています。依代自体が御神体化することもあるのですから、神はそこにいるのです。境界の神は、この世界の一部にいて、世界全体とつながり、私たちを包み込んでいる。人の入れない山や森によって「前縁の向こう側」を物象化しているのですから、水平線や地平線のように、この世界を包み込むものが森にあると考えられます。だから、そこには母性的な安堵感があり、見守られている感覚があるのです。

境界の神は、もともと湧き水の出る山や森、あるいは作物を育ててくれる水平線の向こう側からやってくる太陽などと結びついていたでしょう。だから私たちの生活を基礎づけ、守ってくれるという意味があった。しかし太陽は日照りをもたらすこともあり、水にも洪水や長雨の災害があります。それが、降り立つ場所が物象化され、居場所が特定されると境界の神となり、私たちを安心させるのだと思います。

これを裏付けるように、日本の山岳信仰における「山」は、一般の人間にとって想像もできない向こう側であり、呪詛の神でした。それはまさに前縁の神だった。これに対して、人里に近い里山や人の入れる低山は、多くの場合「森」と言われて山と区別され、そこにいる神は人間を守ってくれるものとみなされました。沖縄の共同体ごとにある森や御嶽《うたき》はそのよう神の典型で、共同体の守護神であり、日本の神社の原型と言われています。それはまさに境界の神です。すなわち前縁の向こう側がこちら側へと前景化し、見えるようになるとき、それは境界の神となり、人々を見守る存在となる。そう考えられます。

前縁の神としての死、境界の神としての死

境界の神としての死というものを考えてみましょう。祖先の霊は、人里はずれという意味で境界の向こう側にいる神となっています。それはたしかに「他人の死」が境界の神となったことを意味します。死んだ者は、この世界の向こう側（前縁の向こう側）に行きますが、遺骸が埋められた場所が前縁の向こう側に位置づけられる死を物象化し、死それ自体の場所となる。物象化された死は、死んだ「こと」をいわば霊として物象化し、墓を霊の居場所にするのです。死という向こう側が「そこ」という境界の向こうになることで、恐怖や畏怖の対象どころか、逆に、私たちを見守る祖先の霊となる。

かくして境界の神としての死は、向こう側へいくことの物象化によって、不確定でオロオロすべき恐ろしいものではなくなります。境界の神としての死に回帰しさえすれば、死を恐れることなど決してない。もし他人の死が自分を含む死と理解可能なら、そうなるに違いない。

しかし、そう簡単にことは運ばないでしょう。

この世界の向こう側の、圧倒的な知覚不可能性こそが、こちら側の不条理と結びつき、畏怖の対象である死、前縁の神としての死を作り出したのです。たしかにそれが境界の神として、恐れ得ぬものになってくれればありがたいですが、それは物象化に基礎づけられるものです。他人の死のように、経験できるものは具体的ですから物象化できる。ところが「わたしの死」は決して経験できないですから、物象化のみを通した理解は絶望的です。つまり原理的に前縁の神でしかない「わた

しの死」は境界の神に置き換えることで理解されることはないのです。

けれども、前縁の神としての死、境界の神としての死、という議論は決して無駄ではありません。一見、両者のいずれかを選ぶしかなく二者択一のように思えますが、両者の関係を宙吊りにし、両者の間において、両者の向こう側である徹底した外部を知る術が構想されるのです。その徹底した外部を受け入れることこそ、「わたしの死」を含む死の核心となります。

7-5 間を開くもの＝ワイルドマン

第三の存在、ワイルドマン

「前縁の神」と「境界の神」とを使って、徹底した外部にあるものを待つ。この構えを理解するために、ヨーロッパの仮面装束である「ワイルドマン」を手掛かりに考えてみます。唐突に思えるかもしれませんが、一見すると二者択一に見えるものの間にあって、両者の関係を宙吊りにする典型的な例が、ワイルドマンには認められるからです。

ワイルドマンは、野生の世界の動物の雄と人間の女との間に生まれたもの、と言い伝えられています。ヨーロッパのさまざまな土地――森と人里の接する場所――で、春の祭などにワイルドマンの装束をした人が踊り、練り歩きます。それは土地によってさまざまな意匠をとりますが、基本的に人間的なものと動物の、両者の片鱗を併せ持ちます。
熊や山羊に似た頭部を持ちながら、人間のような衣装を身にまとうもの。動物的でありながら、装束の代わりにカウベルのような人工物を背中じゅうにまとうもの。苔《こけ》や藁《わら》で全身を覆いその獣性を隠すもの、とさまざまです。その中には、人間のようでありながら獣性を持つもの、逆に獣でありながら人間的なもの、といった錯綜があります（**図80中央**）。

ワイルドマンは、自らがより獣的なのか、より人間的なのかを隠すようにしているらしい。そこに本質的な不安定さが内に秘められ、動的な激しさがあります。また、ワイルドマンは獣にも人間にもない圧倒的な力を持つと言われ、古代の王族などは自らをワイルドマンの継承者と主張していたそうです。

ワイルドマンは表面的には、人間の世界とその向こう側の橋渡しをする者のように思われます。しかしそれは、「自分にとって都合のいい世界を拡張する」人工知能のセンサーのイメージにすぎないでしょう（**図80左**）。ワイ

図80

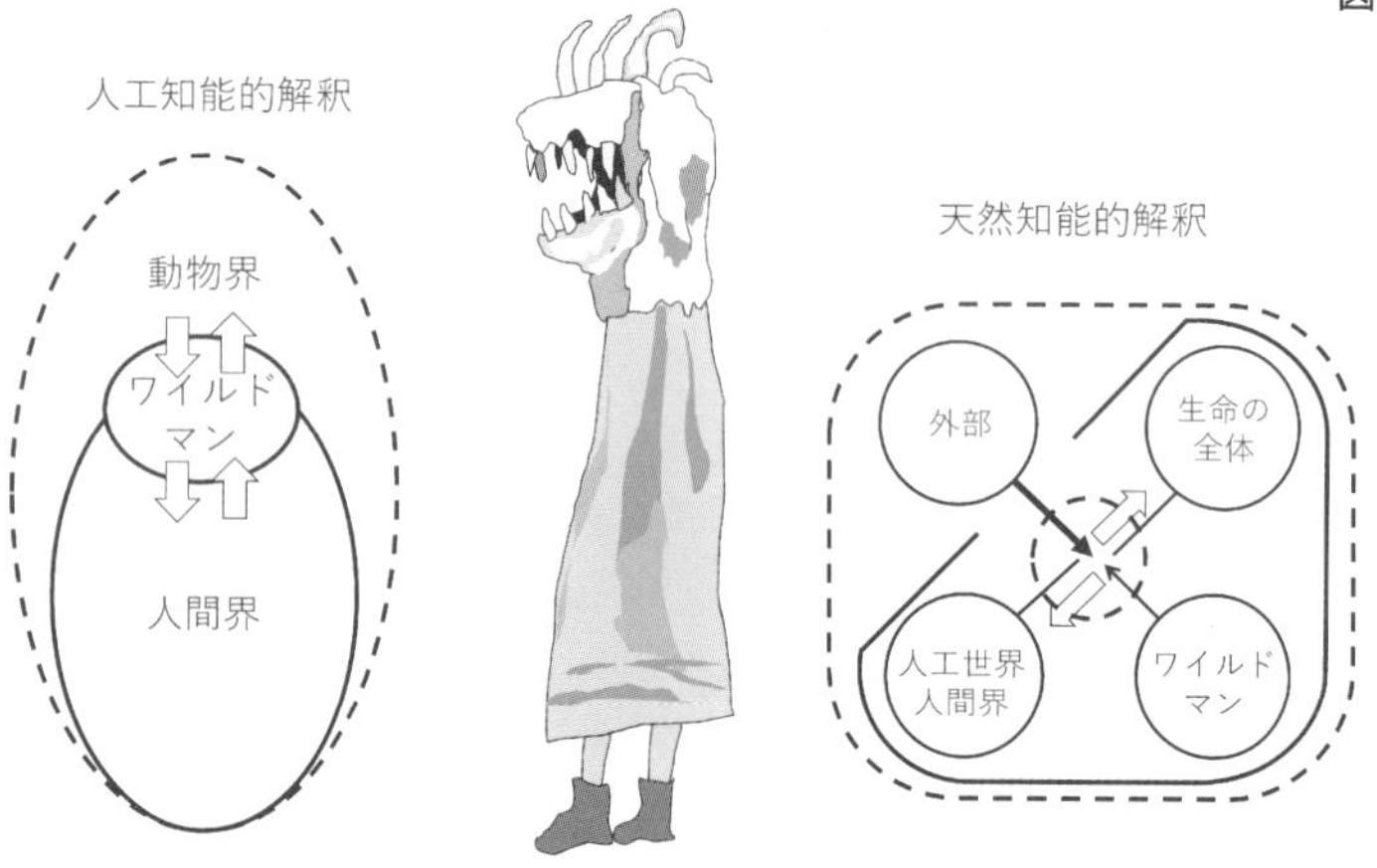

ルドマンは、人間のために、何か特別なものを運んでくることはしないのです。

人間はワイルドマンを、知覚できない向こう側への媒介として使っていたのでしょうか。もしそうであれば、不確定な向こう側とのやりとりのためワイルドマン自身が変化し続け、媒介として透明化するか、疲弊するか、殺されて別のものに変わっていくか——いずれにせよワイルドマンは変化を伴うものになるでしょう。ところがワイルドマンはそれ自体として強烈に己を主張し、変容しません。

つまり、**ワイルドマンは媒介する者ではない**。動物の世界と人間の世界の間にあって、両者の力をそれぞれの世界においてよりも強力に継承した「第三の存在」であり、動物とも人間の世界とも違う、より大きな世界の圧倒的力を受け取る者なのだと考えられるのです。

「かつ」と「または」が併存する世界

ワイルドマンが間に立つ二つの世界は、「人間界」と「動物界」ではない気がします。なぜならワイルドマンが担う人間性とは、服であり、カウベルであり、杖や箒《ほうき》であって、つまり人工的な道具や技術なのです。生き物としての人間はそこに含まれていない。だとすると、ワイルドマンが間に立つ二つの世界とは、「人工世界としての人間界」と、「生き物としての人間さえ含む生命の野生性」、つまり生命の全体なのだと思われます。ワイルドマンは、むしろその二つの世界の間を象徴的に開き、人間世界や生命の全体のさらに外側にある力を呼び込む存在なのです（図80右）。

このワイルドマンの存在様式は、私が昔から気にしていた「かつ」と「または」の間を開くものだと気づきました。

「かつ」はつねに世界の部分を切り取り、限定します。「AかつB」は、Aであること、Bであることの両者が成立する部分を限定します。他方、「または」は限定を解き、広がり、世界の全体を志向します。「AまたはB」はAであることとBであることの一つが成り立ちさえすればよいのです。だから、「かつ」と「または」は指し示すものが真逆とさえ言っていい。限定世界としての人工世界は「かつ」による限定として一般化され、生命の全体は「または」による限定を解くこととして一般化されるわけです。

　ところが私たちは、「かつ」と「または」の区別を知りながら、両者を混同し、「かつ」と「または」の間に立とうとします。「高田馬場のラーメン屋はうまい」という言い方は、高田馬場のすべてのラーメン屋がうまいのか、高田馬場の少なくとも一軒のラーメン屋がうまいのか、判断できません。前者は、ラーメン屋Aがうまい「かつ」ラーメン屋Bがうまい「かつ」……を意味しますから、「かつ」の使用を意味します。後者は、ラーメン屋Aがうまい「または」ラーメン屋Bがうまい「または」……を意味しますから、「または」の使用を意味するのです。しかしこの無意識の「かつ」と「または」の混同を、誤用と言って騒ぎ立てることなどありません。私たちはそもそも、こういった曖昧さの中に生きているのです。

いわゆる「あるあるネタ」といったお笑いは、まさに意識的に「かつ」と「または」の間に立とうとします。成立するはずもないのに、言われてみれば、すべてにおいて成立すると錯覚しそうな言葉が笑いになる。だから「カメラを向けると、ラーメン屋の主人は腕を組む」に笑ってしまう。

つまり「あるあるネタ」という、明確にその意味を規定できないことで成立する文脈が、「かつ」と「または」の間を開き、そこに外部から笑いを呼び込むのです。

すなわち間を開くとは、私たちが使う「かつ」と「または」の混合物が、論理的な「かつ」でも「または」でもないことをあらためて確認し、その使用の場所がどこにもないことを確認することなのです。

「かつ」の果てに限定される人工世界としての人間界、「または」の果てに見出される生命の全体、まさにその間にあって、明確にそのどちらでもなく、それ以上であるワイルドマンは、「かつ」と「または」の間を開くことで、私たちに生命の理解を拓く存在なのです(図80右)。

人間界の向こう側、生命の全体の向こう側をそれぞれ考えると、境界の神、前縁の神に対応することがわかります。つまり境界の神と前縁の神の間で、ワイルドマンに対応するものを構想できれば、私たちは、前縁の向こう側としてさえ概念化できない、徹底した向こう側にあるものを受け取ることができる。そうではないでしょうか。

7-6

対話におけるワイルドマン＝カブトムシ

答えであり質問である言葉

「かつ」と「または」の間は、対話においてより普遍的に現れます。しかし、通常多くの人が考える対話の描像は、図80左のようなものではないでしょうか。人間界を「わたし」に置き換え、動物界を他者である「あなた」や、話し相手である「あなた」に置き換えます。ワイルドマンを「言葉」に置き換えれば、言葉を媒介としながら「わたし」と「あなた」の関係は少しずつ変質し、理解の成立した関係へと到達する。こういう像が描かれるでしょう。

すなわち対話は、「わたし」と「あなた」の間の変質する循環であり、少しずつ意味を変え、意味の空間の中で位置と形を変えて循環する。それは螺旋《らせん》を描くことになるでしょう。

しかしこのような描像は、端的に誤っていると思います。

むしろ「対話」において、相手がいかなる者であるかは、図80左のようにすら、対話のスキームに入ってこない。どのような介入の仕方をするかまるでわからないと思ったほうがいい。入れるわけがないのです。相手をどう位置づけるかさえ原理的にはわからないのです。それこそが他者としての「あなた」との対話なのですから。

対話において、「わたし」ができることと言えば、図80右のように、**「やってくる」を受け入れることに徹することだけです**。それはこういうことでしょうか。

言葉を発する意図において、言葉の意味は限定されます。それは「かつ」（人間界に対応）を使うことです。言葉を発し、発話が実現されてしまうと、言葉の意味の限定を解き、何とでも解釈されるように、いわば意味を捨てることになります。それは「または」（生命の全体に対応）を使うことです。質問と答えという文脈で考えるなら、問いとは意味を開く点で「または」であり、答えは意味を限定する点で「かつ」と考えられます。

ところが「やってくる」を受け入れる者は、意味の限定（「かつ」）と限定の解放（「または」）を交互に行うのではありません。それは人工知能的やりとりにすぎない。そうではなく、両者の〝混同〟を実現することで、対話の中に「ワイルドマン」を登場させるのです。

対話におけるワイルドマンとは、相手の言葉を引き取り、「何かを限定して答えになるのと同時に、質問として開かれている言葉」なのです。

カブトムシが何かを開いた

私はあまり対話や人とのコミュニケーションがうまくありません。しかし一度だけ、対話の中に「ワイルドマン」が現れたことがありました。

それは東洋英和女学院大学の西洋子教授、早稲田大学の三輪敬之名誉教授が主催する、障害のある中高生と身体表現（ダンス）をする定例会でのことです。

当時、参加したばかりの私は、何をしたものか困って、体育館の端でゴロゴロしていました。人見知りが強く他人とのコミュニケーションが苦手なTさんも、やはり体育館の端にうずくまっていました。手には、自分の好きなものの写真――パトカーや水上バイク、支援学級の先生、デコトラなど――がラミネート加工され、カードリングでまとめられたものを持っています。お母さんの手作りでした。

Tさんは写真カードを一枚ずつめくっては、「これなんだ」「これなんだ」と周囲の人に誰かれとなく聞いていました。大人が「パトカー」とか「ダンプカー」とか、写真に写っているものを言うと、無表情にプイと顔を背けてしまいます。

そのうちTさんは私のところにやってきて、デコトラのカードを示します。「これなんだ」、「ダンプカー」。水上バイクを示して「これなんだ」、「ジェットスキー」と

図 81

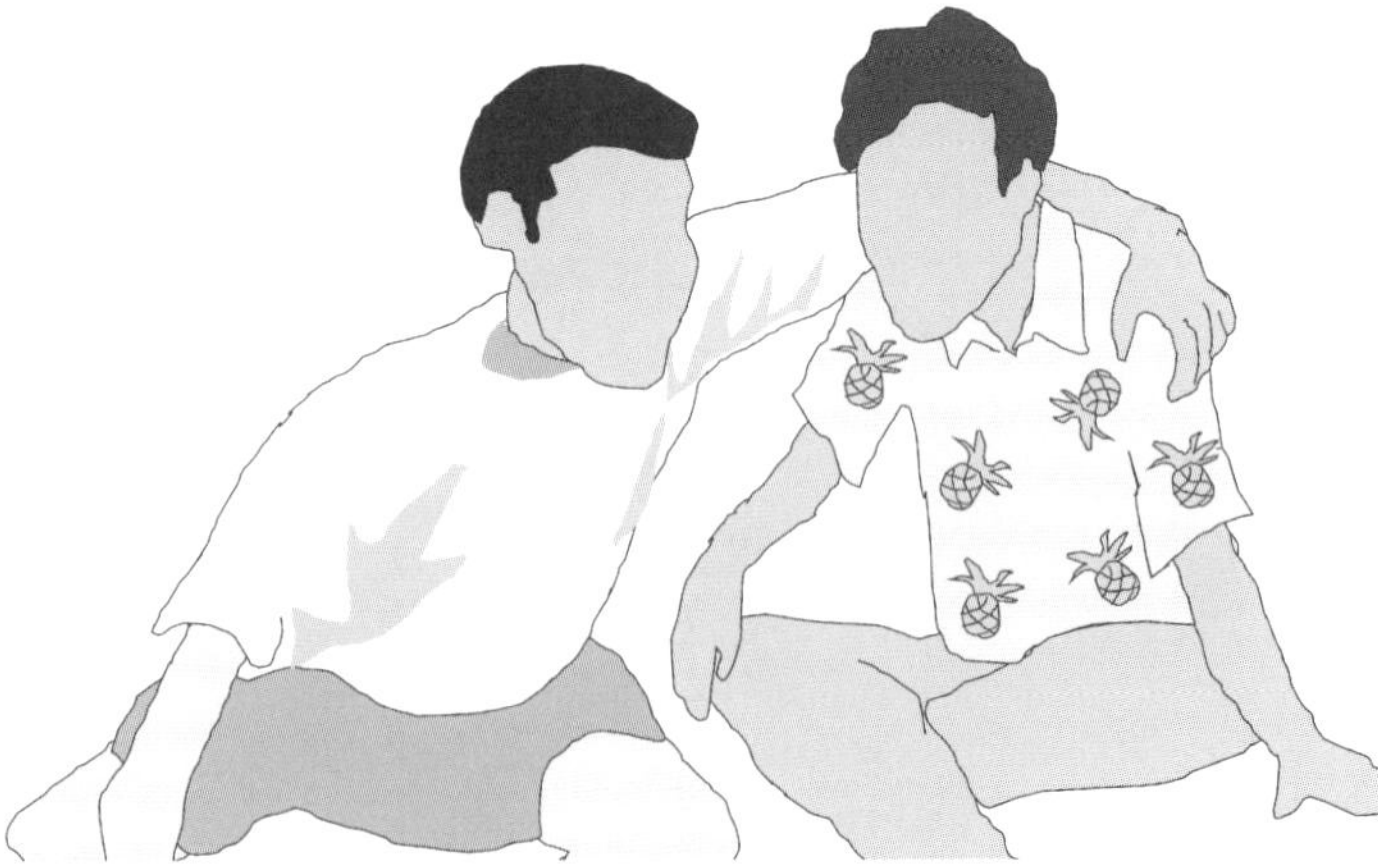

いう具合です。なぜか私への提示は終わりませんでした。

そしてパトカーの写真が示され、「これなんだ」と聞かれたときには、私はちょっと飽きていました。それで何となしに、「カブトムシ」と答えたのです。するとTさんは満面の笑みを浮かべ、なぜか私に抱きついてきました。

「カブトムシ」がいったいどのように作用したのか、今もってわかりません。しかしTさんはそのとき以来、私が身体表現の会に顔を出すと必ず玄関に待ち受け、ずっと一緒にいるようになりました（図81）。今では、私のほうがTさんに会うために、身体表現の会に行っているくらいです。「カブトムシ」こそが、対話に現れたワイルドマンだったのです。

「カブトムシ」と発することによって、私にもTさんにもわからなかった何かがやってきて、何かが理解された。しかも「カブトムシ」は私が意図して、工夫して、考えた言葉でもなかった。それは受け手であるTさんがいたからこそ、有意味な言葉となり、私たちの間に外部から理解がやってきた。

ワイルドマンであるカブトムシは、理解を召喚するずれ＝スキマ＝ギャップを開いたに違いないのです。

7-7

前縁と境界の間、そして同一性とは

カブトムシ的な死はあるか?

前縁の向こう側は知覚できないため、存在を確信できません。その結果、こちら側の不条理と結びつけられてしまいます。だから「前縁の神」としての死は、つねに恐怖や畏怖と結びついてしまう。対して、境界によって示される向こう側は、存在を直接感じることができる向こう側ですから、向こう側にいる神を待つことができる。この意味で「境界の神」としての死は、安心して受動的に待つことができるはずです。しかしその存在は、私たちの実感する前縁の向こう側としての死とは違うもので、物象化を通してのみ得られるものです。その点で、わたしの死を含む死とは異なる、違和感の残るものでした。

前縁の神としての知覚不可能性と、境界の神としての存在可能性とを併せ持つ死。考えるべきはそのような死であり、そのような神です。それは、前縁の神と境界の神の両者を通過儀礼としながらも、そのいずれとも異なるものではないか。そのあり方を探るため、人工的世界と生命全体の間に現れるワイルドマンを経由し、それが、「かつ」と「または」の間に現れていることを見出しました。さらに「かつ」と「または」の間を、言葉の「意味の限定」と「限定を解くこと」の間に置き換え、対話の中に入り、言葉におけるワイルドマン＝「カブトムシ」を見てきたのです。

したがって考えるべきことは、まさに前縁の神としての死と、境界の神としての死の間にあるワイルドマンの構想です。おそらくこれこそが、対話において外部から理解がやってくるように、死がやってくることを受け入れる核心なのです。

原罪意識という方法

言葉におけるワイルドマンすなわち「カブトムシ」は、前縁と境界の間に実装可能でしょうか。そのためにはまず、前縁と境界の混合物を構成することです。それらは原始的な宗教にはないものだと思いますが、ここでは二つ見ておきたいと思います。ただしここでの議論は、宗教的意味を払拭し、その形態だけを問題としています。

第一の方法が原罪意識です。

キリスト教における原罪はアダムの犯した罪とされていますが、よくわからないものです。しかしイエス・キリストはすべての人の罪を一身に受け止め、十字架で磔《はりつけ》になった。ここに、人間はすべて罪を犯していたと宣言されることになります。

おそらく罪が何であるかは本質的問題ではない。仏教なら、生きているだけでさまざまな生き物を殺していると言うでしょう。それを原罪とは言いませんが、無自覚だった者に気づかせるという点において、同じ構えを持っていると思います。

罪びとと言われる以前は、自由に動き回れ、何をしてもいいと思っていた。それがあるとき、突然「罪を犯していたのだ」と言われる。それは朝起きたら突然塀の中に囲い込まれ、出られなくなるような体験です。きのうまで行けた向こう側が今は決して行けず、見ることさえできない。知覚できないことは「現にいま行けない」ことで実現され、存在していることは「かつての経験」で保証されます。こうして前縁の向こう側が、境界の向こう側として体験されることになります。

原罪の感覚は、突然できた塀よりも、より知覚不可能性を強固なものにしています。塀の外側のような現実の空間と異なり、罪の意識は観念の世界で塀を築きます。だから罪の塀の向こう側が、本当に行けたのかどうかもわからない。しかし気づくまでは何も障害を感じなかったわけなので、どこでも行けたはずという感覚だけはある。そのどこに壁が現れたのか、壁が現れたあとになっては決してわからない。今となっては壁の向こうとなった場所は、かつて存在を知っている場所だった。

原罪意識によってつくられる壁は、等質的な「こちら」と「あちら」の間にある境界とは異なります。それは、現にある「こちら」と、行けたはずだったが確信の持てない「あちら」の間にある境界といっていいでしょう。この意味で原罪意識によってつくられる壁は、《もはや知覚できないが、かつて知覚できただろうことによって、存在を感じられる向こう側》を想起させる境界なのです。つまりそれは、前縁の向こう側と境界の向こう側の混合物として、「カブトムシ」に対応するものなのです。

輪廻転生という方法

第二の方法として、仏教で認められる輪廻転生を挙げておきます。人間としての生を全うしては、別な生を受けて生まれ変わる。次は猫になるかもしれない。この永遠の繰り返しから抜け出す解脱《げだつ》が仏教の目的とされますが、輪廻転生は、まずは前縁を、境界を通して理解する装置として機能するのだと思います。

もちろん仏教において輪廻転生は、未知の向こう側を理解する装置ではなく、本当に起こっていると位置づけられます。「わたし」である真の存在は、肉体を得て、この世界のさまざまな幻影に惑わされるとまた別の生を受けて、幻影に惑わされる苦行を繰り返す。ここから抜け出し、涅槃《ねはん》という最高の境地に至ることこそが仏教徒の目的なのです。

しかし本書では、涅槃や、輪廻と解脱の関係などについては考えません。それは死後を実体化・理念化することだと思われるからです。前縁の向こう側について考え、理解することと、向こう側を実体化・理念化し、説明体系の中に組み込むことは別の事柄です。本書で考えたいのは「わからないにもかかわらず感じること」だけで、それ以上に、感じることに何らかの理論化を行おうとは思いません。

向こう側を感じるための、この世界で実装可能な装置の構成法を考える。その意味では、死や向こう側を意識しながら、この世界のみを考える仏陀の態度である無記《むき》に同じなのかもしれません。

境界を通して理解される前縁の向こう側

さて境界の経験は、向こう側に行って戻ってくる体験で実現されます。たしかに、死に関してそんなことはできません。それでも輪廻を受け入れる限り、かつて人間だったかもしれない者が向こう側へ行って、戻って、今は猫として目の前の紙の上に座っていると解釈できる（図82）。それは、知覚できないけれども存在するであろう「輪廻を駆動する向こう側」を想定しないと成立しません。すなわち、知覚できない向こう側の存在を、輪廻を通して実感できるというわけです。

輪廻を想定する限り、あの世とこの世の境界が理解されますが、「わたし」に知覚できるのはこの世だけです。その意味で輪廻から構想される境界は、「わたし」にとって、知覚できない向こう側へ行って戻ってくる境界と理解されることになる。それは原罪意識がもたらした壁のように、やはり前縁の向こう側と境界の向こう側の混同を担う「カブトムシ」に相当するのです。

境界によって、向こう側の存在を確信できる。もちろんそれは実体として向こう側を知っているわけではありません。向こう側には罪のない無垢で残酷な世界が広がっているのか、何に生まれ変わるのかを決める法廷が

図82

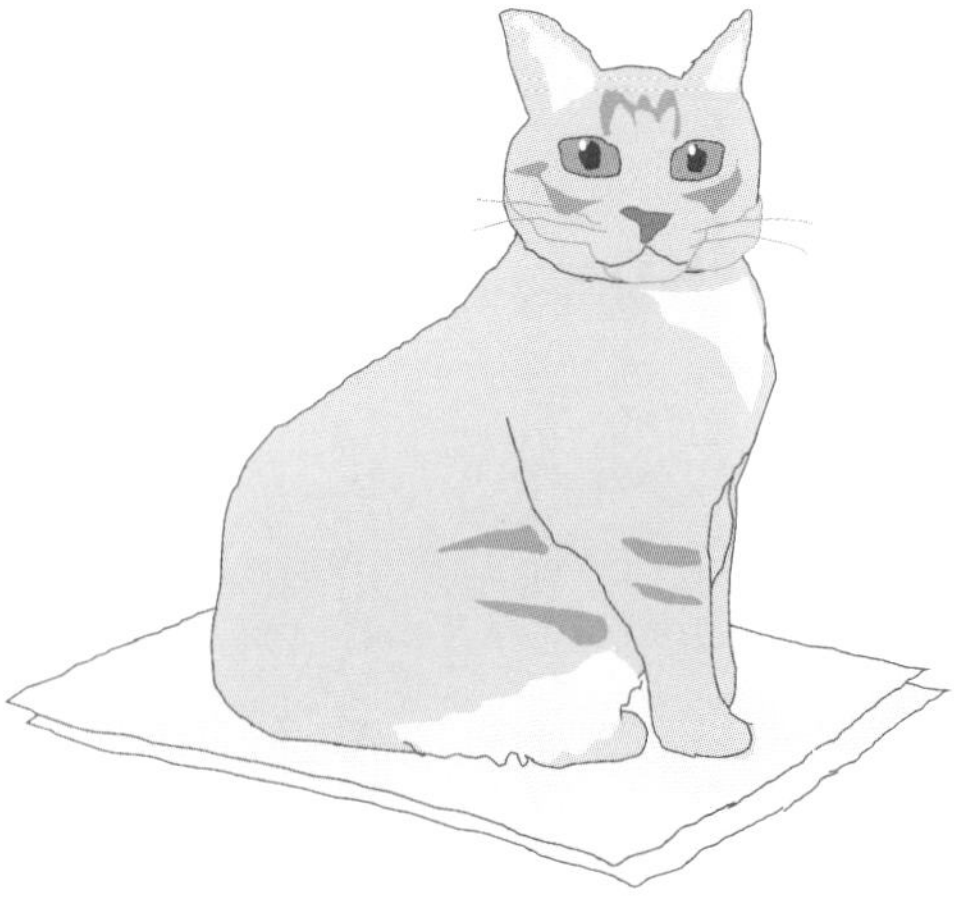

待ち構えているのか、それは相変わらず未知のままです。

そういった実体化についてはここでは考えません。向こう側は決してわからない。にもかかわらず、**決して知覚できない向こう側の存在が、確信できるようになるのです**。この点が、端的な前縁の向こう側と決定的に違う、「境界を通して理解される前縁の向こう側」なのです。

いわば、知覚できない向こう側は、決して接近できないにもかかわらず、接近不可能性自体に関して理解可能となる道具立てです。接近不可能性が記号になることで、存在を確信する例はいろいろあるでしょう。

たとえば数字の「0」。数えることだけを問題にしているとき、1や2や9についてその意味を確信することはあっても、「数えない」ということは、数えることの向こう側にあって、知覚不可能です。そのときには知覚できないだけではなく、数えないということに意味を与えられなかった。ところが数えないことが明示され、0という記号を与えられると、相変わらずそれは1や2と違って、実体を示すことはできませんが（物がないのですから）、その存在を確信できるわけです。知覚不可能だが、存在を確信できることの例があることは、こうしておわかりいただけるでしょう。

かくして、「境界を通して理解される前縁の向こう側」としてワイルドマン＝「カブトムシ」が構成されました。それは存在を確信できることで、私たちを加護してくれている、という感覚をもたらしそうです。

いや具体的に、何か災厄から守ってくれるとか、そういう意味ではありません。前縁の神がこちら側の理不尽を引き受けたときと、状況は変わっていない。相変わらず理不尽な災害や不条理な病苦がやってくる。しかし同じ状況でも、存在が確信される神（もしくは向こう側）にあっては、「何か考えがあるのだろう」と思うことができてしまうわけです。そこにはつねに慈愛、すなわち守られているという安心感を抱くことが可能となる。したがって、同様に境界を通して理解される前縁の向こう側としての死は、不安や恐怖を与えないものとして理解される気がします。

他でもあり得たにもかかわらず、それしかない

ところが、そうではないのです。

「カブトムシ」が単なる裂け目の契機であり、Tさんに抱きつかれて初めて外部から理解がやってきたように、死がやってくるという感覚は、「境界を通して理解される前縁の向こう側」それ自体ではない。

対話における「カブトムシ」を思い出してください。それは意味の限定と意味の解放の間を開くものでしたが、Tさんに言われたのは、「これなんだ」であり、質問です。つまりそれは問いであるという意味で、パトカーの写真の意味を解放する「または」だった。通常これに対して「パトカー」と答えることは意味を限定する「かつ」だったのです。ここで私が言った「カブトムシ」は、答えでありながら同時に意図の読めない問いでした。それは「かつ」と「または」の混同を担っているがため、厳密な意味での「かつ」と「または」の間に入り込み、両者の間に亀裂を入れたのです。「カブトムシ」が可能的に「かつ」と「または」の間を開くことに気づかされ、「カブトムシ」が他でもあり得たことに気づくことが重要なのです。

ただし、他でもあり得たことを雷鳴のように一撃で教えてくれる言葉は、その場において、Tさんにおいて、「カブトムシ」しかなかったのです。他でもあり得たにもかかわらず、それしかない。これはちょっとわかりにくいので説明します。

視覚と聴覚を失っていたヘレン・ケラーは、なかなか言葉の存在を理解できませんでした。それがある日、サリバン先生に井戸に連れていかれ、冷たい水を手にかけられながら、手に指で「ウォーター」と書かれた。そのとき、事物には名前があるということを知るのです。

事物と名前の関係は、もちろん「ウォーター」に限定されるものではない。しかしこの一般性を知らしめるものは、おそらくヘレン・ケラーにおいて、手にかけられる井戸水でなければならなかった。つまり水と名前の関係が、他でもありうる一般性を知らしめるものは、他ではあり得ない水でしかなかったのです。

その意味で「カブトムシ」の真の意味は、むしろ「カブトムシ」でありながら、同時に「カブトムシの逸脱」だったのです（図83左）。

これは実は、セイックラとアーンキルの唱える「開かれた対話」いわゆるオープンダイアローグや、浦河べてるの家の向谷地生良氏の対話術の本質かと思います。

他でもあり得たことへの気づきによって、「カブトムシ」は「かつ」と「または」の関係を、常識的な問いと答えの関係から、たとえば禅問答のような特異な関係に置き換えたのでは、ない。関係自体が固定できず、関係を指定する文脈がたえず逸脱し、本質的に動的であることに気づかされるのです。こうして「かつ」と「または」の間に、徹底した空白が開き、外部からやってくる理解を待ち受ける（図83左）。

「境界を通して理解される前縁の向こう側」は安心感を与えてくれますが、それはやはり「0」のような記号化という意味で実体化されています。向こう側は、その実体化された、さらにその向こう側にあるのです。これについても「カブトムシ」と同じです。すなわち、「境界を通して理解される前縁の向こう側」の真の意味するところは、「境界を通して理解される前縁の向こう側」でありながら、同時に、「境界を通して理解される前縁の向こう側の逸脱」であるということなのです（図83右）。

だから、境界と前縁のうまい混合物ができるというのではなく、得られた混合物の他にもあり得ることが発見されます。それによって境界と前縁は二者択一であることを宙吊りにされ、共存し、その間を徹底した空白として開くことになります。

徹底した空《くう》となること。これはなかなか大変なことです。だからこそ、境界と前縁のそれぞれを理解し、その間に立つ装置を理解し、その装置の徹底した動勢（逸

図83

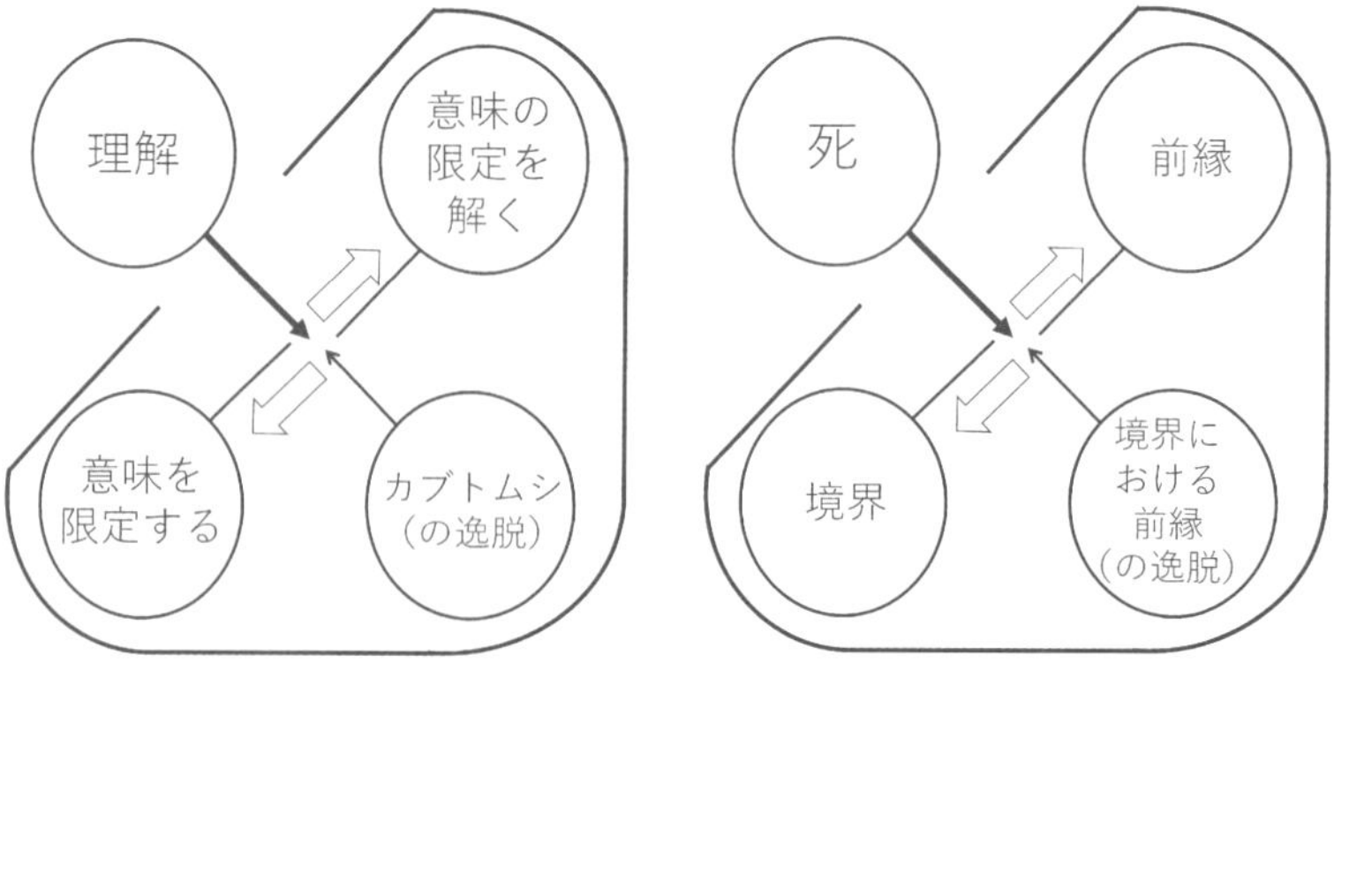

脱）を知ることで、ようやく、徹底した空にたどり着く。

このとき初めて私たちは、外部に対し徹底して受動的になれる。キリスト教徒なら、このとき初めて神の愛を受け取れると思うでしょう。仏教徒なら幻想への執着という能動性が消え、徹底した受動性としての解脱を思うかもしれません。死を受容するとはそういうことなのだと考えられますが、それは外部に対する普遍的態度を示しているといえるでしょう。

かくして本書は、「ムールラー」を召喚し、デジャブを召喚し、「いま・ここ」と「わたし」を召喚し、アートやファンキーを召喚したかと思うと、権威を召喚し、最終的に死の理解への態度を召喚しました。これらはみな、「やってくる」のです。

参考文献その他

すべての章を通した参考文献として
郡司ペギオ幸夫，2019.『天然知能』講談社選書メチエ.
中村恭子，郡司ペギオ幸夫，2018.『TANKURI——創造性を撃つ』水声社.

第１章

吉行淳之介，1988.『暗室』講談社文芸文庫／1974.『焔の中』中公文庫／1966.『砂の上の植物群』新潮文庫／1979.『菓子祭』潮出版／1990.『鞄の中身』講談社文芸文庫／1979.『湿った空乾いた空』新潮文庫. 他にもいわゆる中間小説と言われる長編などおもしろい.
レーモン・ラディゲ，1954.『肉体の悪魔』（訳）新庄嘉章，新潮文庫.
レーモン・ルーセル，1980.『アフリカの印象』（訳）岡谷公二. 白水社. 他にもアントナン・アルトー, 1977.『ヘリオガバルス——または戴冠せるアナーキスト』（訳）多田智満子，白水社など.
「2001年宇宙の旅」，1968年公開のアメリカ映画. スタンリー・キューブリック監督，キア・デュリア主演.
「地獄の黙示録」，1979年公開のアメリカ映画. フランシス・フォード・コッポラ監督，マーティン・シーン，マーロン・ブランド主演.
「ディア・ハンター」，1978年公開のアメリカ映画. マイケル・チミノ監督，ロバート・デ・ニーロ主演.
「タクシードライバー」，1976年公開のアメリカ映画. マーティン・スコセッシ監督，ロバート・デ・ニーロ主演.
「旅芸人の記録」，1975年公開のギリシャ映画，テオ・アンゲロプロス監督，エヴァ・コタマニドゥ主演.
「時計仕掛けのオレンジ」，1971年公開のアメリカ映画. スタンリー・キューブリック監督，マルコム・マクダウェル主演.
アントニイ・バージェス, 1962=1980『時計じかけのオレンジ』（訳）乾信一郎, 早川書房.
「熊座の淡き星影」，1965年公開のイタリア映画. ルキノ・ヴィスコンティ監督，クラウディア・カルディナーレ主演.

「ストレンジャー・ザン・パラダイス」，1984年公開のアメリカ映画．ジム・ジャームッシュ監督，ジョン・ルーリー主演．

いましろたかし，2002，『初期のいましろたかし――ハーツ＆マインズ＋ザ☆ライトスタッフ＋その他』小学館．

「生きる」，1952年公開の日本映画．黒澤明監督，志村喬主演．

第2章

リチャード・E・サイトウィック，デイヴィッド・M・イーグルマン，2010，『脳の中の万華鏡――「共感覚」のめくるめく世界』（訳）山下篤子，河出書房新社．
Darby, R.R., Laganiere, S., Pascual-Leone, A., Prasad, S., Fox, M.D. (2017). 'Finding the Imposter: Brain Connectivity of Lesions Causing Delusional Misidentifications'. *Brain* 140, 497-507.
松本卓也，2018．「自閉症スペクトラムと〈この〉性」『発達障害の精神病理 I』（鈴木國文，内海健，清水光恵編），pp. 43-67，星和書店．
兼本浩祐，2018．『なぜ私は一続きの私であるのか――ベルクソン・ドゥルーズ・精神病理』講談社選書メチエ．
Maynard-Smith, J., 1982. *Evolution and the Theory of Games*. Cambridge University Press.
Gunji, Y. P., Nakamura, K., Minoura, M., Adamatzky, A., 2020. 'Three Types of Logical Structure Resulting from the Trilemma of Free Will, Determinism and Locality'. *BioSystems*. DOI: 10.1016/j.biosystems.2020.104151.
Gunji, Y. P. and Nakamura, K., 2020. 'Dancing Chief in the Brain or Consciousness as Entanglement'. *Foundations of Science* 25, 151-184.
Gunji, Y. P. and Haruna, T., 2020. 'Concept Formation and Quantum-like Probability in Non-locality in Cognition'. *Entropy*（査読・修正中）．
ジョルジョ・アガンベン，2005．『バートルビー――偶然性について』（訳）高桑和巳，月曜社．
カンタン・メイヤスー，2016．『有限性の後で――偶然性の必然性についての試論』（訳）千葉雅也，大橋完太郎，星野太，人文書院．
グレアム・ハーマン，2017．『四方対象――オブジェクト指向存在論入門』（訳）岡嶋隆佑，山下智弘，鈴木優花，石井雅巳，人文書院．

第3章

Brown, A. S., 2004. *The Déjà Vu Experience: Essays in Cognitive Psychology*. Psychology Press.

Brown, A. S., 2003. 'A Review of the Déjà Vu Experience'. *Psychological Bulletin* 129(3), 394-413.

郡司ペギオ幸夫, 2008.『時間の正体――デジャブ・因果論・量子論』講談社選書メチエ.

井上陽水,「夢の中へ」, 1973年リリース.

井上陽水,「少年時代」, 1990年リリース.

Gunji, Y. P., Minoura, M., Kojima, K., Horry, Y. 2017., 'Free Will in Bayesian and Inverse Bayesian Inference-driven Endo-consciousness'. *Progress in Biophysics and Molecular Biology* 131, 312-324.

イソップ, 1999.『イソップ寓話集』(訳) 中務哲郎, 岩波文庫.

マイケル・ダメット, 1968.『真理という謎』(訳) 藤田晋吾, 勁草書房.

第4章

ロナルド・D・レイン, 1971.『引き裂かれた自己――分裂病と分裂病質の実存的研究』(訳) 阪本健二, 志貴春彦, 笠原嘉, みすず書房.

ヴォルフガング・ブランケンブルク, 1978.『自明性の喪失――分裂病の現象学』(訳) 木村敏, 岡本進, 島弘嗣, みすず書房.

ガエタノ・カニッツァ, 1985.『カニッツァ視覚の文法――ゲシュタルト知覚論』(訳) 野口薫, サイエンス社.

第5章

マイケル・ジャクソン,「スリラー」1982年/「バッド」1987年リリース.

プリンス,「ウェン・ダブズ・クライ (ビートに抱かれて)」1984年/「KISS (キッス)」1986年/「1999」1982年リリース.

ジェームス・ブラウン,「アイ・ガット・ユー(アイ・フィール・グッド)」1965年リリース.

ボーイズ・タウン・ギャング, フランキー・ヴァリの「君の瞳に恋してる」を1982年カバー.

ノーランズ,「恋のハッピー・デート」1980年リリース.

アース・ウィンド・アンド・ファイアー,「セプテンバー」1978年/「ファンタジー」

1977年／「レッツ・グルーヴ」1981年リリース．

デヴィッド・ボウイ，「ロウ」は1977年のアルバムでブライアン・イーノとの合作．

長岡秀星，1977．アース・ウィンド・アンド・ファイアーのアルバム「太陽神」のジャケット・デザイン．

ボニーM,「怪僧ラスプーチン」1976年／「サニー」1976年／「マー・ベイカー」1977年リリース．

ブルーノ・マーズとマーク・ロンソン，「アップタウン・ファンク」2014年リリース．

ジョルジョ・アガンベン，2005．『バートルビー——偶然性について』（訳）高桑和巳，月曜社．

「白雪姫」，1937年公開，ウォルト・ディズニー・アニメーション・スタジオ制作．

山内志朗，2001．『天使の記号学』岩波書店．

ヤン・シュバンクマイエル，「ジャバウォッキー」1971年／「アリス」1988年公開の長編アニメーション．

クエイ兄弟（スティーブン・クエイ，ティモシー・クエイ），「ストリート・オブ・クロコダイル」1986年／「ギルガメッシュ／小さなほうき」1985年公開．

ブルーノ・シュルツ，2005．『シュルツ全小説』，平凡社ライブラリー．

Allen, M., Friston, K.J., 2018. 'From Cognitivism to Autopoiesis: Towards a Computational Framework for the Embodied Mind'. *Synthese* 195, 2459-2482.

水沼啓和，小松健一郎，川谷承子，望月麻美子（編集）2018．『1968年——激動の時代の芸術』千葉市美術館，北九州市立美術館，静岡県立美術館発行．高松次郎，赤瀬川源平，中西夏之，篠原有司男，秋山祐徳太子についても展示あり．

東京国立近代美術館，韓国国立現代美術館，ナショナル・ギャラリー・シンガポール，黒川典是（編集），2018．『アジアにめざめたら——アートが変わる，世界が変わる1960-1990年代』東京国立近代美術館発行．

秋山祐徳太子，1985．『通俗的芸術論——ポップ・アートのたたかい』土曜美術社．

Duchamp, M. 1957. Creative Act. https://www.brainpickings.org/2012/08/23/the-creative-act-marcel-duchamp-1957/

Nakamura, K. and Gunji, Y. P., 2020. 'Entanglement of Art Coefficient or Creativity'. *Foundations of Science* 25, 247-257.

シャルル・フーリエ，2013．『増補新版　愛の新世界』（訳）福島知巳，作品社．

Nakamura, K., 2019. L' Archibras se relève. *Cahiers Charles Fourier* n° 30: 23-36; 91-94, Les Presses du réel
ハーマン・メルヴィル，2000．『白鯨』上下巻，（訳）千石英世，講談社学芸文庫．

「たかが世界の終わり」，2016年公開のカナダ・フランス映画．グザヴィエ・ドラン監

督.（誰が主演かというより、ヴァンサン・カッセルがよかった）.
モービー，「ナチュラル・ブルース」2000年リリース.

第6章

本章は、郡司ペギオ幸夫，2019.「「オレ、明日からラーメン屋やります」という常連の出現するこの世界」『現代思想』47 (13)，204-214を加筆修正したものです.
久保明教，2015.『ロボットの人類学——二〇世紀日本の機械と人間』世界思想社.
クリフォード・ギアーツ，2002.『解釈人類学と反=反相対主義』（訳）小泉潤二，みすず書房.
三国清三，1986.『皿の上に、僕がいる』柴田書店.
野矢茂樹，2002.『同一性・変化・時間』哲学書房.
Minoura, M., Sonoda, K., Sakiyama, T., Gunji Y. P., 2016. 'Rotating Panoramic View: Interaction Between Visual and Olfactory Cues in Ants'. *Royal Society Open Science* 3. 150426 DOI: 10.1098/rsos.150426.
松尾豊，2015.『人工知能は人間を超えるか——ディープラーニングの先にあるもの』角川EpuB選書.

第7章

Gunji, Y. P., Murakami, H., Niizato, T., Nishiyama, Y., Enomoto, K., Adamatzky, A., Toda, M., Moriyama, T. & Kawai, T., 2020. 'Robust Swarm of Soldier Crabs, Mictyris guinotae, based on mutual anticipation'. *Swarm Intelligence*: *From Social Bacteria to Humans*, CRC Press.
シェリー・ケーガン，2018.『「死」とは何か——イェール大学で23年連続の人気講義』（訳）柴田裕之，文響社.
Brooks, R. A., 1991. 'Intelligence Without Representation'. *Artificial Intelligence* 47, 139-159.
アンリ・ベルクソン，2011.『物質と記憶——身体と精神の関係についての試論（新訳ベルクソン全集第2巻）』（訳）竹内信夫，白水社.
カール・マルクス，1969-1970.『資本論』（訳）向坂逸郎，岩波文庫.
廣松渉，2001.『物象化論の構図』岩波現代文庫.
真木悠介，大澤真幸，2014.『現代社会の存立構造／『現代社会の存立構造』を読む』朝日出版社.

宮家準，2016.『霊山と日本人』講談社学術文庫.
シャルル・フレジェ，2013.『WILDER MANN（ワイルドマン）――欧州の獣人―仮装する原始の名残』青幻舎.
西洋子，三輪敬之．2010.「共振――創り合う身体」『電子情報通信学会技術研究報告（ヒューマンコミュニケーション基礎，HCS）』109(457)，31-32.
中村恭子，郡司ペギオ幸夫，2020.「書き割り少女――脱少女への装置」『共創学』（投稿中）.
竹倉史人, 2015.『輪廻転生――〈私〉をつなぐ生まれ変わりの物語』講談社現代新書.
水野弘元，2009.『仏教の基礎知識』春秋社.
『口語訳 旧約聖書』『口語訳 新約聖書』，2013.（訳）日本聖書協会，古典教養文庫.
加藤隆，2002.『一神教の誕生――ユダヤ教からキリスト教へ』講談社現代新書.
中村元，2013.『往生要集を読む』講談社学術文庫.
松原泰道，2003.『般若心経入門――276 文字が語る人生の知恵』祥伝社黄金文庫.
ヤーコ・セイックラ，トム・アーンキル，2019.『開かれた対話と未来――今この瞬間に他者を思いやる』（監訳）斎藤環，医学書院.
向谷地生良，2009.『技法以前――べてるの家のつくりかた』医学書院.
養老孟司，2004.『死の壁』新潮新書.

あとがき

最近ハマっているのは、Netflixで放映されている「ル・ポールのドラァグ・レース」です。二〇二〇年六月現在、五九歳の女装家ル・ポールが、さまざまな課題で一〇人ほどのクイーン（彼女／彼）を競わせ、毎回一人を脱落させます。そうして最後には、たった一人の、ネクスト・アメリカン・スーパースターを選ぶリアリティショー。それが「ル・ポールのドラァグ・レース」です。課題は、リップシンク（ロパク）、テーマに合わせたドレス制作、ランウェイのモデルウォーク、コメディやダンスと多岐にわたり、女装に特別の興味がなくても、いつの間にか、彼女／彼たちの変身する様に圧倒されてしまいます。

本書第5章でも触れましたが、私の好きなロックはローリング・ストーンズとかガンズ・アンド・ローゼズのような、反抗や不良っぽさが前面に出た、いわゆる「カッコイイ」ロックではなく、プリンスやクイーン、デッド・オア・アライブに、ボニーMのような方たちです。それは「猫でない、というよりはむしろ、猫である」という意味でかろうじて「猫」となりながらも、そのリアリティを「猫でない」によって醸し出す方たちなのです。「ロック」でありながら、「ロックでない」ところにリアリティがあり、ドラァグ・クイーンたちにおける「彼女」でありながら、「彼女でない」ものを全面化するような、そういった人たちです。

クイーンは、映画「ボヘミアン・ラプソディ」がヒットしたこともあって今や誰でも知るメジャーバンドですが、私が中学生のころは、クイーンのアルバムを買い、クイーンを聞いているなんてことは大きな声で言えなかった。「キラー・クイーン」がヒットしはじめたクイーンは、日本の女子中高生の少数派が聞くもので、いわゆるロックという感じではなかったのです。

クイーンのボーカル、フレディ・マーキュリーもまた、「猫」でありながら、「猫でない」ものだと思われます。「猫」を認識させながら、「猫でない」を感じさせる。何かをやりながら、「何かではない」がつねに伴っていて、見ているものの向こう側にこそリアリティがある。

彼は晩年「グレート・プリテンダー」(何かのふりをしつづける人)という歌をカバーし、「まさに自分のことなので、いつか歌いたかった」とインタビューに答えています。しかし「グレート・プリテンダー」は、積極的に、意図的に、何かを詐称するという者ではなく、徹底して受動的であるからこそ、向こう側からやってくるものを次々と受け入れられた、のだと思います。だからこそ、「猫でない」ものだった。

クイーンは日本の女子中高生が聞くものだったと言いましたが、クイーンの世界的人気は、彼女たちが火をつけた。それは今で言うところの腐女子なのだと思います。『腐女子のつづ井さん』(つづ井著、KADOKAWA、二〇一六年）を読んで納得しました。

マンガや小説を読んで、ヒーローとの恋愛関係を夢見る者を、「夢女子」と言うそうです。これに対して腐女子は、ヒーローとヒロイン（共に男性であることが多い）の関係を遠目で愛でている者なのです。つまり夢女子は一人称的当事者として（マンガの）世界にかかわりますが、腐女子は一人称ではなく、かといって冷静に客観的に（マンガの）世界を三人称的に傍観するのでもない。腐女子は徹底して受動的に、世界から引いて、しかし世界を愛でている。

この徹底した受動性は、実はフレディのものであり、ボニーMのものであり、ル・ポールのものなのだと思います。もちろん、フレディやル・ポールには誰もがなれるものではない。しかしそれは積極性が足りないのではないのです。逆に、受動性が徹底していないのだと思いますよ。いずれにせよ、フレディやル・ポールは腐女子の延長線上にいるのです。

腐女子と似た概念に「中二病（セカイ系）」がありますが、両者は似て非なるものだと思います。腐女子が自分の外側に対して徹底した受動的態度をとるのに対し、中二病は、自分の外側さえ自分の世界に取り込んで、すべてを手中に収めようとする。徹底して能動的な態度をとるのです。中二という年代が言い得て妙です。義務教育を受けてきて、論理的に考えるとか、理解するとか、説明するとかいうことがわかってきて、「さぁこれから本格的にその枠組みで世界を考えていきますよ」という時期であり、同時に男子は第二次性徴のピーク時です。

つまり一方で、現実の生々しい世界が迫ってくる。他方では、世界をねじ伏せることができるかもしれない「説明」や「理解」について、その位置付けが自分の中で決まってくる。両者を各々独立に保ち、うまく携えていけばいいものの、両者を強力に結びつけ、現実の世界を説明し尽くすべく「わたしの理解」に封じ込めてしまう。このウルトラCの断行こそを「中二病」という――この定義は、よく言われる中二病とも整合的だと思います。

　中二病は、「人間ならば動物である」的な〝ならば〟で結びつけられた等質空間で世界を封じ込めます。それは一見、科学や哲学がやってきたことじゃないかとお思いかもしれません。実際、そういう科学者や哲学者はたくさんいます。おそらく思春期を中二病でねじ伏せ、突破した人たちです。

　そういう人たちが、ある意味エリート層を構成しているのですから厄介です。世界の外部を排除し尽くすことこそ目的ですから、外部を愛でるなんて感覚はない。この中二病的感性で、「心」「意識」「わたし」「他人の気持ち」「自然」なんてものを、矛盾を含めてわかろうとする（＝自分の世界に埋め込む）のですから、これは「やってくる」と逆の態度です。

　ただし中二病が腐女子と一見似ているように、彼らと「やってくる」の見かけは似ています。「中二病」的人間が蔓延し、いよいよ外部に対する「感性＝理解」は無視されつつありますが、ル・ポール的なもの、腐女子的なもの（これにはオタクの一部も含まれるでしょう）は未来への希望だと私は思います。

　こう言うと、科学や哲学を否定するのか、とお思いかもしれませんが、もちろんそうではありません。科学や哲学は、受動的であるための「待ち構える道具」であって、外部と向き合うものなのだと私は考えています。そのような科学の理論さえ存在してきたし、これからもそのように進めるべきでしょう。何もかもわかっていると宣言し、何か想定外のことがあるたびにオタオタする科学や哲学は、もうみんなうんざりしているでしょうから。まぁ本書でそういう話はあまりしていませんが。

本書を書き進めるにあたり、編集者の白石正明さんにはたいへんお世話になりました。わかりやすい体験談を述べながら、「やってくる」という態度を全面化しようという本書は、しかし体験談とそれを説明する部分とが、どうもうまくまとまっていない点を指摘され、何度も書き直しを余儀なくされました。その結果、かなり読みやすい仕上がりになったと思います。帯のアオリ文句はすべて白石さんが考えてくれましたが、本書の内容をこれ以上ないくらい魅力的にまとめてくれ、ありがたい限りでした。

最終章のキーワードにもなっている「カブトムシ」で理解を得たTさんとそのご家族には、このエピソードを書くことを快諾していただきました。ここに御礼申し上げます。また、本文中でも取り上げた日本画家の中村恭子さんには、カバー画を提供していただきました。長野県・下諏訪神社の大祭、御柱《おんばしら》祭で立てる柱は、「やってくる」にふさわしいものだと思います。ここに御礼申し上げます。本書のさまざまなイカしたデザインを担当してくださった加藤愛子さんにもこの場を借りて御礼申し上げます。

本書内のイラストは私が描いたものですが、重要なことは、MacBookというパソコンの「トラックパッド」(タッチパッドなどとも呼ばれる)で、指一本で描いているという点です。ペンで描くのと勝手が違って、第1章ではかなりぎごちないと思いますが、次第にかなり慣れてきたのがわかると思います。とはいっても、トラックパッドで描く不自由さが、こちらの意図と無関係な味わいを出している気もしないではないのですが。

郡司ペギオ幸夫

二〇二〇年六月八日

著者紹介

郡司ペギオ幸夫（ぐんじ・ぺぎお・ゆきお）

一九五九年生まれ。東北大学理学部卒業。同大学大学院理学研究科博士後期課程修了。理学博士。現在、早稲田大学基幹理工学部・表現工学専攻教授。

著書に、『生きていることの科学』（講談社現代新書）、『生命、微動だにせず』『いきものとなまものの哲学』（青土社）、『群れは意識をもつ』（PHPサイエンス・ワールド新書）、『天然知能』（講談社選書メチエ）など多数。

「いちばん興味のあることは、「やってくる」を科学の理論としてさまざまな形で展開することです。そこに量子論を拡張した認識の理論や、新しい安心の計算概念が出現するはずです。それを夢想しながら毎日ゴロゴロしています。」

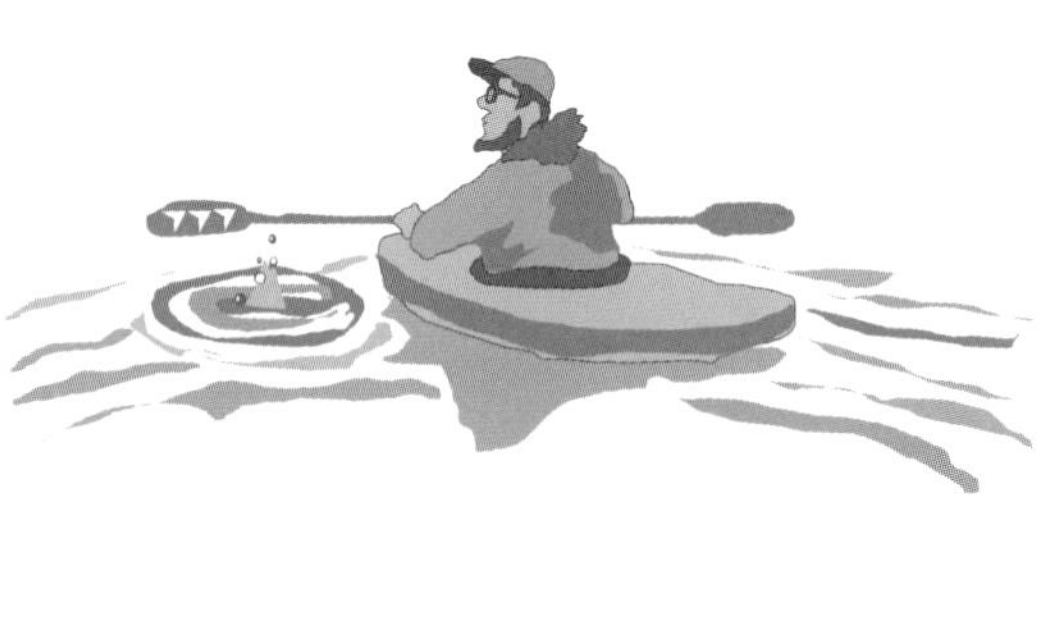

シリーズ ケアをひらく

やってくる

発行　2020年8月1日　第1版第1刷©
2020年9月15日　第1版第2刷

著者　郡司ペギオ幸夫

発行者　株式会社　医学書院
代表取締役　金原 俊
〒113-8719　東京都文京区本郷1-28-23
電話 03-3817-5600（社内案内）

印刷・製本　アイワード

ISBN978-4-260-04273-4

◎本書のテキストデータを提供します。
視覚障害、読字障害、上肢障害などの理由で本書をお読みになれない方には、電子データを提供いたします。
・200円切手
・左のテキストデータ引換券（コピー不可）を同封のうえ、下記までお申し込みください。
［宛先］
〒113-8719 東京都文京区本郷1-28-23
医学書院看護出版部 テキストデータ係

JASRAC 出 2004864-001

やってくる
テキストデータ引換券

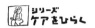

シリーズ　ケアをひらく　❶

第73回
毎日出版文化賞受賞!
［企画部門］

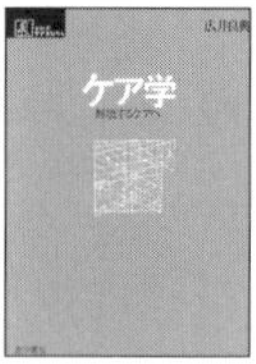

ケア学：越境するケアへ●広井良典●2300円●ケアの多様性を一望する———どの学問分野の窓から見ても、〈ケア〉の姿はいつもそのフレームをはみ出している。医学・看護学・社会福祉学・哲学・宗教学・経済・制度等々のタテワリ性をとことん排して〝越境〞しよう。その跳躍力なしにケアの豊かさはとらえられない。刺激に満ちた論考は、時代を境界線引きからクロスオーバーへと導く。

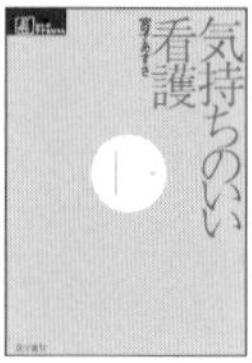

気持ちのいい看護●宮子あずさ●2100円●患者さんが気持ちいいと、看護師も気持ちいい、か?———「これまであえて避けてきた部分に踏み込んで、看護について言語化したい」という著者の意欲作。〈看護を語る〉ブームへの違和感を語り、看護師はなぜ尊大に見えるのかを考察し、専門性志向の底の浅さに思いをめぐらす。夜勤明けの頭で考えた「アケのケア論」!

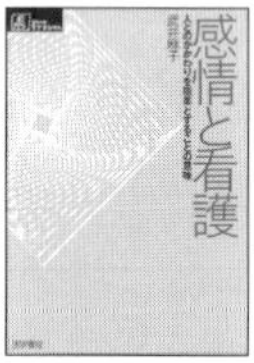

感情と看護：人とのかかわりを職業とすることの意味●武井麻子●2400円●看護師はなぜ疲れるのか———「巻き込まれずに共感せよ」「怒ってはいけない!」「うんざりするな!!」。看護はなにより感情労働だ。どう感じるべきかが強制され、やがて自分の気持ちさえ見えなくなってくる。隠され、貶められ、ないものとされてきた〈感情〉をキーワードに、「看護とは何か」を縦横に論じた記念碑的論考。

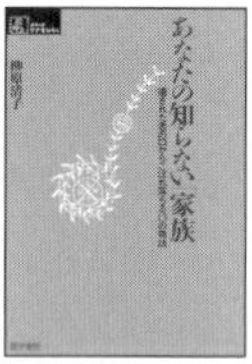

あなたの知らない「家族」：遺された者の口からこぼれ落ちる13の物語●柳原清子●2000円●それはケアだろうか———幼子を亡くした親、夫を亡くした妻、母親を亡くした少女たちは、佇む看護師の前で、やがて「その人」のことを語りはじめる。ためらいがちな口と、傾けられた耳によって紡ぎだされた物語は、語る人を語り、聴く人を語り、誰も知らない家族を語る。

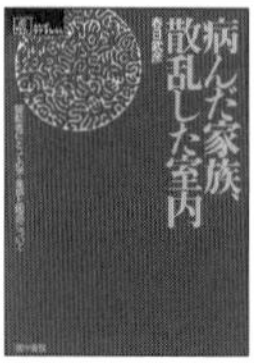

病んだ家族、散乱した室内：援助者にとっての不全感と困惑について●春日武彦●2200円●善意だけでは通用しない——— 一筋縄ではいかない家族の前で、われわれ援助者は何を頼りに仕事をすればいいのか。罪悪感や無力感にとらわれないためには、どんな「覚悟とテクニック」が必要なのか。空疎な建前論や偽善めいた原則論の一切を排し、「ああ、そうだったのか」と腑に落ちる発想に満ちた話題の書。

❸

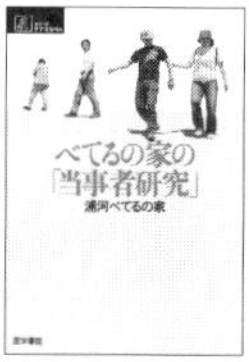

べてるの家の「当事者研究」●浦河べてるの家●2000円●研究? ワクワクするなあ———べてるの家で「研究」がはじまった。心の中を見つめたり、反省したり……なんてやつじゃない。どうにもならない自分を、他人事のように考えてみる。仲間と一緒に笑いながら眺めてみる。やればやるほど元気になってくる、不思議な研究。合い言葉は「自分自身で、共に」。そして「無反省でいこう!」

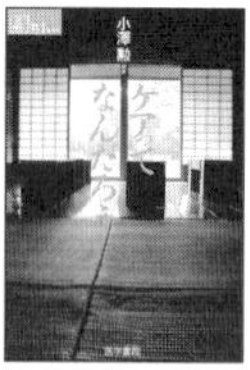

ケアってなんだろう●小澤勲編著●2000円●「技術としてのやさしさ」を探る七人との対話———「ケアの境界」にいる専門家、作家、若手研究者らが、精神科医・小澤勲氏に「ケアってなんだ?」と迫り聴く。「ほんのいっときでも憩える椅子を差し出す」のがケアだと言い切れる人の《強さとやさしさ》はどこから来るのか———。感情労働が知的労働に変換されるスリリングな一瞬!

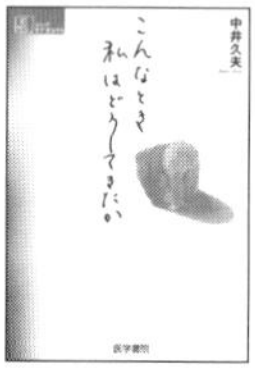

こんなとき私はどうしてきたか●中井久夫●2000円●「希望を失わない」とはどういうことか———はじめて患者さんと出会ったとき、暴力をふるわれそうになったとき、退院が近づいてきたとき、私はどんな言葉をかけ、どう振る舞ってきたか。当代きっての臨床家であり達意の文章家として知られる著者渾身の一冊。ここまで具体的で美しいアドバイスが、かつてあっただろうか。

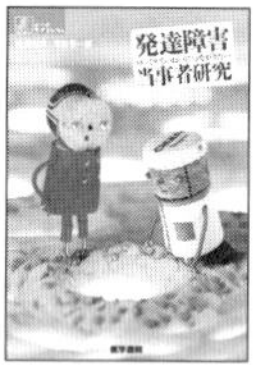

発達障害当事者研究:ゆっくりていねいにつながりたい●綾屋紗月+熊谷晋一郎●2000円●あふれる刺激、ほどける私———なぜ空腹がわからないのか、なぜ看板が話しかけてくるのか。外部からは「感覚過敏」「こだわりが強い」としか見えない発達障害の世界を、アスペルガー症候群当事者が、脳性まひの共著者と探る。「過剰」の苦しみは身体に来ることを発見した画期的研究!

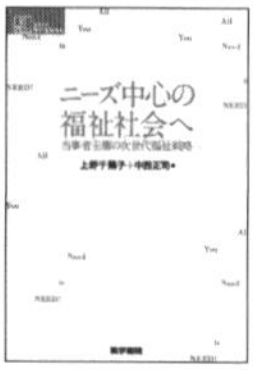

ニーズ中心の福祉社会へ:当事者主権の次世代福祉戦略●上野千鶴子+中西正司編●2200円●社会改革のためのデザイン! ビジョン!! アクション!!!———「こうあってほしい」という構想力をもったとき、人はニーズを知り、当事者になる。「当事者ニーズ」をキーワードに、研究者とアクティビストたちが「ニーズ中心の福祉社会」への具体的シナリオを提示する。

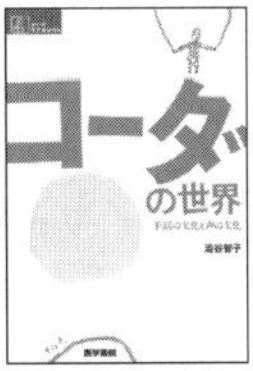

コーダの世界：手話の文化と声の文化●澁谷智子● 2000円●生まれながらのバイリンガル？——コーダとは聞こえない親をもつ聞こえる子どもたち。「ろう文化」と「聴文化」のハイブリッドである彼らの日常は驚きに満ちている。親が振り向いてから泣く赤ちゃん？ じっと見つめすぎて誤解される若い女性？ 手話が「言語」であり「文化」であると心から納得できる刮目のコミュニケーション論。

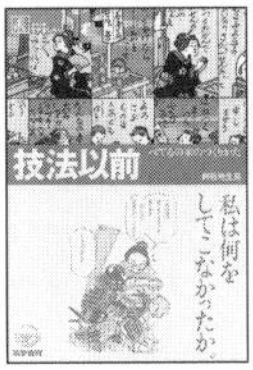

技法以前：べてるの家のつくりかた●向谷地生良● 2000円●私は何をしてこなかったか——「幻覚&妄想大会」をはじめとする掟破りのイベントはどんな思考回路から生まれたのか？ べてるの家のような〝場〟をつくるには、専門家はどう振る舞えばよいのか？ 「当事者の時代」に専門家にできることを明らかにした、かつてない実践的「非」援助論。べてるの家スタッフ用「虎の巻」、大公開！

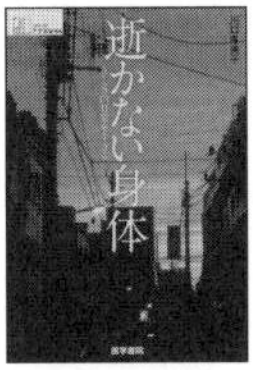

逝かない身体：ALS的日常を生きる●川口有美子● 2000円●即物的に、植物的に——言葉と動きを封じられたALS患者の意思は、身体から探るしかない。ロックトイン・シンドロームを経て亡くなった著者の母を支えたのは、「同情より人工呼吸器」「傾聴より身体の微調整」という究極の身体ケアだった。重力に抗して生き続けた母の「植物的な生」を身体ごと肯定した圧倒的記録。

第41回大宅壮一ノンフィクション賞受賞作

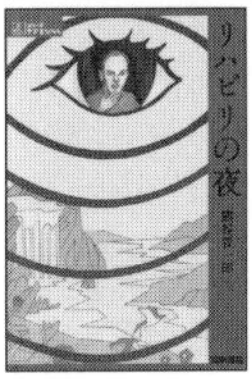

リハビリの夜●熊谷晋一郎● 2000円●痛いのは困る——現役の小児科医にして脳性まひ当事者である著者は、《他者》や《モノ》との身体接触をたよりに、「官能的」にみずからの運動をつくりあげてきた。少年期のリハビリキャンプにおける過酷で耽美な体験、初めて電動車いすに乗ったときの時間と空間が立ち上がるめくるめく感覚などを、全身全霊で語り尽くした驚愕の書。

第9回新潮ドキュメント賞受賞作

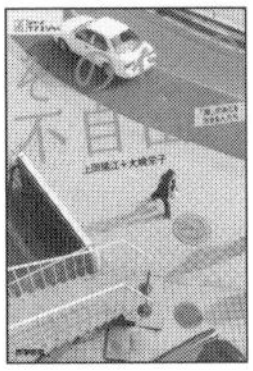

その後の不自由●上岡陽江＋大嶋栄子● 2000円●〝ちょっと寂しい〟がちょうどいい——トラウマティックな事件があった後も、専門家がやって来て去っていった後も、当事者たちの生は続く。しかし彼らはなぜ「日常」そのものにつまずいてしまうのか。なぜ援助者を振り回してしまうのか。そんな「不思議な人たち」の生態を、薬物依存の当事者が身を削って書き記した当事者研究の最前線！

第 2 回日本医学
ジャーナリスト協会賞
受賞作

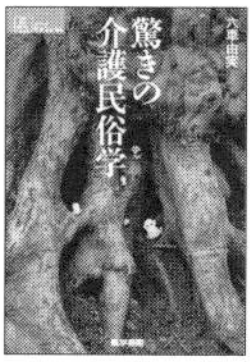

驚きの介護民俗学●六車由実●2000 円●語りの森へ——気鋭の民俗学者は、あるとき大学をやめ、老人ホームで働きはじめる。そこで流しのバイオリン弾き、蚕の鑑別嬢、郵便局の電話交換手ら、「忘れられた日本人」たちの語りに身を委ねていると、やがて新しい世界が開けてきた……。「事実を聞く」という行為がなぜ人を力づけるのか。聞き書きの圧倒的な可能性を活写し、高齢者ケアを革新する。

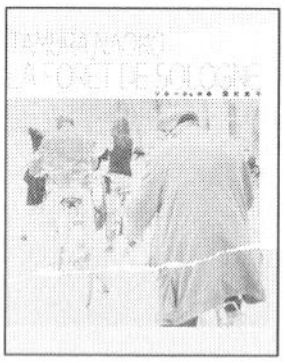

ソローニュの森●田村尚子●2600 円●ケアの感触、曖昧な日常——思想家ガタリが終生関ったことで知られるラ・ボルド精神病院。一人の日本人女性の震える眼が掬い取ったのは、「フランスのべてるの家」ともいうべき、患者とスタッフの間を流れる緩やかな時間だった。ルポやドキュメンタリーとは一線を画した、ページをめくるたびに深呼吸ができる写真とエッセイ。B5 変型版。

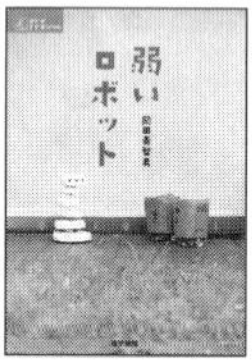

弱いロボット●岡田美智男●2000 円●とりあえずの一歩を支えるために——挨拶をしたり、おしゃべりをしたり、散歩をしたり。そんな「なにげない行為」ができるロボットは作れるか？　この難題に著者は、ちょっと無責任で他力本願なロボットを提案する。日常生活動作を規定している「賭けと受け」の関係を明るみに出し、ケアをすることの意味を深いところで肯定してくれる異色作！

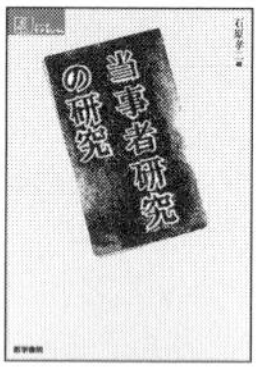

当事者研究の研究●石原孝二編●2000 円●で、当事者研究って何だ?——専門職・研究者の間でも一般名称として使われるようになってきた当事者研究。それは、客観性を装った「科学研究」とも違うし、切々たる「自分語り」とも違うし、勇ましい「運動」とも違う。本書は哲学や教育学、あるいは科学論と交差させながら、“自分の問題を他人事のように扱う”当事者研究の圧倒的な感染力の秘密を探る。

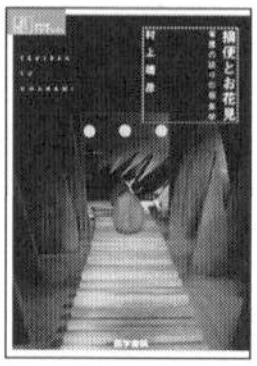

摘便とお花見：看護の語りの現象学●村上靖彦●2000 円●とるにたらない日常を、看護師はなぜ目に焼き付けようとするのか——看護という「人間の可能性の限界」を拡張する営みに吸い寄せられた気鋭の現象学者は、共感あふれるインタビューと冷徹な分析によって、その不思議な時間構造をあぶり出した。巻末には圧倒的なインタビュー論を付す。看護行為の言語化に資する驚愕の一冊。

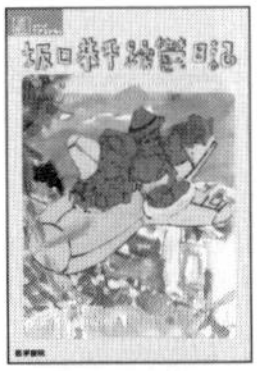

坂口恭平躁鬱日記●坂口恭平●1800円●僕は治ることを諦めて、「坂口恭平」を操縦することにした。家族とともに。──マスコミを席巻するきらびやかな才能の奔出は、「躁」のなせる業でもある。「鬱」期には強固な自殺願望に苛まれ外出もおぼつかない。この病に悩まされてきた著者は、あるとき「治療から操縦へ」という方針に転換した。その成果やいかに！　涙と笑いと感動の当事者研究。

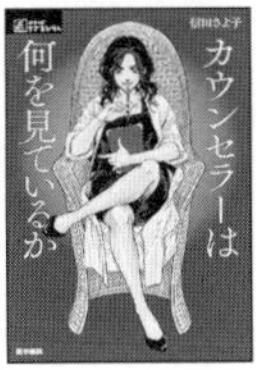

カウンセラーは何を見ているか●信田さよ子●2000円●傾聴？ ふっ。──「聞く力」はもちろん大切。しかしプロなら、あたかも素人のように好奇心を全開にして、相手を見る。そうでなければ〈強制〉と〈自己選択〉を両立させることはできない。若き日の精神科病院体験を経て、開業カウンセラーの第一人者になった著者が、「見て、聞いて、引き受けて、踏み込む」ノウハウを一挙公開！

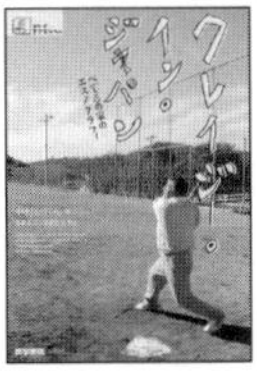

クレイジー・イン・ジャパン：べてるの家のエスノグラフィ●中村かれん●2200円●日本の端の、世界の真ん中。──インドネシアで生まれ、オーストラリアで育ち、イェール大学で教える医療人類学者が、べてるの家に辿り着いた。7か月以上にも及ぶ住み込み。10年近くにわたって断続的に行われたフィールドワーク。べてるの「感動」と「変貌」を、かつてない文脈で発見した傑作エスノグラフィ。付録DVD「Bethel」は必見の名作！

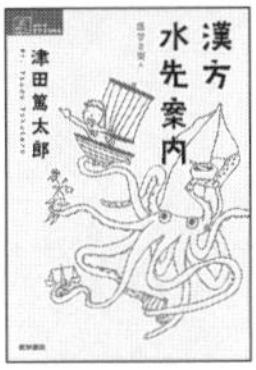

漢方水先案内：医学の東へ●津田篤太郎●2000円●漢方ならなんとかなるんじゃないか?── 原因がはっきりせず成果もあがらない「ベタなぎ漂流」に追い込まれたらどうするか。病気に対抗する生体のパターンは決まっているならば、「生体をアシスト」という方法があるじゃないか！　万策尽きた最先端の臨床医がたどり着いたのは、キュアとケアの合流地点だった。それが漢方。

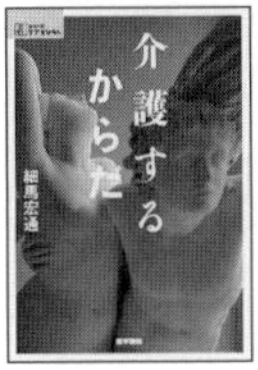

介護するからだ●細馬宏通●2000円●あの人はなぜ「できる」のか?── 目利きで知られる人間行動学者が、ベテランワーカーの神対応をビデオで分析してみると……、そこには言語以前に〝かしこい身体〟があった！　ケアの現場が、ありえないほど複雑な相互作用の場であることが分かる「驚き」と「発見」の書。マニュアルがなぜ現場で役に立たないのか、そしてどうすればうまく行くのかがよーく分かります。

第 16 回小林秀雄賞
受賞作
紀伊國屋じんぶん大賞
2018 受賞作

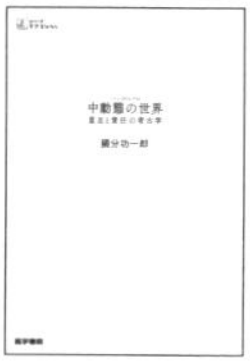

中動態の世界：意志と責任の考古学●國分功一郎●2000 円●「する」と「される」の外側へ――強制はないが自発的でもなく、自発的ではないが同意している。こうした事態はなぜ言葉にしにくいのか？ なぜそれが「曖昧」にしか感じられないのか？ 語る言葉がないからか？ それ以前に、私たちの思考を条件付けている「文法」の問題なのか？ ケア論にかつてないパースペクティヴを切り開く画期的論考！

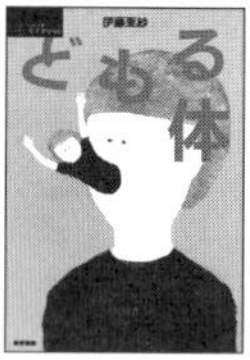

どもる体●伊藤亜紗●2000 円●しゃべれるほうが、変。――話そうとすると最初の言葉を繰り返してしまう(＝連発という名のバグ)。それを避けようとすると言葉自体が出なくなる(＝難発という名のフリーズ)。吃音とは、言葉が肉体に拒否されている状態だ。しかし、なぜ歌っているときにはどもらないのか？ 徹底した観察とインタビューで吃音という「謎」に迫った、誰も見たことのない身体論！

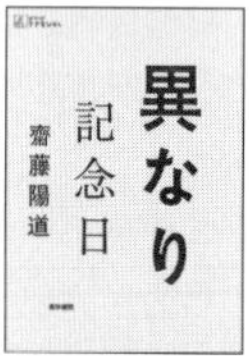

異なり記念日●齋藤陽道●2000 円●手と目で「看る」とはどういうことか――「聞こえる家族」に生まれたろう者の僕と、「ろう家族」に生まれたろう者の妻。ふたりの間に、聞こえる子どもがやってきた。身体と文化を異にする 3 人は、言葉の前にまなざしを交わし、慰めの前に手触りを送る。見る、聞く、話す、触れることの〈歓び〉とともに。ケアが発生する現場からの感動的な実況報告。

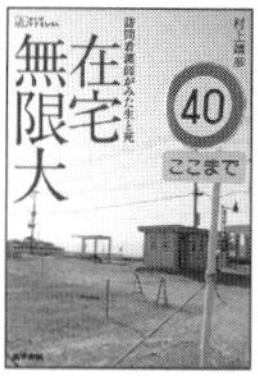

在宅無限大：訪問看護師がみた生と死●村上靖彦●2000 円●「普通に死ぬ」を再発明する――病院によって大きく変えられた「死」は、いま再びその姿を変えている。先端医療が組み込まれた「家」という未曾有の環境のなかで、訪問看護師たちが地道に「再発明」したものなのだ。著者は並外れた知的肺活量で、訪問看護師の語りを生け捕りにし、看護が本来持っているポテンシャルを言語化する。

第 19 回大佛次郎論壇賞
受賞作
紀伊國屋じんぶん大賞
2020 受賞作

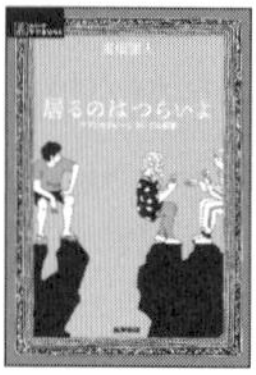

居るのはつらいよ：ケアとセラピーについての覚書●東畑開人●2000 円●「ただ居るだけ」vs.「それでいいのか」――京大出の心理学ハカセは悪戦苦闘の職探しの末、沖縄の精神科デイケア施設に職を得た。しかし勇躍飛び込んだそこは、あらゆる価値が反転する「ふしぎの国」だった。ケアとセラピーの価値について究極まで考え抜かれた、涙あり笑いあり出血(！)ありの大感動スペクタル学術書！

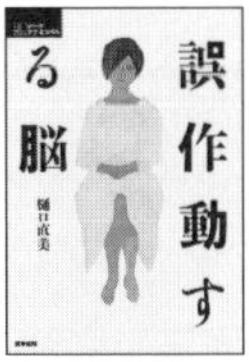

誤作動する脳●樋口直美● 2000円●「時間という一本のロープにたくさんの写真がぶら下がっている。それをたぐり寄せて思い出をつかもうとしても、私にはそのロープがない」——ケアの拠り所となるのは、体験した世界を正確に表現したこうした言葉ではないだろうか。「レビー小体型認知症」と診断された女性が、幻視、幻臭、幻聴など五感の変調を抱えながら達成した圧倒的な当事者研究！

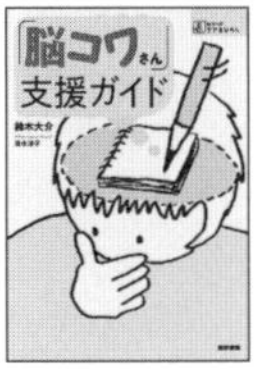

「脳コワさん」支援ガイド●鈴木大介●2000円●脳がコワれたら、「困りごと」はみな同じ。——会話がうまくできない、雑踏が歩けない、突然キレる、すぐに疲れる……。病名や受傷経緯は違っていても結局みんな「脳の情報処理」で苦しんでいる。だから脳を「楽」にすることが日常を取り戻す第一歩だ。疾患を超えた「困りごと」に着目する当事者学が花開く、読んで納得の超実践的ガイド！

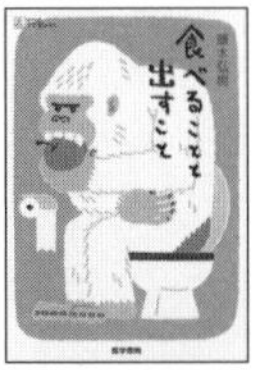

食べることと出すこと●頭木弘樹● 2000円●食べて出せればOKだ！（けど、それが難しい……。）——潰瘍性大腸炎という難病に襲われた著者は、食事と排泄という「当たり前」が当たり前でなくなった。IVHでも癒やせない顎や舌の飢餓感とは？　便の海に茫然と立っているときに、看護師から雑巾を手渡されたときの気分は？　切実さの狭間に漂う不思議なユーモアが、何が「ケア」なのかを教えてくれる。

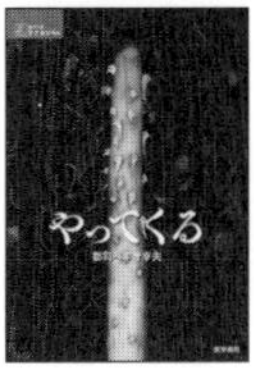

やってくる●郡司ペギオ幸夫● 2000円●「日常」というアメイジング！——私たちの「現実」は、外部からやってくるものによってギリギリ実現されている。だから日々の生活は、何かを為すためのスタート地点ではない。それこそが奇跡的な達成であり、体を張って実現すべきものなんだ！　ケアという「小さき行為」の奥底に眠る過激な思想を、素手で取り出してみせる圧倒的な知性。